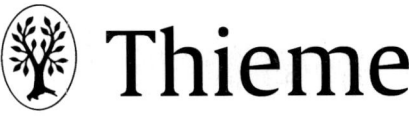

Thieme

Kurzlehrbuch

Embryologie

Norbert Ulfig

mit Grafiken von
Günther Ritschel

121 Abbildungen

9 Tabellen

Georg Thieme Verlag
Stuttgart · New York

Professor Dr. Norbert Ulfig
AG Neuroembryologie, Institut für Anatomie
Universität Rostock
Gertrudenstr. 9
18057 Rostock
E-Mail: norbert.ulfig@med.uni-rostock.de

Grafiken: Günther Ritschel
Institut für Anatomie
Universität Rostock
Gertrudenstr. 9
18057 Rostock

Klinische Fälle als Kapiteleinstieg:
Lehrbuchredaktion Georg Thieme Verlag mit
Fachbeirat Dr. med. Johannes-Martin Hahn
Layout: Künkel u. Lopka, Heidelberg
Umschlaggestaltung: Thieme Verlagsgruppe
Umschlagfoto: creativ collection, Verlag, Freiburg

Die Deutsche Bibliothek –
CIP-Einheitsaufnahme

Ein Titeldatensatz für diese Publikation ist bei der Deutschen Bibliothek erhältlich.

Wichtiger Hinweis: Wie jede Wissenschaft ist die Medizin ständigen Entwicklungen unterworfen. Forschung und klinische Erfahrung erweitern unsere Erkenntnisse, insbesondere was Behandlung und medikamentöse Therapie anbelangt. Soweit in diesem Werk eine Dosierung oder eine Applikation erwähnt wird, darf der Leser zwar darauf vertrauen, dass Autoren, Herausgeber und Verlag große Sorgfalt darauf verwandt haben, dass diese Angabe **dem Wissensstand bei Fertigstellung des Werkes entspricht.**
Für Angaben über Dosierungsanweisungen und Applikationsformen kann vom Verlag jedoch keine Gewähr übernommen werden. **Jeder Benutzer ist angehalten,** durch sorgfältige Prüfung der Beipackzettel der verwendeten Präparate und gegebenenfalls nach Konsultation eines Spezialisten festzustellen, ob die dort gegebene Empfehlung für Dosierungen oder die Beachtung von Kontraindikationen gegenüber der Angabe in diesem Buch abweicht. Eine solche Prüfung ist besonders wichtig bei selten verwendeten Präparaten oder solchen, die neu auf den Markt gebracht worden sind. **Jede Dosierung oder Applikation erfolgt auf eigene Gefahr des Benutzers.** Autoren und Verlag appellieren an jeden Benutzer, ihm etwa auffallende Ungenauigkeiten dem Verlag mitzuteilen.

© 2005 Georg Thieme Verlag KG
Rüdigerstraße 14
D-70469 Stuttgart
Unsere Homepage: http://www.thieme.de

Printed in Germany

Satz: primustype Robert Hurler GmbH, Notzingen
gesetzt auf 3B2

Druck: Grafisches Centrum Cuno GmbH & Co. KG, Calbe

ISBN 3-13-139581-8   2 3 4 5 6

Vorwort

Ich, um dies schöne Ebenmaß verkürzt,
Von der Natur um Bildung falsch betrogen,
Entstellt, verwahrlost, vor der Zeit gesandt
In diese Welt des Atmens, halb kaum fertig
Gemacht, und zwar so lahm und ungeziemend,
Daß Hunde bellen, hink ich wo vorbei;
...

Hat er ein Kind je, so sei's mißgeboren,
Verwahrlost und zu früh ans Licht gebracht,
Des greulich unnatürliche Gestalt
Den Blick der hoffnungsvollen Mutter schrecke,
Und das ein Erbe seiner Bosheit sei!
(aus W. Shakespeare, König Richard der Dritte)

Die mangelnde „Bildung" und das „Hinken" des zu früh geborenen Menschen lassen sich heute erklären und zum Teil verhindern. Die so auffällig negative Beschreibung bei Shakespeare mag mit einem Mangel an objektiven Informationen zur Frühgeburt in Zusammenhang gebracht werden. Obwohl die Lehre von der vorgeburtlichen Entwicklung (Embryologie) seitdem enorme Fortschritte erfahren hat (und das Bild eines Frühgeborenen sich gewandelt hat), stellt die Frühgeburtlichkeit weiterhin ein herausragendes Problem in der Geburtshilfe dar. Mithin ist die Beschäftigung mit der fetalen Anatomie relevant, um das „Hinken" und die mangelhafte „Bildung" des frühgeborenen Menschen prophylaktisch angehen zu können. Doch ist dieses Thema nur ein kleiner Bereich der Embryologie. Zahlreiche andere Bereiche stehen gegenwärtig genauso im Vordergrund verschiedener Forschungsrichtungen. So liefert die Bearbeitung embryonaler Fragestellungen zur Zeit eine enorme Zunahme an Daten zu zellulären Mechanismen der Entwicklung, zum prinzipiellen Verständnis von Erkrankungen, zu neuen Therapieansätzen. Um so erstaunlicher ist es, dass die Embryologie in der Ausbildung der Mediziner nur eine untergeordnete Rolle spielt. Deshalb habe ich mich bemüht, in diesem Kurzlehrbuch die wichtigsten Inhalte der Embryologie mit zahlreichen klinischen Hinweisen zusammenzufassen. Ich hoffe, dass viele Studenten dieses Kurzlehrbuch nutzen mögen, um sich den wichtigen Stoff, der nicht immer direkt prüfungsrelevant zu sein scheint, zu erarbeiten. Der Blick auf die Bedeutung dieses kleinen Faches für die ärztliche Ausbildung mag dabei eine besondere Motivation sein.
Für konstruktive Hinweise zum Inhalt dieses Kurzlehrbuches bin ich sehr dankbar.

Danksagung
Herzlich möchte ich mich bei stud. med. Daniel Paschke für die engagierte Mitarbeit bedanken. Ferner waren an der Fertigstellung des Buches ganz wesentlich Sabine Cleven (Bearbeitung des Manuskriptes) und Dr. Karin Hauser (Georg Thieme Verlag) beteiligt.
Ohne die Grafiken von Günther Ritschel wäre auch dieses Buch nicht möglich gewesen.

Rostock, November 2004

Norbert Ulfig

Inhalt

Einführung

Vom Pantoffel zum Baby

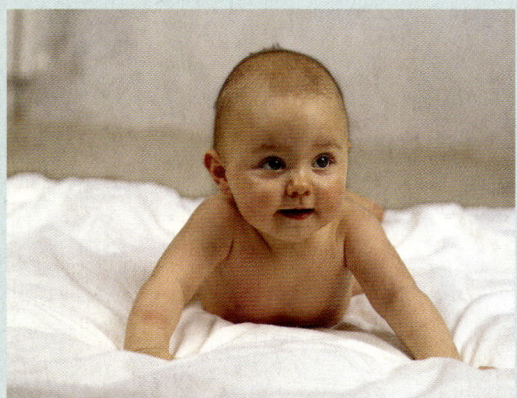

Wie dieses Baby kommen die allermeisten Kinder gesund zur Welt.

40 spannende Wochen braucht das Baby, um sich im Bauch der Mutter zu entwickeln. Mit dieser Zeitspanne beschäftigt sich die Embryologie, über die Sie in diesem Buch mehr erfahren. Dabei werden Sie auch viele angeborene Fehlbildungen kennen lernen. Zum Glück sind diese seltener, als man nach der Lektüre eines Embryologiebuchs glauben mag: Nur 2–3 % aller Babies kommen mit einer Fehlbildung auf die Welt. Sylvia und Gianni gehören zu den glücklichen Eltern, die am Ende der 40 Wochen ein gesundes Kind in den Armen halten.

Eigentlich ist es nicht geplant gewesen. Sylvia und Gianni wollten erst ihr Studium beenden, aber als die zwei blauen Streifen auf dem Schwangerschaftstest verkünden, dass die beiden ein Baby bekommen, sind sie überglücklich. „Dann kommt unsere Eva halt während des Studiums", meint Gianni, für den schon feststeht, dass es ein Mädchen ist. Sylvia, die Medizinstudentin, erklärt dem angehenden Soziologen, dass ihr Kind jetzt, etwa zweieinhalb Wochen nach der Befruchtung, einen guten Millimeter groß ist und mehr Ähnlichkeit mit einem Pantoffel als mit einem Baby hat.

In der neunten Schwangerschaftswoche (d. h. sieben Wochen nach der Befruchtung, da die Gynäkologen ab dem Zeitpunkt der letzten Menstruation rechnen) hat Sylvia ihren ersten Termin bei ihrer Frauenärztin. Diese erhebt eine gründliche Anamnese zu Vorerkrankungen, untersucht Sylvia und nimmt ihr Blut ab: So wird u. a. die Blutguppe bestimmt, Röteln- und Hepatitisantikörper werden untersucht und ein HIV-Test gemacht. Das Baby ist inzwischen – vom Kopf bis

zum Steißbein – etwa 2 cm groß. Scheitel-Steiß-Länge nennen die Gynäkologen diese Größenangabe, nach der künftig das Wachstum des Babys beurteilt wird.

Eva im Schneegestöber

Von nun an geht Sylvia alle vier Wochen zur Kontrolle zu ihrer Frauenärztin. Gleich bei der nächsten Untersuchung in der 13. Schwangerschaftswoche kommt Gianni mit. Nun wird es nämlich spannend: Die Ärztin untersucht mit Ultraschall. Sylvia ist begeistert: Sie sieht Kopf, Bauch, Extremitäten und das schlagende Herz. Aber Gianni ist enttäuscht: Statt seiner Eva sieht er nur Schneegestöber auf dem Bildschirm. Nun ist das Kind fast 7 cm groß und kein Embryo mehr sondern ein Fetus. Seine Entwicklung ist beinahe abgeschlossen. In den kommenden sechs Monaten muss die kleine Eva eigentlich nur noch wachsen.

Noch sieht man Sylvia die Schwangerschaft nicht an und es geht ihr gut. In der 21. Schwangerschaftswoche steht wieder eine Ultraschalluntersuchung auf dem Programm. Sylvia staunt, wie deutlich man das kleine Gesicht, Hände und Füße, die Ventrikel des Gehirns, Leber, Magenhöhle und sogar die Herzkammern erkennen kann. Da das Kleine in seiner gesamten Länge nicht mehr „aufs Bild passt", wird nun zur Größenkontrolle nicht mehr die Scheitel-Steiß-Länge, sondern der Durchmesser von Schädel und Thorax bestimmt. Eva scheint es blendend zu gehen. Die Gynäkologin kann keine Fehlbildungen erkennen.

Aus Eva wird Mario

In den folgenden Wochen wächst Sylvias Bauch deutlich und die Schwangerschaft ist nicht mehr zu übersehen. In der 30. Woche ist noch einmal ein Ultraschall angesagt, danach beginnt für Eva der „Endspurt". 1500 Gramm wiegt sie nun und ist fast 30 cm lang. Sie hätte schon jetzt gute Chancen, außerhalb des Mutterleibes zu überleben. Doch die Kleine lässt sich Zeit. Das Kardiotokogramm, das nun bei jeder der Vorsorgeuntersuchungen aufgezeichnet wird, zeigt keine Anzeichen von Wehen. Als sich auch zu Beginn der 41. Woche noch nichts tut, beginnt Sylvias Gynäkologin über eine Geburtseinleitung nachzudenken. Doch da platzt eines Nachts Sylvias Fruchtblase und Gianni fährt seine Freundin in die Klinik. Vier schwere Stunden später halten die beiden ihr gesundes, schreiendes Baby in den Armen. Nun sind sie eine glückliche Familie. Und Eva heißt übrigens Mario.

1 Einführung

1.1 Was ist Embryologie und wozu Embryologie?

Lerncoach
Während des Studiums wird die Embryologie manchmal etwas stiefmütterlich behandelt. Das folgende kleine Kapitel soll Ihnen die Bedeutung der Embryologie nahe bringen.

Die Embryologie ist ein Teilgebiet der Anatomie und befasst sich mit der vorgeburtlichen (pränatalen) Entwicklung des menschlichen Körpers von der Befruchtung bis zur Geburt. Auch die vor der Befruchtung liegenden Prozesse, die Bildung und Reifung der Keimzellen, gehören zur Embryologie. Gründe, sich mit Embryologie zu befassen, gibt es viele:

- Die Embryologie ist eine wesentliche Voraussetzung für das Verständnis der makroskopischen Anatomie.
- Sie ist die Basis für die Beschreibung angeborener Fehlbildungen.
- Sie beinhaltet Mechanismen, die Entwicklungsstörungen erklären können.
- Sie ist eine wesentliche Säule für die Geburtshilfe: in-vitro-Fertilisation, Pränataldiagnostik, Frühgeburt, Mehrlinge, Plazentationsstörungen, Geburtsvorgang, u. a.
- Sie ist bedeutsam für die Kinderheilkunde, z. B. Behandlungskonzepte bei pränatalen Schädigungen.
- Sie enthält auch die (z. T. noch nicht bekannten) Wurzeln von Erkrankungen, die erst im späteren Leben manifest werden (z. B. psychiatrische Erkrankungen).
- Sie ist erforderlich für das Verständnis der medizinischen Genetik.
- Sie ist wichtig für das Verstehen biologischer Prinzipien, z. B. ist der Entwicklungsverlauf eines Individuums eine kurze und schnelle Rekapitulation der Stammesgeschichte ("Grundregel nach Haeckel").
- Sie liefert Einblicke in zell- und molekularbiologische Zusammenhänge.

1.2 Begriffsdefinitionen

Lerncoach
Die folgenden Definitionen werden Ihnen später im Buch wieder begegnen. Sie sollen Ihnen hier als grober Überblick zum Lernen dienen.

Totipotenz (Omnipotenz): Die Fähigkeit einer Zelle, einen ganzen Organismus aus sich hervorbringen zu können. Totipotent sind z. B. die Zellen des Zwei-Zell-Stadiums nach der Befruchtung und der ersten Teilung.

Pluripotenz: Die Fähigkeit von Embryonalzellen, sich in eine bestimmte Anzahl von Richtungen (z. B. bestimmte Gewebe) entwickeln zu können. Pluripotente Zellen können also nicht mehr alles bilden, haben aber noch die Möglichkeit verschiedene Zellarten hervorzubringen. Beispielsweise können die Zellen des äußeren Keimblattes (Ektoderm, s. S. 31) sowohl die verschiedenen Zellen des ZNS als auch Zellen der Haut bilden.

Prospektive Potenz: Die Möglichkeiten einer Zelle/Zellgruppe, sich in unterschiedliche Richtungen entwickeln zu können. Diese Möglichkeiten lassen sich *nur experimentell* bestimmen. So können aus einer Gruppe von Ektodermzellen unter unterschiedlichen experimentellen Bedingungen verschiedene Zellen des Gehirns oder des Rückenmarks oder auch Hautzellen hervorgehen.

Prospektive Bedeutung: Die *tatsächliche* Entwicklungsrichtung einer Zelle/Zellgruppe (was wird aus einer Zelle/Zellgruppe?).
Beispielsweise werden aus den mittleren Zellen des Ektoderms an bestimmten Stellen die Zellen des Rückenmarks. Das bedeutet, die prospektive Bedeutung ist kleiner als die prospektive Potenz.

Differenzierung: Die Spezialisierung einer Zelle mit Auftreten bestimmter biochemischer und struktureller Merkmale. Ektodermzellen, die sich zu Nervenzellen entwickeln, besitzen zunächst bestimmte Oberflächenmoleküle (z. B. N-CAM, neural cell adhesion molecules). Später werden charakteristische Moleküle (z. B. Neurotransmitter) gebildet und vom Zellkörper wachsen Fortsätze aus.

Induktion: Die Auslösung eines Differenzierungsvorganges in einer Zellgruppe über Beeinflussung durch eine benachbarte Zellgruppe. Während eines Induktionsvorganges werden von den einen Zellen (**Induktor** = **Organisator**) Signalmoleküle (Morphogene) abgegeben, die einen Konzentrationsgradienten bilden, der in den Zielzellen letztlich die Differenzierung hervorruft. Zum Beispiel induziert das frühembryonale Achsenorgan (Chorda dorsalis, s. S. 26) das darüber gelegene mittlere Ektoderm, das sich dadurch zu Vorläuferzellen des Gehirns/Rückenmarks differenziert.

Determination: Die Festlegung einer Zelle/Zellgruppe auf einen bestimmten Entwicklungsweg durch Induktion. So sind durch Induktion der mittleren Ektodermzellen (durch die Chorda dorsalis) die mittleren Ektodermzellen determiniert, d. h. festgelegt in ihrer prospektiven Bedeutung. Durch die Determination wird gleichzeitig die Pluripotenz eingeengt.

■■I Beachte
Während der Entwicklung eines bestimmten Zelltyps finden häufig mehrere Induktionsvorgänge statt, d. h. die Zellen zeigen eine schrittweise Determination/Differenzierung, bis sie schließlich das endgültige Differenzierungsstadium erreicht haben.

Musterbildung: Die Anordnung gleichartiger Zellen in einem bestimmten räumlichen Muster. Zum Beispiel Unterteilung der Neuralplatte (aus dem mittleren Ektoderm) in Rückenmark und in die einzelnen Abschnitte des Gehirns.

Morphogenese: Die Formentwicklung des Organismus und seiner Teile.

Segregation: Die Lösung (Absonderung) von gleichartigen Zellen aus einem größeren Zellverband, z. B. Lösung und Auswanderung von Muskelvorläuferzellen aus den Ursegmenten (Somiten, s. S. 64).

Wachstum: Größenzunahme durch
- Zellvermehrung (Proliferation)
- Zellvergrößerung
- Zunahme der Interzellularsubstanzen.

Migration: Die Wanderung von Zellen, z. B. die Migration von neuralen Vorläuferzellen aus ihren Proliferationszonen in ihre Zielgebiete (s. S. 32).

Apoptose: Der genetisch programmierte Zelltod.

Ontogenese: Der Verlauf der Entwicklung eines Organismus.

Phylogenese: Die Stammesentwicklung, Entwicklung der verschiedenen Arten (Evolution).

Metamerie (segmentale Gliederung): Der Aufbau aus gleichartigen, aufeinander folgenden Bauelementen (z. B. Wirbel).

Derivat: Abkömmling (z. B. Organe, die sich aus einer bestimmten Zellgruppe entwickeln, sind Derivate dieser Zellgruppe).

Obliteration: Verödung.

Histogenese/Organogenese: Entstehung der Gewebe/Organe.

Check-up
✔ Machen Sie sich nochmals den Unterschied zwischen prospektiver Bedeutung und prospektiver Potenz klar.

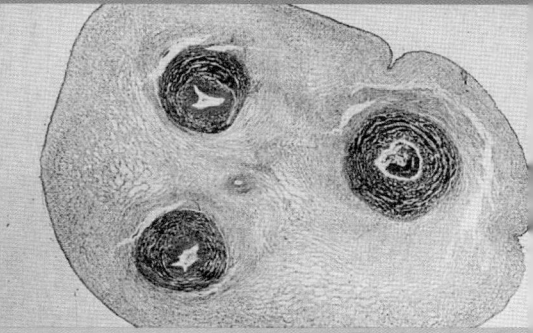

Allgemeine Embryologie

Kein richtiger Mann?

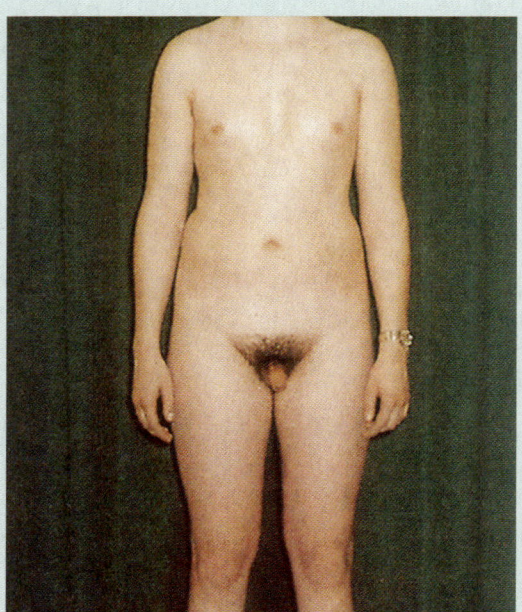

Männer mit einem Klinefelter-Syndrom zeigen einen typischen Hochwuchs, kleine Gonaden und ein weibliches Fettverteilungsmuster.

Von der Morula und Blastozyste zum voll ausgebildeten Embryo – die ersten Tage des neuen Lebewesens sind unglaublich aufregend. Mehr über diese Entwicklung lesen Sie ausführlich im folgenden Kapitel.

Doch nicht immer gelingt es Paaren, Nachwuchs zu bekommen. Bis zu 10 % bleiben ungewollt kinderlos. Wie Karina und Harald. Eine Störung der Meiose, der Reifeteilung, ist bei ihnen die Ursache für die Infertilität: Harald hat ein Chromosom zu viel.

Schon ein halbes Jahr nach der Hochzeit beginnen die ersten Verwandten, Fragen zu stellen: Ob Karina schwanger sei? Warum sie nicht endlich schwanger werde? Wie lange die beiden denn noch warten wollten? Am Anfang können die jungen Eheleute noch darüber lachen, aber als sich zwei Jahre nach der Hochzeit – bei regelmäßigem Geschlechtsverkehr ohne Verhütung – noch immer kein Nachwuchs ankündigt, wird Karina nachdenklich und spricht ihre Gynäkologin darauf an. Diese stellt Karina zunächst einige Fragen: nach Vorerkrankungen, Zyklusunregelmäßigkeiten, Medikamenteneinnahme und vielem mehr. Doch Karina ist immer gesund gewesen. Auch die körperliche Untersuchung ist unauffällig. Die Ärztin empfiehlt Karina, jeden Morgen beim Aufstehen ihre Basaltemperatur zu messen. So kann man feststellen, ob bei Karina ein Eisprung erfolgt. Parallel dazu solle ihr Mann einen Andrologen aufsuchen. Erst wenn dieser Harald untersucht habe, werde sie weitere Untersuchungen vornehmen, beispielsweise Hormonbestimmungen oder Röntgenaufnahmen mit Kontrastmittel.

Sperma ohne Spermien

Etwas widerwillig macht sich Harald auf den Weg in die Hautklinik. Dass sich Hautärzte auch um die Andrologie, die Funktion der männlichen Geschlechtsorgane, kümmern, wundert ihn ein wenig. Nach einem längeren Gespräch schickt ihn der Arzt, Dr. Blasch, mit einem Becher in ein Nebenzimmer. Eine Viertelstunde später kommt Harald zurück: Im Becher befindet sich sein Sperma, das untersucht werden soll. Das Ergebnis ist für Harald niederschmetternd: Azoospermie ist der medizinische Begriff dafür, dass im Ejakulat keine Spermien sind. Aufgrund der körperlichen Untersuchung hat Dr. Blasch bereits einen Verdacht, woran dies liegen könnte: Harald ist 2,06 Meter groß, hat kleine, feste Hoden, einen spärlichen Bartwuchs und kaum Körperbehaarung. Im Gespräch hat er erzählt, erst spät in die Pubertät gekommen zu sein. Außerdem hat er von Erektionsproblemen berichtet. All das deutet auf ein Klinefelter-Syndrom hin.

Ein Chromosom zu viel

Um diesen Verdacht zu bestätigen, muss ein Karyogramm, eine Chromosomenanalyse, angefertigt werden. Tatsächlich, Harald hat ein zusätzliches X-Chromosom, d. h. den Chromosomensatz 47,XXY statt 46,XY. Ursache des Klinefelter-Syndroms ist eine so genannte Non-Disjunction, also eine fehlende Trennung der X-Chromosomen in der Meiose. Männer mit dieser Chromosomenstörung sind infertil, sie können keine Kinder zeugen. Außerdem werden nur geringe Mengen des männlichen Geschlechtshormons Testosteron produziert. Deshalb sind die sekundären männlichen Geschlechtsmerkmale wie Bart- und Körperbehaarung bei Klinefelter-Patienten nur gering ausgeprägt. Hinzu kommt, dass der Hormonmangel eine Osteoporose begünstigt. Die Betroffenen müssen deswegen regelmäßig Hormonspritzen erhalten. Für Harald und Karina ist das Ergebnis niederschmetternd. Eine Ehe ohne Kinder können sich die beiden nicht vorstellen. Harald leidet daran, kein „richtiger" Mann zu sein. Das Ehepaar sucht Unterstützung bei einem Psychologen. Ein Jahr später haben sie sich mit der Diagnose arrangiert. Sie spielen mit dem Gedanken, Kinder zu adoptieren und haben sich einer Klinefelter-Selbsthilfegruppe angeschlossen.

2 Allgemeine Embryologie

2.1 Die Bildung der Keimzellen (Gametogenese)

Lerncoach

Die Keimzellen entstehen durch Reduktionsteilungen (Meiose) aus den Urkeimzellen. Allerdings unterscheiden sich männliche und weibliche Keimzellen sowohl in der morphologischen als auch in der zeitlichen Entwicklung voneinander. Achten Sie beim Lernen v. a. darauf, zu welchem Zeitpunkt die Keimzellen in die verschiedenen Phasen der Meiose eintreten.

2.1.1 Der Überblick

Die männlichen und weiblichen Keimzellen entstehen aus den Urkeimzellen, die während der Embryonalentwicklung aus dem Dottersack in die Gonaden einwandern. Diese diploiden Urkeimzellen durchlaufen eine Meiose (Reduktionsteilung) und werden so zu haploiden Gameten. Diese sog. Gametogenese findet bei den beiden Geschlechtern auf unterschiedliche Weise statt. Beim Mann nennt man sie Spermatogenese, dabei entstehen die männlichen Keimzellen, die Spermien. Bei der Frau heißt dieser Vorgang Oogenese und es entstehen die weiblichen Keimzellen, die Eizellen.

2.1.2 Die Mitose und die Meiose

Die beiden Formen der Zellteilung, Mitose und Meiose, werden hier kurz beschrieben. Bei der Gametogenese durchlaufen die Zellen die Meiose, dabei werden die Chromosomen auf einen haploiden Satz reduziert. Achten Sie im Folgenden besonders auf die Unterschiede zwischen Mitose und Meiose.

2.1.2.1 Der Zellzyklus und die Mitose

Die mitotische Teilung dient der Vermehrung (Proliferation) von Zellen, die z. B. für das Wachstum erforderlich ist. Die Mitose ist ein kurzer Abschnitt des Zellzyklus; sie dauert etwa 1 Stunde. Der zwei-

te längere Teil ist die Interphase (Dauer ca. 24 Stunden).

Die Interphase (oder Intermitosezyklus) gliedert sich in:
- G_1-Phase (im Anschluss an eine Zellteilung): Wachstumsphase der Zelle mit RNA- und Proteinsynthese
- S-Phase: Verdopplung (Replikation) der DNA als Vorbereitung für die Mitose
- G_2-Phase: Kontrolle des genetischen Materials und Reparatur von DNA-Schäden.

Während der Mitose wird das (verdoppelte) genetische Material gleichmäßig auf zwei Tochterkerne verteilt; anschließend teilt sich die Zelle. Die Mitose gliedert sich in:
- Prophase: Kondensation (Verdichtung durch Spiralisierung) der Chromosomen, Bildung des Mitosespindelapparates
- Prometaphase: Auflösung der Kernhülle, Anheftung der Spindelfasern an die Chromosomen
- Metaphase: Anordnung der Chromosomen in der Mitte der Mitosespindel
- Anaphase: Trennung der Schwesterchromatiden und ihr Transport zu entgegengesetzten Zellpolen
- Telophase: Bildung einer Kernhülle, Entspiralisierung der Chromosomen
- Zytokinese: Vollständige Durchschnürung des Zellleibes (→ Entstehung von zwei Tochterzellen).

2.1.2.2 Die Meiose

Die Meiose (Reifeteilung) findet während der Reifung der Keimzellen (Samenzellen/Eizellen) statt. *Ein* Ziel der Meiose ist die Reduktion des diploiden Chromosomensatzes auf einen haploiden (einfachen) Satz. Dadurch können die haploide Eizelle und das haploide Spermium zu einer Zygote verschmelzen, die dann wieder einen diploiden Chromosomensatz besitzt.

Das *zweite* Ziel der Meiose ist der Austausch von Chromosomenabschnitten; dadurch erfolgt eine Neukombination (Rekombination) des genetischen Materials.

Wie bei der Mitose verdoppeln die Keimzellen vor Beginn der Meiose ihre DNA. Die Zelle besitzt also einen diploiden Chromosomensatz (2n) mit 4 Chromatiden pro Chromosomenpaar (4c). Die

Meiose, die wesentlich länger als die Mitose dauert (mehrere Wochen beim Mann, bis zu Jahrzehnten bei der Frau), gliedert sich in 1. und 2. Reifeteilung **(Abb. 2.1)**.

Die 1. Reifeteilung
Die Stadien der ersten Reifeteilung entsprechen denen der Mitose (Pro-, Meta-, Ana- und Telophase).
Die Prophase der Meiose jedoch unterscheidet sich deutlich von der der Mitose und wird in fünf Stadien unterteilt:

- **Leptotän:** Kondensation der Chromosomen, Fixierung der Chromosomenenden an der inneren Kernmembran **(Abb. 2.1 a, 2.1 b)**.
- **Zygotän:** Aneinanderlagerung (Paarung) der homologen Chromosomen → einander entsprechende Abschnitte des ehemals mütterlichen und väterlichen Chromosoms liegen exakt nebeneinander **(Abb. 2.1 b, 2.1 c)**.
- **Pachytän:** Überkreuzungen **(Crossing-over)** von homologen Anschnitten einer väterlichen und mütterlichen Chromatide und Austausch der überkreuzten Segmente (Rekombination!, **Abb. 2.1 d)**.
- **Diplotän:** Auflösung der Paarung der homologen Chromosomen, aber: an den Überkreuzungsstellen bleiben die Chromosomen zusammenhängend (diese Stellen heißen jetzt **Chiasmata, Abb. 2.1 d)**.
- **Diakinese:** Lösung der Chromosomen von der inneren Kernmembran und Zerfall der Kernhülle **(Abb. 2.1 e)**.

Die sich anschließenden Phasen entsprechen im Wesentlichen denen der Mitose. Es entstehen dabei haploide Tochterzellen (mit 1 n, 2 c, **Abb. 2.1 f)**.

Die 2. Reifeteilung
Nach der ersten Reifeteilung treten die Zellen ohne vorherige DNA-Verdopplung in die zweite Reifeteilung ein, die einer Mitose ähnelt. Dann sind aus einer Keimzelle vier haploide Zellen mit 1 n, 1 c entstanden **(Abb. 2.1 g)**.

2.1.2.3 Unterschiede der Meiose bei Frau und Mann

Die Meiose bei der Frau
Die weiblichen Urkeimzellen entwickeln sich zu **Oogonien**. Diese beginnen während der Pränatalentwicklung am Ende der Embryonalperiode mit der Meiose.
Sie endet jedoch im Diplotän (unter Erhalt der Chiasmata). Bis kurz nach der Geburt haben alle Keimzellen dieses Wartestadium **(Diktyotän)** erreicht. Bis zur Pubertät degenerieren ca. 90 % der

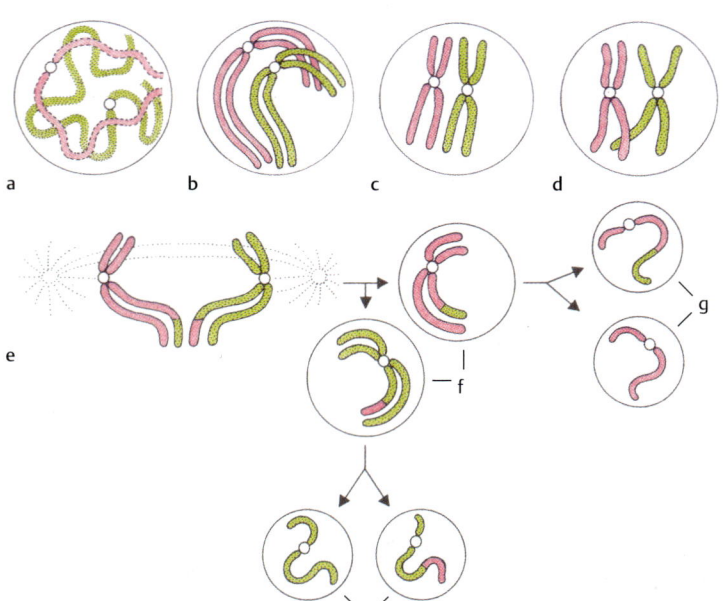

Abb. 2.1 Ablauf der Meiose. (a) Interphase mit DNA-Synthese; (b) Beginn der Paarung (Leptotän); (c) gepaarte Chromosomen (2 n, 4 c; Zygotän); (d) Chiasma Bildung (Pachytän, Diplotän); (e) Trennung der aus zwei Chromatiden bestehenden Chromosomen (1. Reifeteilung, Diakinese); (f) Tochterzellen der ersten Reifeteilung (1 n, 2 c); (g) Tochterzellen der zweiten Reifeteilung (1 n, 1 c)

a   b   c   d

e

f

g

g

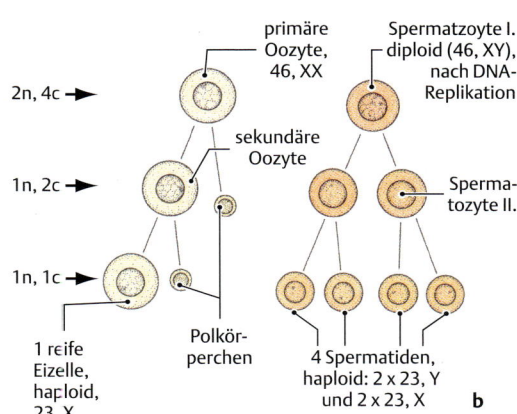

primäre Oozyte, 46, XX

Spermatzoyte I. diploid (46, XY), nach DNA-Replikation

2n, 4c →

sekundäre Oozyte

1n, 2c →

Spermatozyte II.

1n, 1c →

1 reife Eizelle, haploid, 23, X

Polkörperchen

4 Spermatiden, haploid: 2 x 23, Y und 2 x 23, X

a

b

Abb. 2.2 (a) Bildung einer reifen Eizelle aus einer primären Oozyte (Keimzelle); (b) Bildung von vier Spermatiden (→ Spermien) aus einem Spermatozyt I (← Spermatogonien)

Keimzellen. Von den verbliebenen werden nur wenige Bestandteil eines sprungreifen Follikels (s. S. 12). Diese Eizellen setzen dann jeweils kurz vor der Ovulation die 1. Reifeteilung fort. Dabei kommt es zu einer asymmetrischen Zellkörperteilung, indem das Zytoplasma ungleich auf die Tochterzellen verteilt wird: Es entsteht eine große (sekundäre) Eizelle und ein kleines Polkörperchen **(Abb. 2.2 a)**. Die Meiose wird dann während der Metaphase der 2. Reifeteilung erneut unterbrochen. Erst wenn ein Spermium in die Eizelle eindringt, wird die 2. Reifeteilung beendet. Aus der sekundären Eizelle entsteht (wiederum durch asymmetrische Zellkörperteilung) eine große Eizelle mit viel Zytoplasma und ein kleines Polkörperchen.

Die Meiose beim Mann
Die männlichen Urkeimzellen werden zu **Spermatogonien**, die die Proliferation einstellen. Erst postnatal in der Pubertät beginnen sie mit der Meiose und differenzieren sich zu Spermien. Dabei entstehen ständig vier reife Spermien aus einer Keimzelle **(Abb. 2.2 b)**.

2.1.3 Die Urkeimzellen und die Keimbahn
In der vierten Woche der Embryonalentwicklung entstehen im Dottersack (s. S. 21) die **Urkeimzellen**. Diese wandern von dort in die Gonadenanlagen des Embryo ein.

Die Entwicklung der Keimzellen aus den Urkeimzellen, getrennt von den somatischen Keimzellen, wird auch als **Keimbahn** bezeichnet.

2.1.4 Die Bildung der männlichen Keimzellen
2.1.4.1 Der Überblick über die männlichen Geschlechtsorgane
Der Hoden ist ein paariges ellipsoidales Organ; er liegt im Skrotum (Hodensack). Im Hoden werden die Spermien gebildet (s. u.); zudem ist er der Produktionsort des Testosterons. Im **Nebenhoden (Epididymis)** erfolgt dann die Reifung und Speicherung. Der Nebenhoden, der dem Hoden oben und hinten anliegt, gliedert sich in Kopf (Caput, oberer dickerer Anteil), Körper (Corpus, länglich) und Schwanz (Cauda, unterer Anteil). Im Nebenhodenkopf finden sich Verbindungskanälchen, die Ductuli efferentes, die aus dem Hoden entspringen und in den **Ductus epididymidis** (Nebenhodengang) münden. Am Nebenhodenschwanz geht der Ductus epididymidis in den **Ductus deferens** (Samenleiter) über. Durch den Ductus deferens werden die Spermien bei der Ejakulation zur Harnröhre transportiert. Er verläuft durch den Leistenkanal und zieht im kleinen Becken auf die Rückseite der Harnblase. Hier vereinigt er sich mit dem Ausführungsgang der Bläschendrüse (Ductus excretorius) zum Ductus ejaculatorius. Der Ductus ejaculatorius mündet in die **Urethra** (Harnsamenröhre). Die **Bläschendrüse** (Samenblase, Glandula vesiculosa) liegt beidseits auf der Hinterwand der Harnblase. Ihr Sekret, das etwa 70 % des Ejakulats ausmacht, ist schwach alkalisch und fructosereich. Die Fructose ist die Energiequelle der Spermien. Eine zweite Drüse, die **Prostata** (Vorsteherdrüse), liegt unterhalb der Harnblase und umhüllt den Anfangsteil der Urethra. Ihr schwach saures Sekret (ca. 25 % der Samenflüssigkeit) gelangt über 15-30 kurze Ausführungsgänge in den Anfangsteil der Urethra. Im weiteren Verlauf zieht die Urethra durch einen Schwellkörper (Corpus spongiosum) des Penis; sie endet am Ostium urethra externum an der Glans penis (Eichel).

2.1.4.2 Der Aufbau des Hodens
Der Hoden wird von einer derben bindegewebigen Kapsel, **Tunica albuginea**, umgeben. Von der Tunica albuginea ziehen bindegewebige Septen (Septula

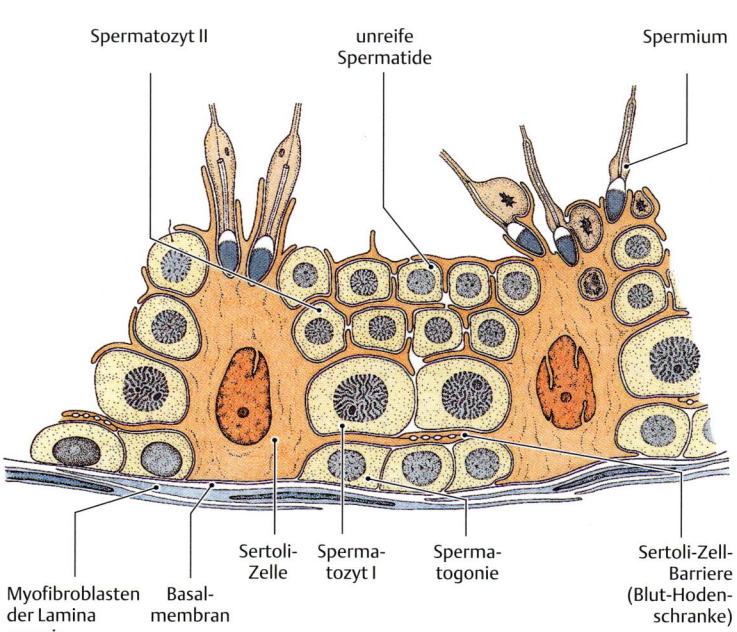

Abb. 2.3 Stadien der Spermatogenese und Sertolizellen (Ausschnitt aus der Wand eines Tubulus seminiferus)

Spermatozyt II   unreife Spermatide   Spermium

Sertoli-Zelle   Spermatozyt I   Spermatogonie   Sertoli-Zell-Barriere (Blut-Hodenschranke)

Myofibroblasten der Lamina propria   Basalmembran

testis) in die Tiefe. Die Tunica albuginea und die Septula testis gliedern das Hodengewebe in (keilförmige) Hodenläppchen (Lobuli testis). Jedes Läppchen enthält ein oder mehrere Samenkanälchen (Hodenkanälchen, **Tubuli seminiferi**), die stark aufgeknäuelt sind. Die Samenkanälchen bestehen aus dem Keimepithel, das aus Keimzellen und Stützzellen aufgebaut ist. Um die Samenkanälchen liegt eine Basalmembran und eine Lamina propria aus Myofibroblasten.

Auf der Basalmembran fußen die **Sertoli-Zellen** (Stützzellen). Sie erstrecken sich durch die gesamte Dicke des Keimepithels bis zum Lumen der Hodenkanälchen. Sie erfüllen vielfältige Funktionen, u. a.
- Stütze für die Keimzellen
- Ernährung der Keimzellen
- Abgabe der reifen Spermien (in das Lumen der Samenkanälchen)
- Bildung der **Blut-Hoden-Schranke** (zwischen Spermatogonien und den übrigen Zellen der Spermatogenese, s. **Abb. 2.3**)
- Produktion eines Androgen-bindenden Proteins.

Zwischen den Tubuli seminiferi liegen, in Gruppen angeordnet, die **Leydig-Zellen** (Zwischenzellen). Sie bilden das männliche Geschlechtshormon (s. S. 124).

2.1.4.3 Die Spermatogenese

Im Keimepithel liegen die Keimzellen. Diese durchlaufen drei Stadien (s. u.):
- **Vermehrung** durch mitotische Teilung der Stammzellen
- **Meiose** der Spermatozyten
- **Differenzierung** zum reifen Spermium.

Mit der Meiose und der anschließenden Zytodifferenzierung rücken die Zellen immer weiter in zentral gelegene Schichten des Keimepithels **(Abb. 2.3)**.

Die Vermehrung durch Mitose
Die **Typ A-Spermatogonien**, die der Basalmembran des Samenkanälchens anliegen, sind die Stammzellen; sie dienen der Vermehrung durch mitotische Teilung, die basal in den Tubuli seminiferi stattfindet. Nach der Teilung bleibt eine Tochterzelle Stammzelle, die andere teilt sich mehrfach und es entstehen **B-Spermatogonien.** Diese B-Spermatogonien verdoppeln ihre DNA, gelangen durch die Blut-Hoden-Schranke (s. o., Sertoli-Zellen) und heißen jetzt **Spermatozyten I**.

Die Meiose und weitere Differenzierung
Die Spermatozyten I durchlaufen die erste Reifeteilung und sind dann **Spermatozyten II**. Aus diesen entstehen durch die zweite Reifeteilung die **Sper-**

matiden (mit haploidem Chromosomensatz). Anschließend erfolgt die Umwandlung (Umbau) der Spermatiden in **Spermatozoen** (Spermien). Bei dieser Zytodifferenzierung kommt es zur Kondensation des Zellkerns (auf etwa 10 % des Ausgangsvolumens). Durch Fusion von Lysosomen entsteht das **Akrosom** und es bildet sich der Spermienschwanz aus.

■■I Merke
Das Akrosom entsteht durch Fusion von Lysosomen und ist somit ein Lysosomenäquivalent.

Die reifen Spermien
Die reifen Spermien gliedern sich in **Kopf** und einen **Schwanz**, bestehend aus Hals, Mittel-, Haupt- und Endstück. Im Kopf liegt der Kern, dem das Akrosom kappenartig aufgelagert ist. Das flache Akrosom enthält Enzyme (z. B. Acrosin, Hyaluronidase) für die Kontaktaufnahme mit der Eizelle (s. S. 15).
Im Zentrum des Schwanzes erstreckt sich das **Axonema** (Achsenfaden), der aus Mikrotubuli besteht. Gleitbewegungen der Tubuli führen zur Bewegung des Schwanzes. Dem Axonema liegen Längs- und Ringfasern an, die aussteifende Funktion haben. Im Mittelstück liegt eine Manschette aus Mitochond-

rien um die Längsfasern; sie dienen der Energiebereitstellung für die Fortbewegung.

■■I Merke
Im Spermium liegen die Mitochondrien im Mittelstück.

2.1.5 Die Bildung der weiblichen Keimzellen
2.1.5.1 Der Überblick über die weiblichen Geschlechtsorgane (Abb. 2.4)
Das **Ovar** (Eierstock), das an der lateralen Wand des kleinen Beckens liegt, ist Produktionsort von Eizellen und Hormonen.
Von der Umgebung des Ovars verläuft ein dünner muskulöser Schlauch, die **Tuba uterina** (Eileiter), bis zum Uterus. In der Tuba uterina werden mehrere Abschnitte unterschieden:
- **Pars uterina** (in der Uteruswand, mündet in die Uterushöhle)
- **Isthmus**
- **Ampulla** (längster Abschnitt)
- **Infundibulum** mit einer Öffnung zur Bauchhöhle **(Ostium abdominale)** und fransenförmigen Fortsätzen (Fimbriae), die dem Ovar aufliegen.

Die Tuba uterina nimmt bei der Ovulation die Eizelle auf. In der Tube findet dann die Befruchtung statt; die befruchtete Eizelle, die sich in der Tube

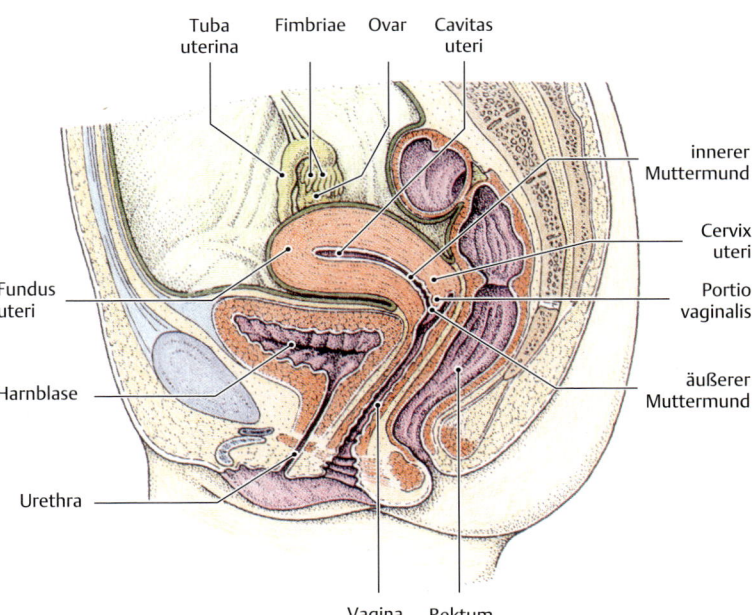

Abb. 2.4 Medianschnitt durch das weibliche Becken

bereits teilt, wird dann zum **Uterus** (Gebärmutter) transportiert.

Im (birnenförmigen) Uterus erfolgt die Einnistung des Keims; d. h. der Uterus ist Fruchthalter während der Schwangerschaft. Bei der Geburt dient seine Muskulatur **(Myometrium)** der Austreibung des Kindes. Der nach vorn geneigte und geknickte Uterus grenzt ventral an die Harnblase und dorsal an das Rektum.

Der Uterus gliedert sich in:

- **Corpus uteri** (obere zwei Drittel, mit Cavitas uteri) und
- **Cervix uteri** (unteres Drittel, mit Canalis cervicis).

Der oberste Abschnitt des Corpus (oberhalb der Tubeneinmündungen) heißt **Fundus uteri**. Zwischen Corpus und Cervix uteri liegt der Isthmus uteri (mit dem inneren Muttermund). Ein Teil der Cervix ragt in die **Vagina** (Scheide) hinein; dieser Teil wird als **Portio vaginalis** bezeichnet. Im Bereich der Portio vaginalis befindet sich der äußere Muttermund, **Ostium uteri**. Hier endet der Canalis cervicis. Die Vagina, ein muskulär-bindegewebiger Schlauch, erstreckt sich vom Scheidengewölbe (um die Portio vaginalis) bis zum Scheidenvorhof.

2.1.5.2 Die Oogenese und der Gelbkörper

Die Oogenese

Im Ovar sind die **Oozyten** (Eizellen) von **Follikelepithelzellen** (Hüllzellen) umgeben. Die Oozyte und ihr Follikelepithel bilden den **Follikel**. Die Follikel durchlaufen bis zur **Ovulation** (Eisprung) charakteristische Entwicklungsstadien (Follikulogenese, **Abb. 2.5**).

Die **Primordialfollikel** bilden ein Vorrat an ruhenden Follikeln. Aus diesem Vorrat treten während der ersten Hälfte des Menstruationszyklus einige Follikel in die Follikulogenese ein. Dabei kommt es durch Wachstum der Eizelle und insbesondere durch Vergrößerung des Follikelepithels zur erheblichen Größenzunahme. Zwischen Eizelle und den anliegenden Follikelepithelzellen entsteht eine Schicht aus Glykoproteinen, die **Zona pellucida**. Im Follikelepithel entsteht eine Höhle mit klarer Flüssigkeit. Dabei bleibt die Eizelle an einem Pol randständig. Außen um das Follikelepithel ordnen sich die Bindegewebszellen zikulär an und bilden so die **Theca folliculi**. Durch diese Prozesse entstehen **Primär-, Sekundär-** und **Tertiärfollikel**. Aus der Gruppe der Tertiärfollikel treten einige dann in die weitere Entwicklung ein, von denen einer dann schließlich zum sprungreifen (dominanten) **Graaf-Follikel** wird. Dieser auffällig große Graaf-Follikel weist folgende Kennzeichen auf:

- große Follikelhöhle
- Eihügel (**Cumulus oophorus** ragt in die Höhle hinein): Eizelle mit Zona pellucida und Corona radiata = Follikelepithelzellen in Nachbarschaft zur Zona pellucida

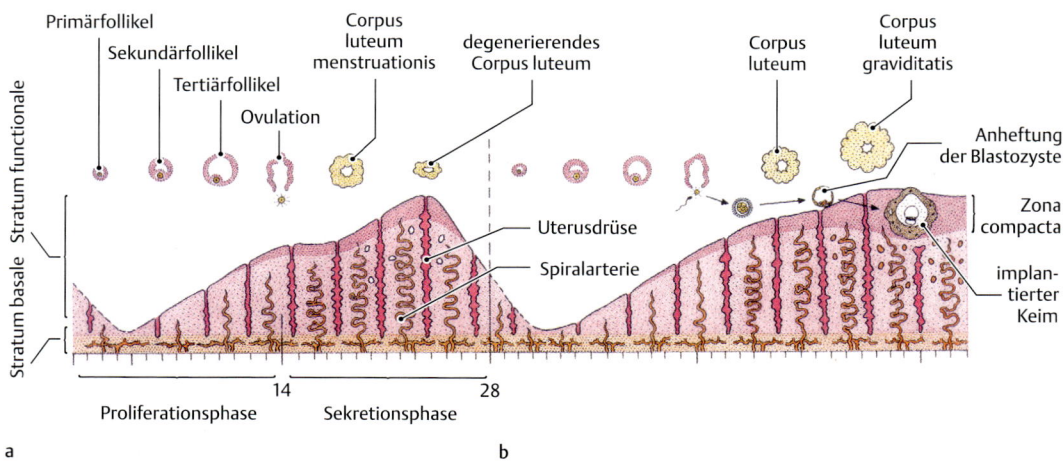

Abb. 2.5 (a) Zyklische Schleimhautveränderungen im Uterus (ohne Implantation); (b) Menstruationszyklus mit Implantation. Im oberen Bildteil sind die entsprechenden Follikel und Gelbkörper des Ovars dargestellt.

- mehrschichtiges Follikelepithel (auch Membrana granulosa genannt) = Wand der Follikelhöhle
- zweischichtige Theca folliculi (um das Follikelepithel), bestehend aus den beiden Schichten Theca interna und Theca externa. Beachte: Die Zellen der Theca interna des Graaf-Follikels enthalten Mitochondrien vom Tubulustyp und mehr glattes als raues ER.

Der sprungbereite Follikel liegt direkt unter der Ovaroberfläche, die an dieser Stelle etwas vorgewölbt ist. Der Eihügel löst sich von der Follikelwand und schwimmt in der Flüssigkeit der Follikelhöhle. Die Oberflächenstrukturen des Ovars und die Follikelwand rupturieren am 14. Zyklustag. Die Eizelle gelangt zusammen mit der Zona pellucida und der Corona radiata in die Tuba uterina (Ovulation, auch Eisprung oder Follikelsprung genannt, vgl. Abb. 2.7, S. 17). Zu diesem Zeitpunkt ist die Eizelle konzeptionsbereit (s. S. 16).

Der zurückgebliebene Follikel füllt sich mit einem Blutkoagulum und wird zum Corpus rubrum.

Der Gelbkörper

Nach der Ovulation entwickelt sich aus den im Ovar zurückgebliebenen Bestandteilen des Graaf-Follikels (Membrana granulosa und Theca folliculi) der Gelbkörper (Corpus luteum). Die Zellen der Membrana granulosa und der Theca folliculi werden größer und lagern Lipide ein; es entstehen die Theka-Luteinzellen und die Granulosa-Luteinzellen. Das Corpus luteum ist eine endokrine Drüse. Es bildet hauptsächlich Gestagene (besonders Progesteron). Tritt eine Schwangerschaft ein, wächst das Corpus luteum zum Corpus luteum graviditatis. Ansonsten bildet sich das Corpus luteum (jetzt: menstruationis) nach 14 Tagen zu einer bindegewebigen Narbe (Corpus albicans) zurück.

2.1.5.3 Die zyklischen Veränderungen der Uterusschleimhaut

Die Schleimhautschicht des Uterus (Endometrium) besitzt tubuläre (röhrenförmige) Drüsen (Abb. 2.5). Sie gliedert sich in ein Stratum functionale und ein Stratum basale. Das Stratum functionale wird bei der Menstruation abgestoßen und baut sich während der Proliferationsphase aus dem Stratum basale wieder auf. Während dieser Phase (4. bis 14. Zyklustag) kommt es zur Bildung von neuem Ober-

flächen- und Drüsenepithel sowie von Bindegewebszellen. Die tubulären Drüsen werden länger. In der sich anschließenden Sekretionsphase (15. bis 28. Zyklustag) werden die Drüsen weitlumiger, schlängeln sich und zeigen eine gezackte Begrenzung. Ferner kommt es zur Einlagerung von Glykogen in die Drüsenzellen. Auch im Bindegewebe kommt es zu Veränderungen. Die Bindegewebszellen lagern Glykogen und Fett ein. Sie vergrößern sich und ähneln den Deziduazellen der Plazenta (s. S. 38); deshalb werden sie als Prädeziduazellen (oder Pseudodeziduazellen) bezeichnet. Kommt es zu einer Einnistung, wandelt sich das Endometrium komplett in die Dezidua um (Dezidualisierung).

Ferner kommt es zu einer interstitiellen Wassereinlagerung (Ödem). Im Bindegewebe verlaufen jetzt zahlreiche Spiralarterien (geschlängelter Verlauf).

Erfolgt keine Einnistung kommt es am Ende der Sekretionsphase zur Kontraktion der Spiralarterien und damit zur Sauerstoffunterversorgung (Ischämie). In der Desquamationsphase (1. bis 4. Zyklustag) wird das Stratum functionale dann abgestoßen.

2.1.6 Die hormonelle Regulation der Keimzellbildung

Der folgende kurze Abschnitt soll Ihnen nur einen kleinen Einblick in die hormonelle Regulation verschaffen. Für mehr Details schlagen Sie ggf. in Lehrbüchern der Histologie, Physiologie oder Biochemie nach.

Die Funktion der Gonaden und damit auch die Keimzellbildung wird durch die Gonadotropine FSH (Follikel-stimulierendes Hormon) und LH (luteinisierendes Hormon, auch Interstitialzellen-stimulierendes Hormon = ICSH genannt) gesteuert. Beide Hormone werden im Hypophysenvorderlappen gebildet und ins Blut abgegeben. Außerdem werden die Spermatogenese und die Oogenese zusätzlich durch spezifische Hormone reguliert.

2.1.6.1 Die Regulation der Spermatogenese

Die Leydig-Zellen des Hodens bilden Androgene (besonders Testosteron). Die Aktivität der Leydig-

Zellen wird durch LH stimuliert. Das Testosteron stimuliert die Spermatogenese.

Die Spermatogenese wird auch durch FSH angeregt. Außerdem stimuliert FSH die Sertoli-Zellen.

Die Sertoli-Zellen bilden Inhibin, das die Ausschüttung von FSH im Hypophysenvorderlappen hemmt (negative Rückkopplung). Hohe Konzentrationen von Testosteron im Blut hemmen (auch im Sinne einer negativen Rückkopplung) die Freisetzung von FSH.

2.1.6.2 Die Regulation der Oogenese

Die Entwicklung und das Wachstum der Follikel (während der ersten Hälfte des etwa 28-tägigen Zyklus) stehen unter dem Einfluss des FSH. Die Ovulation wird durch einen steilen Anstieg des LHs im Blut induziert. Im Ovar werden Hormone gebildet, die u. a. die zyklischen Veränderungen der Uterusschleimhaut hervorrufen. Während beider Zyklushälften werden in heranreifenden Follikeln von Theka- und Granulosazellen Östrogene synthetisiert. Die Östrogene bedingen die Proliferationsphase der Uterusschleimhaut. In der zweiten Zyklushälfte wird in den Granulosaluteinzellen des Corpus luteum Progesteron produziert, das die Sekretionsphase induziert. Das Corpus luteum selbst steht unter dem Einfluss des LH. Bei einem normalen Zyklus ruft der Abfall des Progesterons infolge Rückbildung des Corpus luteum die Abstoßung des Stratum functionale hervor. Im Falle einer Schwangerschaft wächst das Corpus luteum unter dem Einfluss des LH-artig wirkenden humanen Chorion-Gonadotropin (HCG, vom Keim gebildet, s. S. 19) zum Corpus luteum menstruationis heran.

▆▆▎ Merke

Corpus luteum menstruationis – stimuliert durch LH.
Corpus luteum graviditatis – stimuliert durch HCG.

2.1.7 Klinische Bezüge

2.1.7.1 Amenorrhö

Bei der Amenorrhö handelt es sich um das Ausbleiben der Regelblutung. Physiologisch geschieht dies z. B. während der Schwangerschaft. Pathologische Formen der Amenorrhö sind die primäre und die sekundäre Amenorrhö.

Von der primären Amenorrhö spricht man, wenn die Regelblutung bis zum 15. Lebensjahr nicht eingetreten ist. Dies kann z. B. bei genitalen Fehlbildungen der Falle sein.

Bei der sekundären Amenorrhö bleibt die Regelblutung über drei Monate hinaus aus. Sie kann z. B. durch erworbene Funktionsstörungen des Ovars bedingt sein. Das heißt, das Ovar bildet nur vermindert oder gar kein Östrogen.

Check-up

✔ Verdeutlichen Sie sich noch einmal, wann die männlichen bzw. weiblichen Keimzellen in die erste Reifeteilung eintreten.

✔ Rekapitulieren Sie die Wanderung der Keimzellen während der Spermatogenese und ihre Differenzierung zum reifen Spermium.

✔ Wiederholen Sie, mit welchen umgebenden Strukturen die Eizelle in die Tuba uterina gelangt.

✔ Machen Sie sich klar, was man unter Dezidualisierung versteht und welche anderen Veränderungen das Endometrium in der Sekretionsphase durchmacht.

2.2 Von der Befruchtung zur Implantation

Lerncoach

Bei der Befruchtung verschmelzen Eizelle und Spermium miteinander. Um diesen Vorgang zu verstehen, ist es wichtig, dass Sie den Aufbau und die Funktionen der beiden Keimzellen kennen. Schlagen Sie ggf. auf S. 9 ff. nach.

2.2.1 Der Überblick

Beim Geschlechtsverkehr kommen etwa 300 Millionen Spermien in die Scheide. Sie gelangen in den Uterus, wo die Mehrzahl abstirbt. Nach der Kapazitation (Reifung) der überlebenden Spermien im Uterus kommt es beim Zusammentreffen von Oozyte und Spermium zur Akrosomenreaktion und

Verschmelzung der beiden Keimzellen. Dadurch wird die Eizelle aktiviert. Sie beendet ihre zweite Reifeteilung und die beiden Vorkerne verschmelzen miteinander. Die entstandene **Zygote** tritt sofort in die Prophase der ersten Furchungsteilung ein. Sie entwickelt sich über mehrere Stadien zur **Blastozyste** und nistet sich dann in das Endometrium der Gebärmutter ein **(Implantation)**.

2.2.2 Die Befruchtung
2.2.2.1 Die Kapazitation der Spermien
Die bei der Ejakulation in den weiblichen Genitaltrakt gelangten Spermien müssen hier (besonders wohl in der Tuba uterina) einen Reifungsprozess durchlaufen, die sog. **Kapazitation**. Diese Kapazitation dauert beim Menschen ca. 5-6 Stunden. Dabei kommt es zu Veränderungen der Glykoproteinzusammensetzung in der Zellmembran der Spermien. Diese Veränderungen sind die Voraussetzung für die Akrosomenreaktion. Erst wenn es die Kapazitation durchlaufen hat, kann das Spermium in die Eizelle eindringen.

2.2.2.2 Die Akrosomenreaktion
Kurz vor dem Zusammentreffen mit der Eizelle beginnt die Akrosomenreaktion. Dabei verschmelzen an vielen Stellen die Zellmembran und die äußere Membran des Akrosoms miteinander **(Abb. 2.6 a** und **2.6 e)**. An diesen Verschmelzungsstellen entstehen Poren, durch die die Inhaltsstoffe des Akrosoms

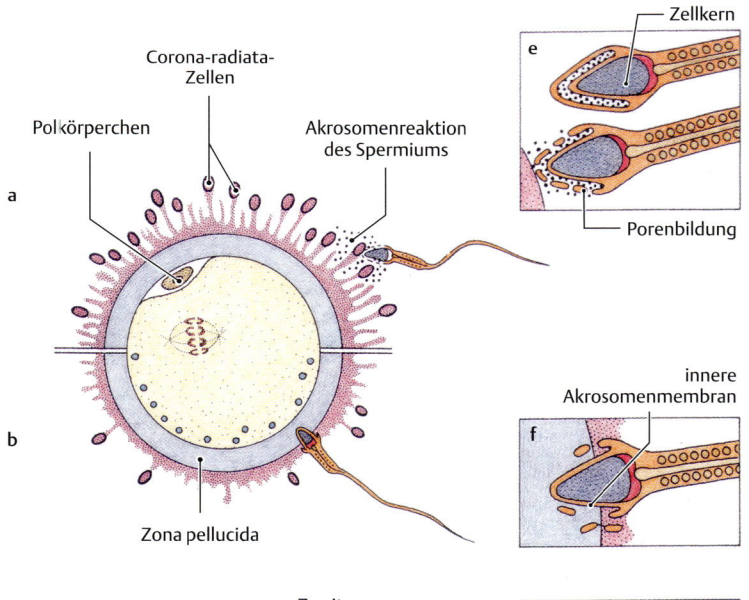

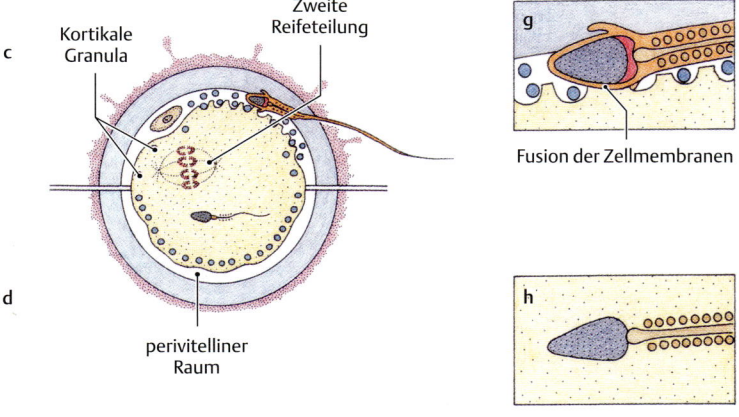

Abb. 2.6 Akrosomenreaktion und Eindringen des Spermiums in die Eizelle. (a) Akrosomenreaktion; (b) Durchdringen der Zona pellucida; (c) Anlagerung des Spermienkopfes an die Membran der Oozyte (Fusion der Zellmembranen); (d) Spermium in Eizelle und Beendigung der 2. Reifeteilung der Eizelle; (e) Akrosomenreaktion; (f) Spermiumkopf nach Akrosomenreaktion; (g) Fusion von Eizelle und Spermium; (h) Spermium ohne Membran im Zytoplasma der Eizelle

(besonders die Hyaluronidase) austreten können. Bei der Kontaktaufnahme mit der Zona pellucida der Eizelle lösen sich die Zellmembran und die äußere Membran des Akrosoms dann vollständig vom Spermienkopf ab. Danach stellt die innere Akrosomenmembran im Kopfbereich des Spermiums die begrenzende Oberfläche dar. Diese innere Akrosomenmembran, die seitlich in die Zellmembran übergeht, enthält die Protease Akrosin, die dem Spermium das Durchdringen der Zona pellucida ermöglicht (s. u.).

2.2.2.3 Die Verschmelzung von Spermium und Eizelle

Die Befruchtung (Konzeption, Fertilisation) ist das Eindringen des Spermiums in die Eizelle (Imprägnation) und die anschließende Vereinigung des weiblichen und männlichen Vorkerns (Syngamie). Sie findet in der Ampulla (am Übergang zum Isthmus) der Tuba uterina statt und muss innerhalb von 24 Stunden nach dem Eisprung erfolgen, da eine Eizelle nur so lange befruchtungsfähig bleibt. Spermien können ihre Befruchtungsfähigkeit bis zu 48 Stunden aufrechterhalten.

Das Ergebnis der Befruchtung ist die Zygote (= die befruchtete Eizelle).

Bevor es zur eigentlichen Befruchtung kommt, finden folgende drei Prozesse statt (Abb. 2.6)

- Durchdringen der Corona radiata: Das Spermium löst mit Hilfe der Hyaluronidase die Zellverbindungen zwischen den Zellen der Corona radiata und dringt zur Zona pellucida vor (Abb. 2.6 a und 2.6 e).
- Durchdringen der Zona pellucida: Die Glykoproteine der Zona pellucida werden durch Akrosin gespalten (Abb. 2.6 b und 2.6 f). Das Spermium liegt dann im perivitellinen Spalt zwischen Eizellmembran und Zona pellucida.
- Fusion der Zellmembranen: Das Spermium lagert sich tangential an die Mikrovilli der Eizelle an und die Membranen von Eizelle und Spermium verschmelzen miteinander (Abb. 2.6 c und 2.6 g).

Jetzt werden Membranbestandteile des Spermiums in die Eizellmembran inkorporiert. Anschließend wird das Spermium durch einen phagozytoseähnlichen Prozess in die Eizelle aufgenommen (Abb. 2.6 d und 2.6 h). Obwohl das ganze Spermium aufgenom-

men wird, sind nur der haploide Chromosomensatz und das proximale Zentriol von Bedeutung für die Befruchtung (s. u.). Die übrigen Bestandteile des Spermiums degenerieren schnell.

■ Merke

Spermien können bis zu 48 Stunden ihre Befruchtungsfähigkeit erhalten, Eizellen nur 24 Stunden.

2.2.2.4 Die Reaktionen der Eizelle auf die Befruchtung

Machen Sie sich an dieser Stelle nochmals klar, dass die Oozyte die erste Reifeteilung kurz vor der Ovulation und die zweite nach Eindringen des Spermiums beendet (vgl. S. 9).

Bei der Verschmelzung der Zellmembranen von Eizelle und Spermium kommt es zu einer Depolarisation der Eizelle und zu einer Entleerung von kortikalen Granula.

Diese beiden Prozesse bedingen den sog. Polyspermieblock, der verhindert, dass mehr als ein Spermium in die Eizelle eindringt.

Bei der Befruchtung kommt es zur Wiederherstellung des diploiden Chromosomensatzes; dadurch wird auch das genetische Geschlecht des Keims festgelegt.

Die Depolarisation der Eizelle

Durch die Verschmelzung von Spermium und Eizelle wird eine Depolarisation der Eizellmembran ausgelöst, die zu einer Erhöhung der Ca^{2+}-Konzentration im Zytoplasma führt. Die Zunahme der Ca^{2+}-Konzentration ist vermutlich für die Aktivierung der Eizelle verantwortlich:

- Die 2. Reifeteilung wird beendet: Es bildet sich der weibliche Vorkern, evtl. wird ein 2. Polkörperchen ausgestoßen.
- Die vorhandene (mütterliche) RNA wird translatiert.

Die Entleerung der kortikalen Granula

Die unmittelbar unter der Zellmembran gelegenen (deshalb kortikalen) Granula enthalten proteolytische Enzyme. Diese Granula entleeren sich bei der Verschmelzung der Membranen von Eizelle und Spermium in den perivitellinen Raum (Abb. 2.6 c und 2.6 d). Die Enzyme bauen die Glykoproteine

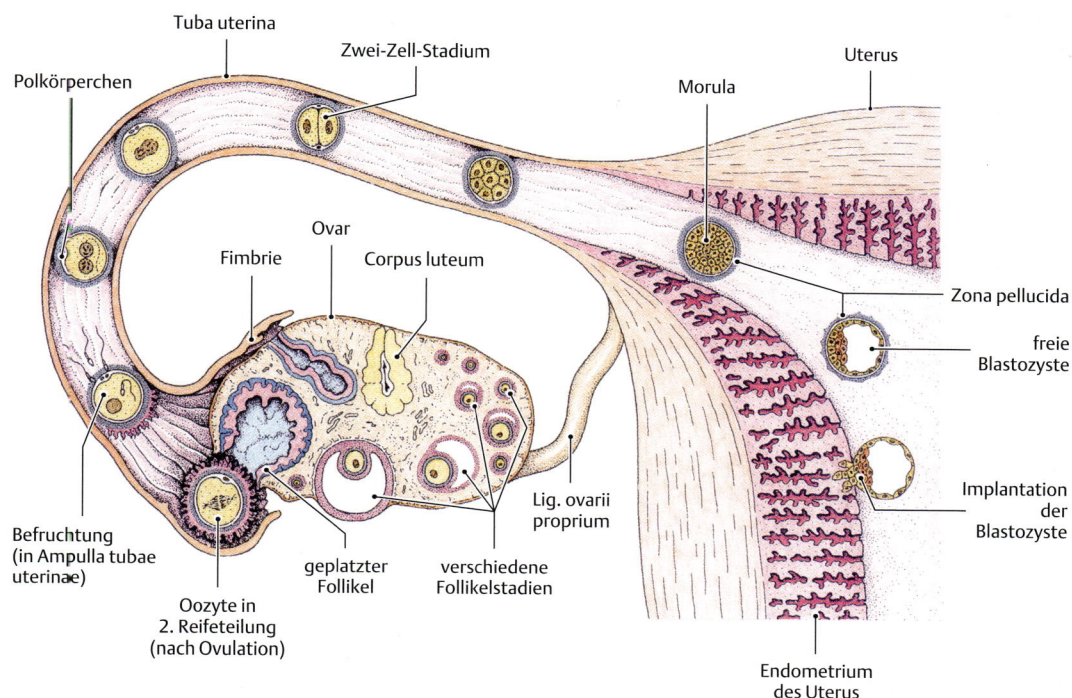

Abb. 2.7 Eisprung, Befruchtung, Furchung, Tubenwanderung und Implantation

der Zona pellucida ab, die dadurch in ihrer Struktur und Konsistenz verändert wird.

2.2.2.5 Die Vorkernverschmelzung (Syngamie)
Der zunächst noch stark kondensierte Spermienkern nimmt im Zytoplasma erheblich an Größe zu. Dieser männliche Vorkern nähert sich dem weiblichen Vorkern. Dabei verdoppeln beide Vorkerne ihre DNA. Aus dem proximalen Zentriol des Spermiums bildet sich der Spindelapparat. Die Kernhüllen der Vorkerne lösen sich auf; die Vorkerne verschmelzen. Diesen Vorgang nennt man Syngamie. Ohne eine Kernhülle zu bilden, tritt die entstandene Zygote in die Prophase der 1. mitotischen Furchungsteilung ein.

2.2.3 Die Präimplantationsphase und die Implantation

Aus der Zygote entwickelt sich in der ersten Woche nach der Befruchtung eine einnistungsfähige Blastozyste. Verfolgen Sie beim Lernen die verschiedenen Stadien der Entwicklung. Abb. 2.7 kann Ihnen dabei als Übersicht dienen.

Die befruchtete Eizelle wandert während der sog. Präimplantationsphase entlang der Tuba uterina bis zum Uterus. Auf ihrem Weg vom Ovar zur Uterushöhle teilt sie sich mehrmals. Dabei durchläuft sie verschiedene Zellstadien, wird zur Morula und schließlich zur Blastozyste, die sich im Endometrium einnistet (Implantation).

2.2.3.1 Die Präimplantationsphase
Die Furchung und die Morula
Wenige Stunden nach der Befruchtung erkennt man an der Oberfläche der Zygote eine Furche, die die Ebene der ersten Teilung (Furchung) kennzeichnet (Abb. 2.7). Durch diese Teilung entstehen zwei Blastomeren (2-Zellstadium, etwa 30 Stunden nach der Befruchtung). Es folgen das 4- und 8-Zellstadium; aufgrund nicht-synchroner Teilungen kann es zwischenzeitlich auch zu einem 6-Zellstadium

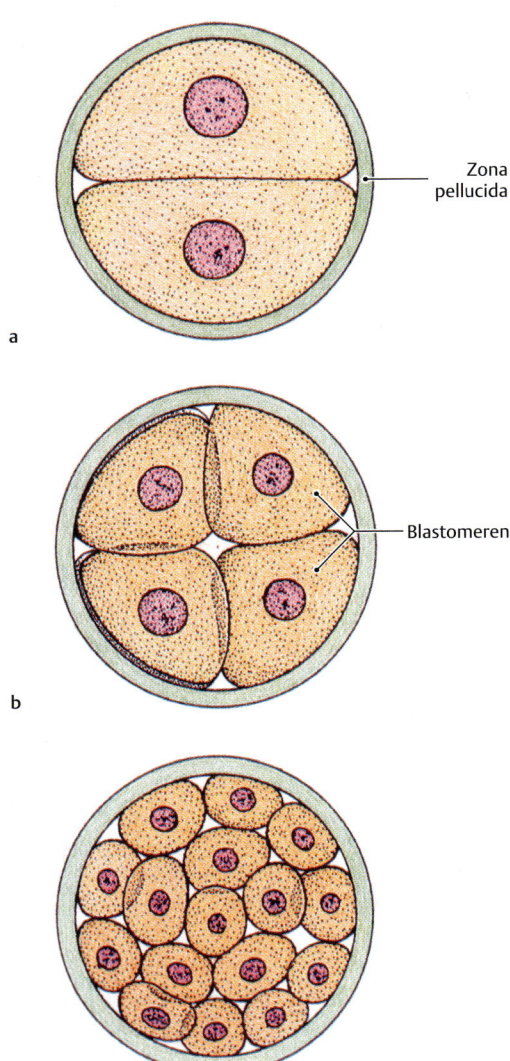

a

b

c

Abb. 2.8   Furchungsteilungen. (a) 2-Zell-Stadium; (b) 4-Zell-Stadium; (c) Mehrzellstadium (Morula)

Zona pellucida

Blastomeren

kommen. Etwa im 16-Zellstadium hat der Keim ein maulbeerartiges Aussehen und wird deshalb als **Morula** bezeichnet **(Abb. 2.8)**. Die Morula ist immer noch von der Zona pellucida umgeben, deshalb ist sie nicht größer als die ovulierte Eizelle. Das bedeutet, dass die Blastomeren bei jeder Teilung kleiner werden.

▮▮▮▮ Merke
Die Morula ist immer noch von der Zona pellucida umgeben und ist deshalb nicht größer als die ovulierte Eizelle.

Nur die frühen Blastomeren sind totipotent (s. S. 3). Im Morulastadium lassen sich bereits, z. B. auf ultrastrukturellem Niveau, Unterschiede zwischen den Morulazellen erkennen. In diesem Stadium liegen die Zellen dicht beieinander **(Kompaktierung)**. Die **Schicht äußerer Zellen** weist zur Zona pellucida gerichtete Mikrovilli und Zonulae occludentes auf. Zonulae occludentes (=tight junctions) sind Bereiche der Zelloberflächen, in denen die Zellmembranen so dicht aneinander liegen, dass sie eine undurchlässige Barriere bilden (s. Lehrbücher der Histologie). Die äußere Zellschicht der Morula umhüllt die **innere Zellmasse**.

Die freie Blastozyste
Etwa am 4. Tag hat die Morula die Uterushöhle erreicht. Aufgrund eines gerichteten Ionen- und Wassertransportes, der von außen nach innen durch die äußere Zellschicht erfolgt, erweitern sich jetzt die Interzellularräume in der inneren Zellmasse. Die Interzellularräume konfluieren auf einer Seite des Keims zur **Blastozystenhöhle**. Die Morula ist zur Blastozyste geworden **(Abb. 2.9 a)**.
Im Blastozystenstadium ist die äußere Zellschicht als **Trophoblast** deutlich von der inneren Zellmasse des **Embryoblasten** zu unterscheiden. Die Zellen des Embryoblasten liegen auf einer Seite der Blastozyste. Aus dem Trophoblasten gehen später Anteile der Plazenta und die Eihäute hervor (s. S. 33).
Zum Zeitpunkt der Ausbildung des Embryoblasten „schlüpft" die Blastozyste aus der Zona pellucida, die bisher die vorzeitige Einnistung in die Tubenwand verhindert hat. Jetzt ist die Blastozyste implantationsfähig.

▮▮▮▮ Merke
Die Blastozyste ist etwa am fünften Tag nach der Befruchtung ausgereift.

2.2.3.2 Die Implantation (Nidation)
Die Blastozyste heftet sich am 5. oder 6. Tag nach der Befruchtung mit ihrem **embryonalen Pol** an das Endometrium **(Abb. 2.9 b)**. Dabei nehmen die Tro-

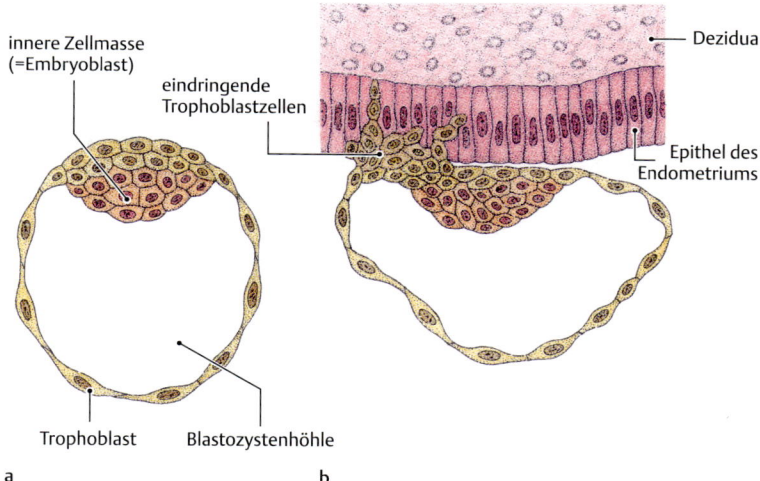

Abb. 2.9 (a) Freie Blastozyste (aus Uteruslumen, 4. Tag); (b) Anheftung der Blastozyste an das Endometrium (Implantation, 6.–7. Tag)

innere Zellmasse (=Embryoblast)

eindringende Trophoblastzellen

Dezidua

Epithel des Endometriums

Trophoblast   Blastozystenhöhle

a   b

phoblastzellen, die dem Embryoblast anliegen, mit ihren Mikrovilli Kontakt mit dem Endometriumepithel auf. An der Anheftungsstelle wandelt sich ein Teil des Trophoblasten durch Verschmelzung zu einem Synzytium (vielkernige Riesenzelle ohne Zellgrenzen) um. Jetzt gliedert sich der Trophoblast in den **Synzytiotrophoblast**, der an das mütterliche Gewebe grenzt, und den einschichtigen **Zytotrophoblast**, der unter dem Synzytiotrophoblasten liegt und durch Proliferation und Fusion seiner Zellen mit dem Synzytium ständig Nachschub für den Synzytiotrophoblasten (vgl. **Abb. 2.10**) liefert.

Beachte: Die rasche Ausbreitung des Trophoblasten und die schnelle Entstehung der Chorionzotten (s. S. 36) stellt die Ernährung der Embryonalanlage sicher. Die Embryonalanlage selbst bleibt dabei im Wachstum zurück.

Die Implantation erfolgt normalerweise im Bereich der vorderen oder hinteren Wand des Corpus uteri. Dabei dringt der Synzytiotrophoblast infiltrativ in das Endometrium ein. Er penetriert die Epithelschicht (und ihre Basalmembran) und dringt so weit in das Bindegewebe der **Zona compacta** des Endometriums ein, bis sich das Epithel über dem Keim schließt **(interstitielle Implantation)**. Bevor sich das Epithel schließt, ist der Oberflächendefekt von einem Fibrin- (oder Verschluss-)koagulum bedeckt.

■■I **Merke**
Nach der Implantation befindet sich die Blastozyste in der Zona compacta des Endometriums.

Die Regulation der Implantation
Die Anheftung und die Invasion des Trophoblasten wird durch **Zelladhäsionsmoleküle** (embryo-maternale Interaktion) und Proteinasen reguliert. Der eindringende Synzytiotrophoblast, der für das mütterliche Gewebe „fremd" ist, stellt eine Art „Transplantat" dar. Folglich muss die mütterliche Immunabwehr unterdrückt werden. Die immunologische Toleranz gegenüber dem Transplantat ist u. a. bedingt durch

- ein Signalprotein (z. B. early pregnancy factor, aus dem Trophoblasten), das die Immunantwort unterdrückt
- das Fehlen typischer für die Immunantwort erforderlicher MHC-I-Antigene an der Oberfläche des Synzytiotrophoblasten.

Voraussetzung für das Überleben des Embryos ist auch, dass es zu keiner Menstruationsblutung kommt. Hierbei spielt das Hormon humanes **Choriongonadotropin (HCG)**, das vom Synzytiotrophoblasten gebildet wird, eine wesentliche Rolle. HCG ist ein Proteohormon und bindet an LH-Rezeptoren des Corpus luteum, das dadurch nicht zugrunde geht. Es wird zum Corpus luteum graviditatis und produziert weiterhin Progesteron. Die Menstruation bleibt also aus.

HCG kann nach der Implantation im Urin der Mutter nachgewiesen werden und dient so zum Schwangerschaftsnachweis.

■■I Merke
Der Schwangerschaftstest beruht auf dem Nachweis von HCG im Urin der Mutter.

2.2.4 Klinische Bezüge
2.2.4.1 Pathologische Einnistungsorte der Blastozyste
Cervix uteri
Die Einnistung im Bereich des Gebärmutterhalses führt zur Placenta praevia, die verschiedene Komplikationen haben kann. Schmerzlose Blutungen in der 2. Schwangerschaftshälfte sind das Leitsymptom. Durch Flächenverschiebungen (Abscherungen) zwischen Plazenta und Zervixwand werden Deziduagefäße eröffnet und mütterliches Blut geht nach außen ab.
Beim Einreißen von Zottengefäßen kann auch das Kind Blut verlieren. Das Kind kann zudem durch eine verminderte plazentare Austauschfläche gefährdet sein. Ferner kann eine Placenta praevia den Geburtsweg verlegen.

Tuba uterina: interstitiell, Isthmus oder Ampulla
Ursache dieser pathologischen Einnistungen ist häufig eine Störung der Tubendurchgängigkeit nach Entzündungen oder Operationen. Bei einer Implantation in der Ampulla ist anfangs genügend Platz für die Entwicklung der Frucht. Später kommt es zur Ablösung des Trophoblasten mit Blutungen und durch Kontraktion der Tube zum Abstoßen der Frucht in das Abdomen. Bei einer Implantation im Isthmus rupturiert die Tube. Ähnlich akute Folgen treten auf, wenn die Implantation im intramuralen Teil innerhalb der Uteruswand der Tube stattfindet (interstitielle Einnistung).

Bauchhöle (Peritoneum) und Ovar
Dabei handelt es sich um seltene Orte einer Extrauteringravidität.

Check-up
✔ Machen Sie sich nochmals klar, welche Schichten das Spermium auf seinem Weg in die Eizelle durchdringt und wie die Eizelle darauf reagiert.

✔ Prägen Sie sich noch einmal gut ein, dass die Blastozyste nach etwa 5 Tagen voll ausgereift ist.
✔ Wiederholen Sie den Vorgang der Implantation, indem Sie sich folgende Begriffe verdeutlichen: Adhäsion der Blastozyste, Trophoblastinvasion, Synzytiotrophoblast, interstitielle Implantation.
✔ Rekapitulieren Sie, wo das Proteohormon HCG gebildet wird und welche Wirkung es hat.

2.3 Die Frühentwicklung

Lerncoach
Im folgenden Kapitel lernen Sie die wesentlichen Prozesse der Frühentwicklung kennen. Hierzu gehören die Bildung einer zweiblättrigen Keimscheibe, die Entstehung von Höhlen, die Umwandlung in eine dreiblättrige Scheibe und die Gestaltveränderungen durch Abfaltungen.

2.3.1 Der Überblick
Während der zweiten Woche entsteht aus der Blastozyste durch verschiedene Differenzierungsvorgänge die Embryonalanlage, die aus zweiblättriger Keimscheibe, Amnionhöhle und primärem Dottersack besteht. Insbesondere die dritte Woche ist charakterisiert durch starke Wachstums- und Differenzierungsvorgänge. Dementsprechend müssen Sie sich mit vielfältigen Umgestaltungen vertraut machen. Auffällige Prozesse der vierten Woche sind die Formung der Embryonalkörper und der Anlageentwicklung des Zentralnervensystems.

2.3.2 Die zweite Woche
2.3.2.1 Die Bildung der zweiblättrigen Keimscheibe
Um den Zeitpunkt der Implantation herum finden im Embryoblasten (s. S. 18) Differenzierungsvorgänge statt, die zur Ausbildung der zweiblättrigen Keimscheibe führen. Dabei bilden die Zellen, die zur Blastozystenhöhle liegen, eine Schicht flacher Zellen, den Hypoblast (auch primitives Entoderm). Die Embryoblast-Zellen, die an den Trophoblasten grenzen, ordnen sich zu einem hochprismatischen

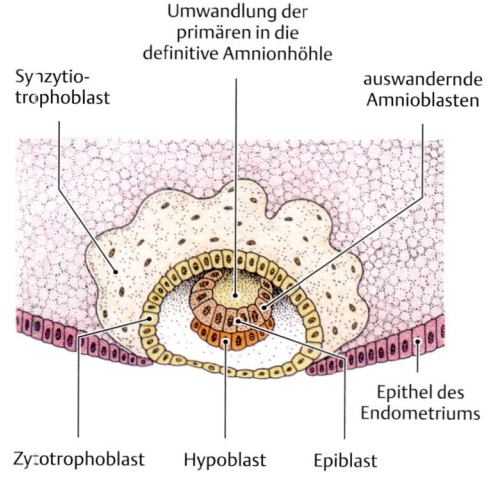

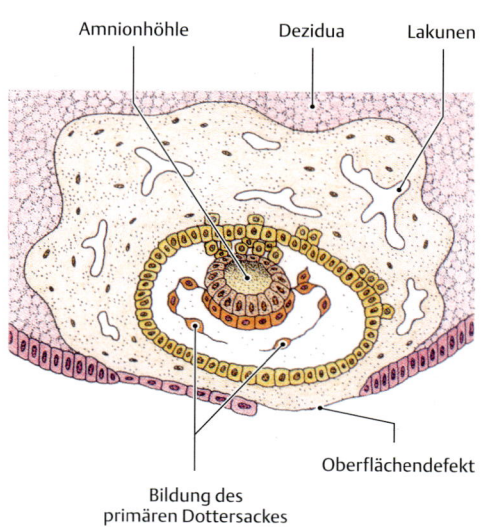

Abb. 2.10   Bildung der zweiblättrigen Keimscheibe und Differenzierung des Trophoblasten. (a) Bildung der Amnionhöhle; (b) Bildung des Dottersackes

Epithel an, dem **Epiblast** (auch primitives Ekto-derm, **Abb. 2.10 a**).

2.3.2.2 Die Entstehung der Amnionhöhle und des primären Dottersackes

Bei der Formierung des Epiblasten entstehen zwischen Trophoblast und Embryoblast Spalträume, die zur **primären Amnionhöhle** zusammenfließen. Diese primäre Amnionhöhle liegt dann also zwischen Epiblast und Zytotrophoblast. Sofort wandern von den Rändern des Epiblasten Zellen aus (Amnioblasten), die sich als einschichtiges Amnionepithel auf den Zytotrophoblasten legen (**Abb. 2.10 b**). Damit ist die **sekundäre Amnionhöhle** (definitive Amnionhöhle) entstanden, die somit von Epiblast und Amnionepithel ausgekleidet ist. Vom Rand des Hypoblasten wandern Zellen aus und legen sich an die Innenfläche der Blastozystenhöhle. Sie bilden eine flache Epithelzellschicht, die auch als **Heuser-Membran** bezeichnet wird. Dadurch ist aus der Blastozystenhöhle der **primäre Dottersack** geworden (vgl. **Abb. 2.11**).

2.3.2.3 Die Bildung des extraembryonalen Mesoderms

Man unterscheidet intra- und extraembryonales Mesoderm. Das extraembryonale Mesoderm entsteht durch die Auswanderung von Zellen aus dem Hypoblast. Achten Sie darauf, wie sich diese Zellen ausbreiten.
Das intraembryonale Mesoderm wird später besprochen (s. S. 26).

Der Trophoblast breitet sich sehr schnell aus, während die Amnionhöhle und der primäre Dottersack zunächst relativ klein bleiben. Dadurch entstehen zwischen den Trophoblasten (außen) und der Amnionhöhle und dem Dottersack (innen) Spalträume (**Abb. 2.11**), die auch endodermales Retikulum genannt werden. Am kaudalen Pol der Keimscheibe entsteht etwa am 12. Tag aus dem Hypoblasten das **extraembryonale Mesoderm**. Das extraembryonale Mesoderm breitet sich durch Wanderung seiner Zellen in die Spalträume zwischen Trophoblast und Amnionhöhle aus.

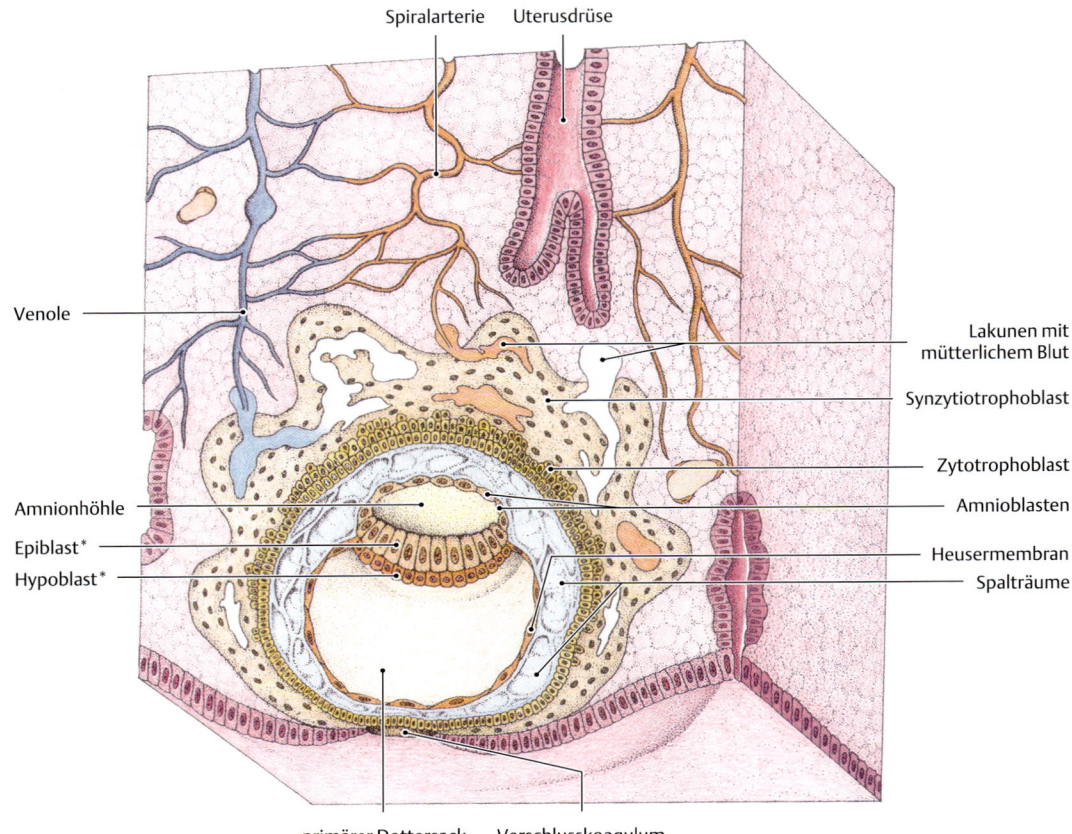

Spiralarterie   Uterusdrüse

Venole

Lakunen mit
mütterlichem Blut

Synzytiotrophoblast

Zytotrophoblast

Amnionhöhle

Amnioblasten

Epiblast*

Heusermembran

Hypoblast*

Spalträume

primärer Dottersack   Verschlusskoagulum

*zweiblättrige Keimscheibe

Abb. 2.11   Implantierte Blastozyste, 12. Tag. Beachte die Spalträume zwischen Amnionhöhle/Dottersack und Zytotrophoblast (auf die Entwicklung der Lakunen im Synzytiotrophoblasten wird im Kapitel Plazenta S. 34 eingegangen).

Innerhalb des extraembryonalen Mesoderms entstehen wiederum Spalten, die zu einem einheitlichen Hohlraum, dem **extraembryonalen Zölom**, konfluieren. Nach Ausbildung des extraembryonalen Zöloms gliedert sich das extraembryonale Mesoderm in das **parietale Blatt** (äußere Schicht), das die Höhle (Zölom) auskleidet, und das **viszerale Blatt** (innere Schicht), das die Amnionhöhle und den jetzt sekundären Dottersack (s. u.) umhüllt **(Abb. 2.12).**

■■I Merke
Das extraembryonale Zölom entspricht der ursprünglichen Blastozystenhöhle.

Zwischen dem parietalen und viszeralen Blatt bleibt eine Verbindung (Brücke) aus extraembryonalem Mesoderm, der **Haftstiel**. Der Haftstiel ist zunächst relativ breit; er wird während der weiteren Entwicklung dünner und bildet größtenteils die Nabelschnur **(Abb. 2.13).**

Das parietale Blatt des extraembryonalen Mesoderms und der anliegende Trophoblast (Zyto- und Synzytiotrophoblast) werden zum **Chorion** zusammengefasst. Das extraembryonale Zölom heißt deshalb jetzt auch **Chorionhöhle**. Diese ist mit Flüssigkeit gefüllt **(Abb. 2.12).** Beachte: Bei der Chorionhöhle handelt es sich um eine Struktur, die nur für eine begrenzte Zeitspanne erhalten bleibt (s. S. 41). Sie obliteriert am Ende des 3. Monats, wenn die Amnionhöhle dann die gesamte Uterushöhle ausgefüllt hat.

Aus dem parietalen Blatt des extraembryonalen Mesoderms dringen Zellen in die Trophoblasttrabekel ein. Dadurch entstehen Chorionzotten (oder Sekundärzotten, **Abb. 2.12**, s. auch Plazentaentwicklung S. 34).

■■I Merke

Das extraembryonale Mesoderm

- **■** **umhüllt die zweikammrige Embryonalanlage (viszerales Blatt)**
- **■** **kleidet die Chorionhöhle aus (parietales Blatt)**
- **■** **bildet den Haftstiel (zwischen viszeralem und parietalem Blatt)**

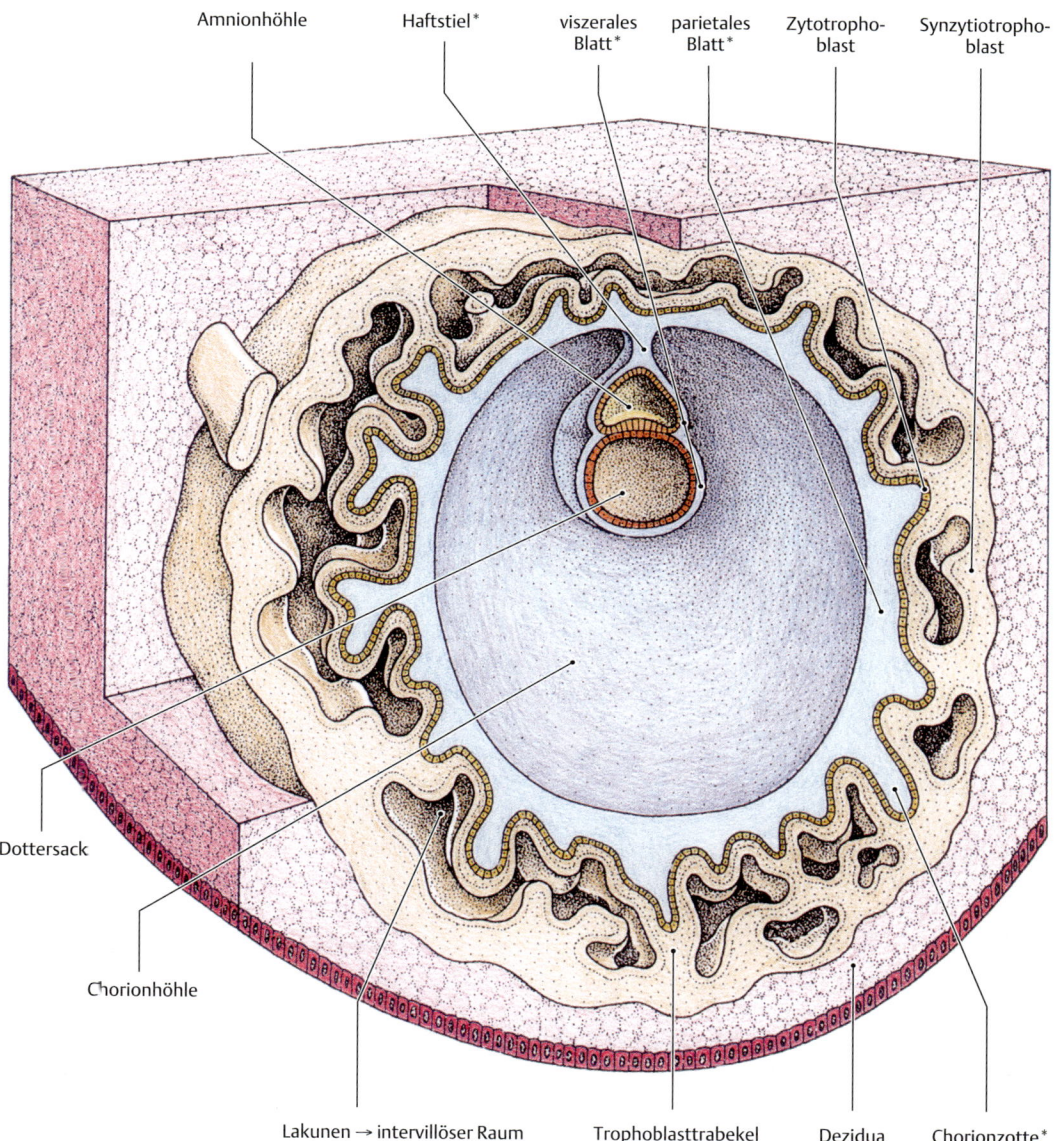

* extraembryonales Mesoderm

Abb. 2.12 Chorionhöhle, Haftstiel und Chorionzotten (Ausbreitung des extraembryonalen Mesoderms, 14. Tag). Beachte, dass hier bereits der sekundäre Dottersack ausgebildet ist.

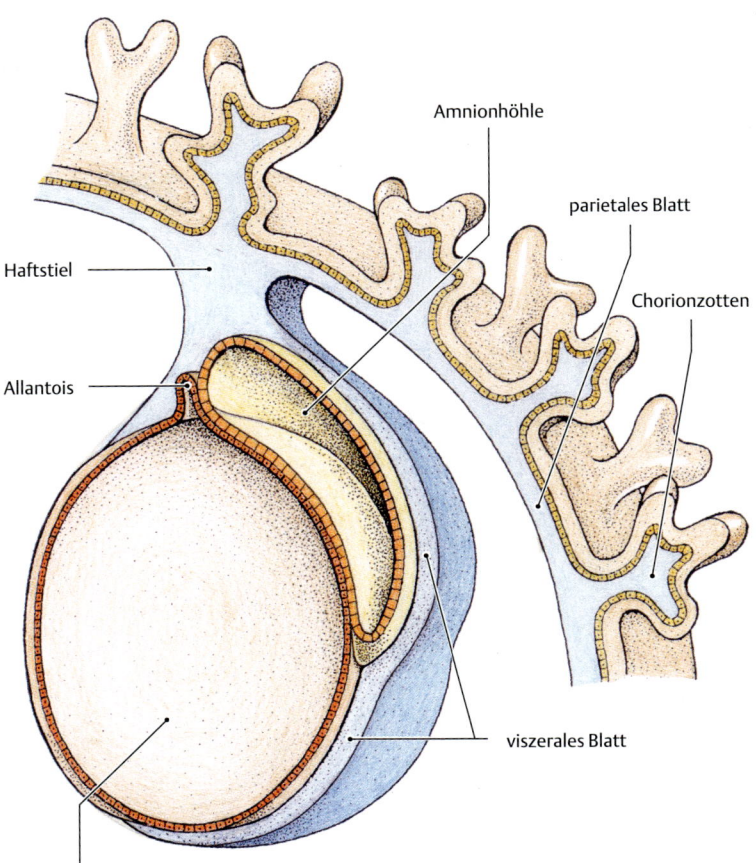

Amnionhöhle

parietales Blatt

Haftstiel

Chorionzotten

Allantois

viszerales Blatt

Dottersack

Abb. 2.13 Haftstiel zwischen viszeralem und parietalem Blatt des extraembryonalen Mesoderms (Vergrößerung aus Abb. 2.12; zur Allantois s. S. 30)

■   **dringt in die Trophoblasttrabekel (Bildung von Chorionzotten) ein.**

2.3.2.4 Die Entstehung des sekundären Dottersacks

Während das extraembryonale Mesoderm sich ausbreitet, entsteht aus dem primären Dottersack der (kleinere) **sekundäre Dottersack**, indem sich ein Teil des primären Dottersackes abschnürt **(Abb. 2.14)**. Durch die Abschnürung entstehen kleine Vesikel, die zum Teil als **Exocoelzysten** kurzfristig frei in der Chorionhöhle liegen. Es wird auch beschrieben, dass der primäre Dottersack reißt und sich dabei ein Teil seiner Wandung ablöst. Die freien Ränder schließen sich dann zum kleineren sekundären Dottersack zusammen.

2.3.3 Die dritte und die vierte Woche

👁 **In der dritten Woche finden Zellproliferationen und -bewegungen statt, die zur Bildung der dreiblättrigen Keimscheibe führen. Verfolgen Sie, wie kurz danach durch die Abfaltung des Keims aus der Scheibenform der Embryonalkörper entsteht (Formgebung).**

2.3.3.1 Die Entstehung der dreiblättrigen Keimscheibe

Der Primitivstreifen

Etwa zu Beginn der dritten Woche erscheint auf der Epiblastenoberfläche am kaudalen Ende der Keimscheibe eine längliche Verdickung, der **Primitivstreifen**. Dieser median gelegene Primitivstreifen wächst nach kranial aus, etwa bis zur Mitte der Keimscheibe

Abb. 2.14   (a) Entstehung des sekundären Dottersackes durch Abschnürung eines Teils des primären Dottersackes; (b) sekundärer (definitiver) Dottersack und Exozoelzyste (13. Tag)

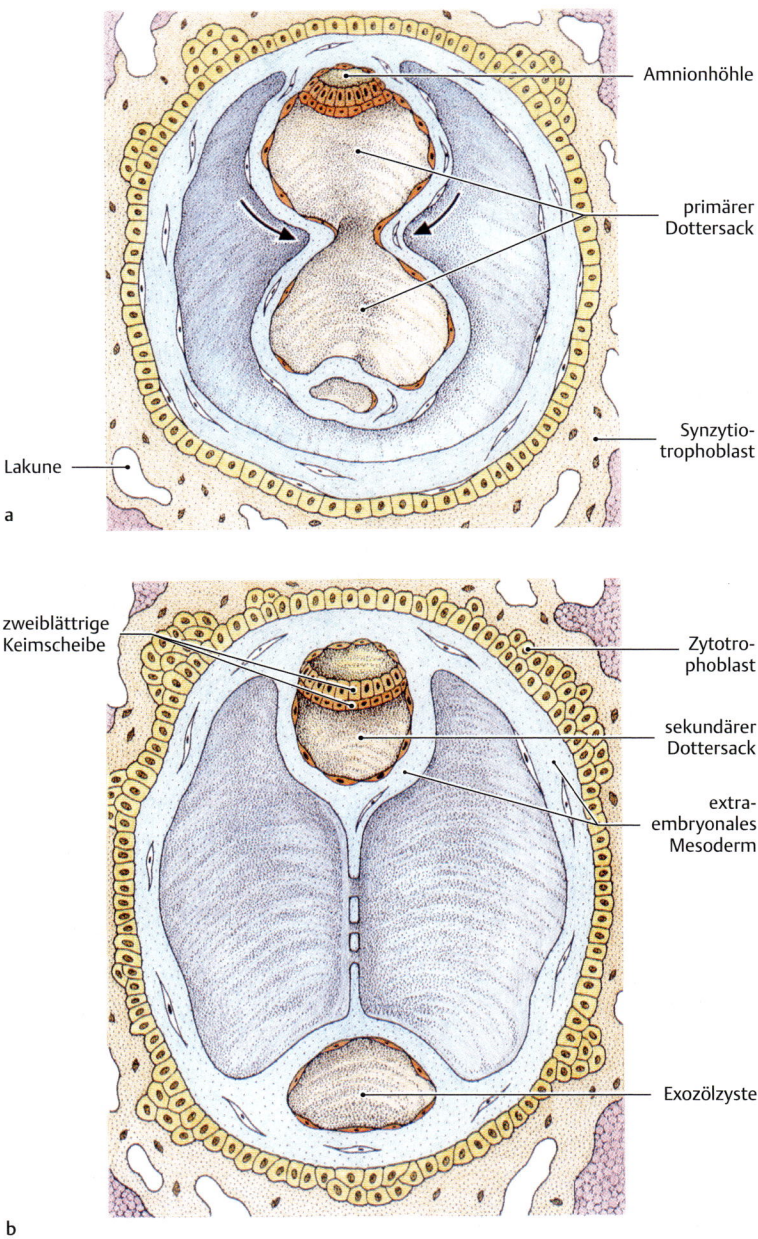

Amnionhöhle

primärer Dottersack

Synzytiotrophoblast

Lakune

a

zweiblättrige Keimscheibe

Zytotrophoblast

sekundärer Dottersack

extraembryonales Mesoderm

Exozölzyste

b

(Abb. 2.15). An seinem kranialen Ende entsteht eine rundliche Verdickung, der **Primitivknoten**. Im Primitivstreifen entwickelt sich eine längliche Vertiefung, die **Primitivrinne**, im Primitivknoten eine rundliche Einsenkung, die **Primitivgrube**.
Beachte: Durch die Entstehung des Primitivknotens ist erkennbar, wo kranial und kaudal an der Keimscheibe ist. Auch kann jetzt zwischen rechter und linker Seite unterschieden werden. Das heißt, nun sind die Körperachsen festgelegt: Die zur Amnionhöhle gerichtete Epiblastschicht ist die **Dorsalseite**, die zum Dottersack weisende Hypoblastschicht stellt die **Ventralseite** der Keimscheibe dar.

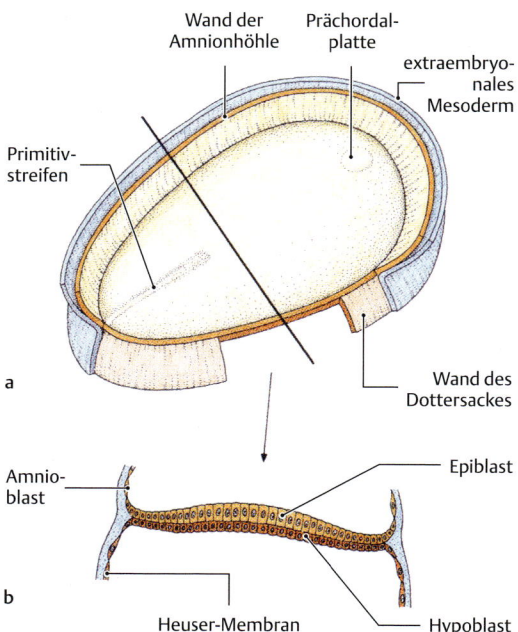

Abb. 2.15 (a) Dorsalansicht der Keimscheibe nach Entfernung des Amnions (Anfang 3. Woche): Bildung des Primitivstreifens; (b) Querschnitt durch die Keimscheibe

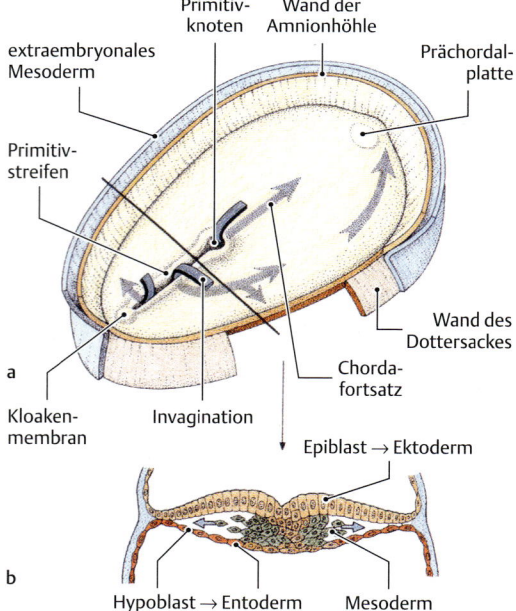

Abb. 2.16 Auswanderung der Epiblastzellen (Invagination, 16. Tag). (a) Dorsalansicht; (b) Querschnitt durch die Keimscheibe

Die Invagination

Innerhalb des Epiblasten kommt es zu Zellproliferationen. Die Epiblastzellen wandern auf den Primitivstreifen zu und in die Primitivrinne hinein. Hier lösen die epithelialen Epiblastzellen ihre Zellkontakte und werden zu amöboid beweglichen Zellen (epithelio-mesenchymale Umwandlung). Diese Zellen wandern auf beiden Seiten zwischen Epi- und Hypoblast aus (Invagination). Durch Proliferation und Wanderung bilden sie eine neue Zelllage zwischen Epiblast und Hypoblast, das (intraembryonale) Mesoderm (Abb. 2.16).

Beachte: Am Rand der Keimscheibe grenzt das Mesoderm an das extraembryonale Mesoderm (s. S. 21). Der Prozess der Zellinvagination bei der Bildung der dreiblättrigen Keimscheibe wird auch als Gastrulation bezeichnet.

Die Entstehung des Entoderms und der Chorda dorsalis

Auch vom Primitivknoten wandern Epiblastzellen aus. Sie verhalten sich jedoch anders als die des Primitivstreifens. Sie bilden zwei Strukturen, nämlich das Entoderm und die Chorda dorsalis.

Das Entoderm (inneres Keimblatt, auch Endoderm) entsteht aus Zellen, die vom Primitivknoten in die Hypoblastschicht wandern und den Hypoblasten dabei immer weiter verdrängen.

Andere am Primitivknoten auswandernde Zellen bilden einen nach kranial wachsenden Strang aus epithelialen Zellen. Dieser Strang liegt in der Medianebene und zunächst im Hypoblasten; er wird als Chordafortsatz (auch Kopffortsatz) bezeichnet (Abb. 2.17). Auf der Ventralseite des Chordafortsatzes entsteht eine Rinne, die zunehmend tiefer wird und deren Ränder schließlich verschmelzen. Es entsteht ein Rohr, die Chorda dorsalis. Gleichzeitig wandern von lateral Entodermzellen vor die Chorda dorsalis (und vervollständigen die ventrale Entodermschicht). Die Chorda dorsalis kann als primitiver Achsenstab des Embryonalkörpers aufgefasst werden. Sie entwickelt sich nicht zu speziellen Organen, induziert aber benachbarte Strukturen (s. paraxiales Mesoderm S. 27 und Neurulation S. 31).

Beachte: Später bildet sie sich bis auf Reste in den Zwischenwirbelscheiben (Nucleus pulposus) zurück.

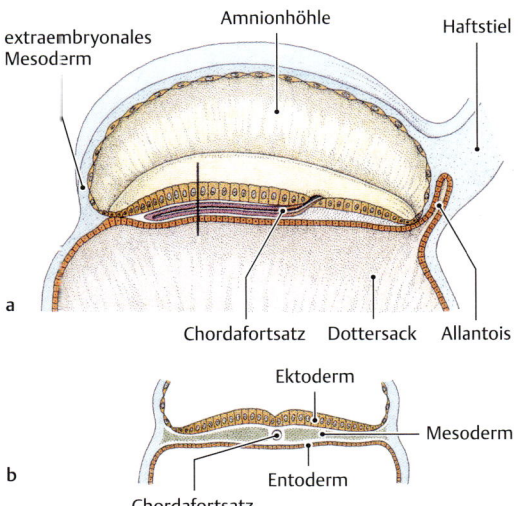

Abb. 2.17 Entwicklung des Chordafortsatzes (16. Tag). (a) Medianschnitt; (b) Querschnitt durch die Keimscheibe

Weitere Strukturen der dreiblättrigen Keimscheibe
Von der Primitivgrube kann eine röhrenförmige Einsenkung nach ventrokranial wachsen. Diese Einsenkung kann sich vorübergehend als **Canalis neurentericus** in den Dottersack öffnen (durch/nach Verschmelzung des Chordafortsatzes mit dem Entoderm). Der Canalis neurentericus, der seinen Eingang an der Primitivgrube hat, verbindet also vorübergehend Amnionhöhle und Dottersack.
Kranial von der Chorda dorsalis sowie kaudal vom Primitivstreifen findet sich jeweils ein rundlicher Bezirk, der mesodermfrei ist. Das heißt, an diesen Stellen liegen Ektoderm und Entoderm direkt aneinander. Der kraniale Bezirk heißt **Buccopharyngealmembran** (Rachenmembran, Oropharyngealmembran; auch häufig **Prächordalplatte** genannt, s.u.); der kaudale Bezirk heißt **Kloakenmembran**.
Beachte: Die Gleichsetzung von Prächordalplatte und Buccopharyngealmembran ist nicht ganz korrekt, aber meist üblich, denn die Prächordalplatte ist eigentlich eine Mesodermplatte kaudal vor der Buccopharyngealmembran.

👁
↞↠ **Ob es einen Canalis neurentericus beim Menschen regelmäßig gibt, ist eher unwahrscheinlich. Danach wird aber gelegentlich in Prüfungen gefragt.**

2.3.3.2 Das Differenzierung des Mesoderms
Im Folgenden wird das intraembryonale Mesoderm nur noch als Mesoderm bezeichnet. Es grenzt am Rand der Keimscheibe an das extraembryonale Mesoderm. Zusammen mit dem Ektoderm (s.u.) und dem Entoderm ist es Bestandteil der dreiblättrigen Keimscheibe. Wenn vom extraembryonalen Mesoderm die Rede ist, wird es immer als solches genannt.

👁
↞↠ **Schlagen Sie ggf. die Entstehung des Mesoderms nochmals nach (s.S. 26).**

Durch Proliferation und Differenzierung gliedert sich das Mesoderm in
- **paraxiales Mesoderm** (beidseits der Chorda dorsalis)
- **intermediäres Mesoderm** (lateral vom paraxialen Mesoderm, **Abb. 2.18**)
- **Seitenplattenmesoderm** (lateral vom intermediären Mesoderm, **Abb. 2.18**).

Das paraxiale Mesoderm
Das paraxiale Mesoderm ist eine strangförmige Verdichtung von Mesodermzellen neben der Chorda dorsalis. Seine Entstehung wird durch ein von der Chorda dorsalis exprimiertes Signalmolekül induziert. Am Ende der 3. Woche beginnt sich dieser Zellstrang in rundliche Gebilde, die **Somiten**, umzuwandeln (**Abb. 2.18**, vgl. auch **Abb. 2.21**). Zwischen dem 20. und 30. Tag entstehen in kranio-kaudaler Richtung immer neue Somitenpaare. Sie bedingen die segmentale Gliederung des Körpers, die Metamerie (s.S. 4). Insgesamt bilden sich 42 bis 44 Somitenpaare aus (4 okzipitale, 8 zervikale, 12 thorakale, 5 lumbale, 8 bis 10 kokzygeale Somiten). Sie bestehen aus epithelialen Zellen und besitzen kurzzeitig einen Hohlraum (Myocoel). Während sich kaudal noch Somiten bilden, kommt es kranial bereits zu einer Untergliederung der Somiten (bedingt durch Signalmoleküle aus den Nachbarschaftsstrukturen Ektoderm und Chorda dorsalis). Die Somiten gliedern sich dann in:
- **Sklerotom** (ventromediale Portion)
- **Dermomyotom** (Dermatom + Myotom, dorsolaterale Portion, **Abb. 2.18**).

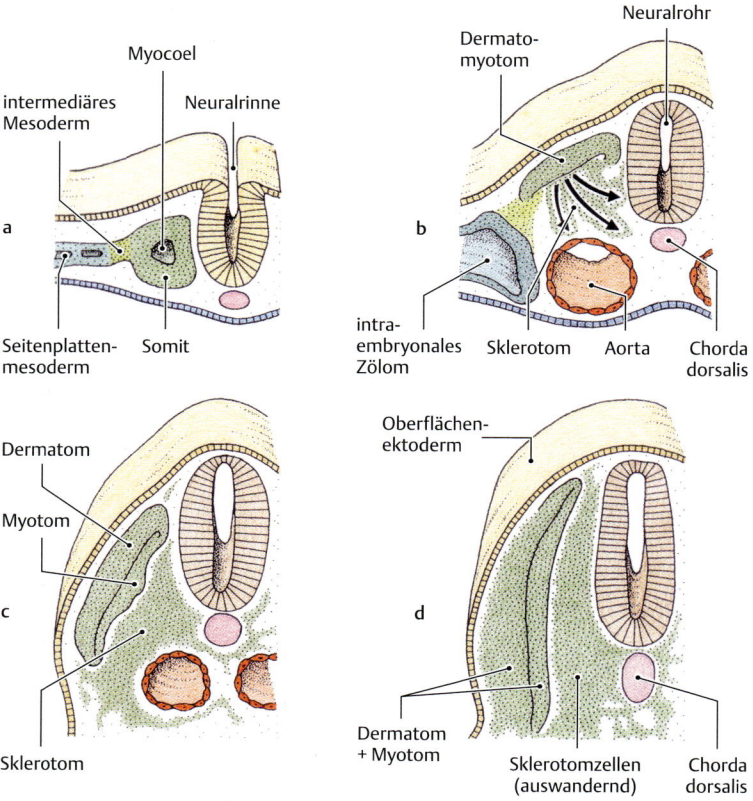

Abb. 2.18 Somitendifferenzierung, intermediäres Mesoderm und Seitenplattenmesoderm. Querschnitte: (a) 21. Tag; (b) 26. Tag; (c) 28. Tag; (d) 30. Tag

Die Sklerotomzellen wandern nach medial in Richtung Chorda dorsalis und bilden hier mit den Sklerotomzellen der Gegenseite die Anlage der Wirbel. Auch die Dermatomzellen wandern aus, und zwar in Richtung Oberflächenektoderm; sie bilden später das Bindegewebe der Haut. Das Myotom untergliedert sich dann noch weiter in *Epimer* (dorsal) und *Hypomer* (ventral). Das Epimer verbleibt an seiner Entstehungsstelle; aus ihm entsteht die autochthone (bodenständige) Rückenmuskulatur. Die Zellen des Hypomers wandern aus und bilden das Material für die Muskeln der vorderen und seitlichen Rumpfwand. Ferner wandern Hypomerzellen in die Extremitätenanlagen ein.

Zum zeitlichen Ablauf dieser Differenzierungen siehe Legende zu **Abb. 2.18**.

Das intermediäre Mesoderm

Das intermediäre Mesoderm (auch Somitenstiel genannt) liegt zwischen dem paraxialen und dem Seitenplattenmesoderm **(Abb. 2.18)**. Aus dem inter-mediären Mesoderm gehen die Harnorgane hervor. Im Hals- und oberen Brustbereich entstehen segmental angeordnete Zellhaufen, die *Nephrotome*. Kaudal davon bildet sich der *nephrogene Strang* aus. Der nephrogene Strang ist ein sog. unsegmentiertes Blastem. Unter einem Blastem versteht man undifferenziertes Gewebe (Mesenchymverdichtung aus Stammzellen), das als Ausgangsmaterial dient und aus dem durch Proliferation, Differenzierung, Musterbildung und Umwandlung in epitheliales Gewebe Organanlagen hervorgehen (z. B. Urniere, Nachniere, s. u.).

Aus dem intermediären Mesoderm entstehen von kranial nach kaudal (zeitlich hintereinander) die Vorniere, die Urniere und die Nachniere (s. S. 117).

Das Seitenplattenmesoderm

Das (laterale) Seitenplattenmesoderm ist unsegmentiert. In ihm treten bald Spalten auf, die zu einem größeren Hohlraum, dem *intraembryonalen Zölom* (= Leibeshöhle), zusammenfließen. Dadurch wird das Seitenplattenmesoderm in zwei Blätter geteilt:

- das **parietale Mesoderm** (parietales Blatt des Mesoderms, Somatopleura, dem Ektoderm anliegend) und
- das **viszerale Mesoderm** (viszerales Blatt des Mesoderms, Splanchnopleura, dem Entoderm anliegend).

Das **parietale** Mesoderm ist das Ausgangsgewebe für das Bindegewebe der vorderen und seitlichen Rumpfwand. Ferner entwickeln sich in ihm die Brustbeinanlagen (s. S. 60).

Aus dem **viszeralen** Mesoderm entstehen das Bindegewebe und die glatte Muskulatur des Magen-Darm-Traktes. Im lateralen Teil des viszeralen Mesoderms entwickeln sich Blutinseln, aus denen Gefäßzellen (Endothel) und Blutzellen hervorgehen.

👁
🔎 Pleura meint hier „die Seite" (nicht das Brustfell, das auch so heißt).
- Splanchno-Pleura: Seite (Blatt) zu den Eingeweiden hin
- Somato-Pleura: Seite (Blatt) zum Körper (zur Körperoberfläche) hin.

Die direkt an das Zölom grenzenden Zellen der Somatopleura und Splanchnopleura ordnen sich zu einem Plattenepithel an, dem Mesothel der serösen Häute der Bauch-, Brust- und Herzhöhle:

- die **parietale seröse Haut** (aus der Somatopleura) liegt innen an der Körperhöhlenwand
- die **viszerale seröse Haut** (aus der Splanchnopleura) liegt an der Oberfläche des Darmrohres und anderer innerer Organe.

Die Entwicklung der serösen Häute wird auf S. 103 ff. ausführlich besprochen.

■■I Merke
- **Das extraembryonale Zölom (die Chorionhöhle) entsteht im extraembryonalen Mesoderm (s. S. 21).**
- **Das intraembryonale Zölom (die Leibeshöhle, die sich später ausbildet) entsteht im Seitenplattenmesoderm.**

2.3.3.3 Die Abfaltung der Keimscheibe

Die Abfaltungen (Krümmungen) finden fast gleichzeitig in zwei Ebenen statt:
- in der Longitudinalebene: **kraniokaudale Abfaltung**
- in der Transversalebene: **laterale Abfaltung**.

Bei den Abfaltungsprozessen kommt es zu einem Einrollen der Ränder der Keimscheibe. Dabei bilden sich das Darmrohr und die Leibeswand.

■■I Merke
Das intraembryonale Zölom steht am seitlichen Rand der Keimscheibe zunächst mit dem extraembryonalen Zölom (Chorionhöhle) in direkter Verbindung. Bei den Abfaltungsprozessen geht diese Verbindung verloren.

Die kraniokaudale Abfaltung
Bedingt durch das starke Wachstum des Neuralrohres krümmt sich die Keimscheibe und wölbt sich in die Amnionhöhle vor (**Abb. 2.19**). Es kommt zur **kraniokaudalen Abfaltung**.

Durch die Krümmungen (Einrollungen) entstehen kranial und kaudal die **Kopffalte** und die **Schwanzfalte**. Durch diese Abfaltung wird ein großer Teil der Dottersackwand in den Embryonalkörper einbezogen (**Abb. 2.19c**). Es entsteht im kranialen Bereich der Vorderdarm und im kaudalen Bereich der Hinterdarm. Der Bereich dazwischen, der Mitteldarm, steht über den weiten Dottergang (**Ductus vitellinus, Ductus omphaloentericus**) mit dem Dottersack in Verbindung (**Abb. 2.19d**). Der Übergang zwischen Mittel- und Vorderdarm heißt vordere Darmpforte, der zwischen Mittel- und Hinterdarm hintere Darmpforte. Im Laufe der weiteren Entwicklung wird der Ductus vitellinus schnell enger und obliteriert schließlich. Dadurch wird der Dottersack von der embryonalen Darmanlage getrennt.

■■I Merke
Mit der Abfaltung des Embryos beginnt die Trennung der (intraembryonalen) Darmanlage vom Dottersack.

Das kraniale Ende des Vorderdarms ist durch die **Bukkopharyngealmembran** (Rachenmembran) verschlossen. Durch das Wachstum der Gehirnanlage verlagert sich die Rachenmembran in die Tiefe, es

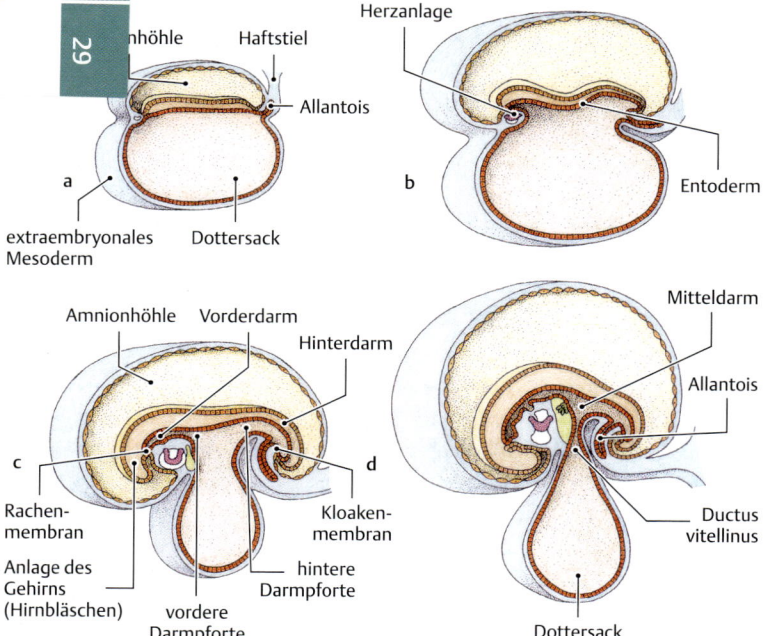

Abb. 2.19 Kraniokaudale Abfaltung (Krümmung) des Embryos. Beachte die Auswirkung der Abfaltung auf die Ausbildung des Darmrohres und die Lage des Herzens. Medianschnitte: (a) 21. Tag; (b) 23. Tag; (c) 26. Tag; (d) Ende des 1. Monats

entsteht die **Mundbucht**, das **Stomatodeum**. Wenig später reißt die Rachenmembran, sodass die Mundbucht (und damit auch die Amnionhöhle) und der Vorderdarm in Verbindung stehen. Entsprechend ist das kaudale Ende des Hinterdarms durch die **Kloakenmembran** verschlossen. Durch Mesenchymproliferation um die Membran entsteht eine Einsenkung, die **Afterbucht**, **Proktodeum**. Die Kloakenmembran reißt später; sie gliedert sich in Anal- und Urogenitalmembran (s. S. 120).

Die laterale Abfaltung
Bei der **lateralen Abfaltung** wachsen das Oberflächenektoderm und das parietale Blatt des Mesoderms von den seitlichen Rändern der Keimscheibe nach ventral und vereinigen sich hier **(Abb. 2.20)**. Dadurch bilden sie die seitliche und vordere **Körperwand** aus. In vergleichbarer Weise wachsen im Inneren der Embryonalanlage das Entoderm und das viszerale Blatt des Mesoderms von lateral aufeinander zu. Damit wird die bei der kraniokaudalen Abfaltung entstandene Darmrinne bis auf die Abgangsstelle des Ductus vitellinus zum **Darmrohr** verschlossen.

■■I Beachte
Mit der Abfaltung beginnt auch der Descensus des Herzens (s. S. 82). Außerdem ist mit den Abfaltungen die Entwicklung der Nabelschnur und die Entfaltung der Amnionhöhle eng verbunden (s. S. 33).

2.3.3.4 Die Allantois
Schon am 16. Tag bildet sich aus der entodermalen Dottersackwand am kaudalen Embryonalpol eine Aussackung, die sich in den Haftstiel erstreckt, das Allantoisdivertikel (vgl. **Abb. 2.13**, S. 24). Es steht später mit der Harnblase in offener Verbindung, bildet sich bald zum **Urachus** zurück. Der Urachus bleibt als Falte, Plica umbilicalis mediana, an der Innenseite der vorderen Bauchwand zurück. Diese Plica verläuft vom Scheitel der Harnblase zum Nabel. Obliteriert die Allantois bzw. der Urachus nicht vollständig, entsteht eine **Urachuszyste** oder eine **Urachusfistel** (Fistel: röhrenförmige Verbindung mit Öffnung am Nabel).
Beachte: Bei einer Urachusfistel kann es zum Austritt von Flüssigkeit aus dem Nabel kommen (s. S. 33).

2.3.3.5 Die Neurulation

Ab der 3. Woche entsteht aus dem mittleren Abschnitt des Ektoderms das Nervensystem. Dabei wird die Differenzierung durch die darunter gelegene Chorda dorsalis induziert.

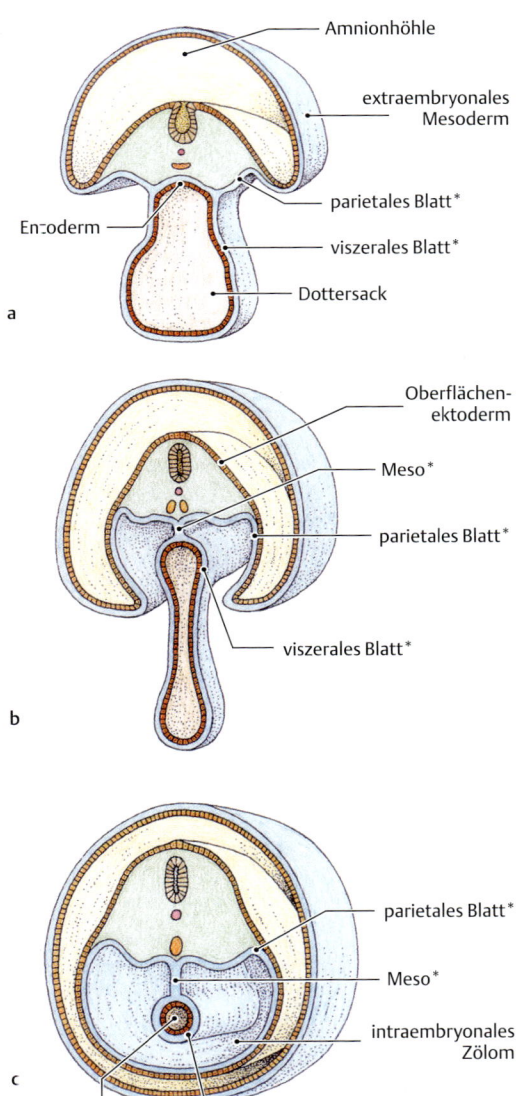

a

b

c

Amnionhöhle

extraembryonales Mesoderm

*parietales Blatt**

Entoderm

*viszerales Blatt**

Dottersack

Oberflächen-ektoderm

*Meso**

*parietales Blatt**

*viszerales Blatt**

*parietales Blatt**

*Meso**

intraembryonales Zölom

Darmrohr

*viszerales Blatt**

* intraembryonales Mesoderm

Abb. 2.20 Laterale Abfaltung des Embryos. Beachte die Ausformung des Embryonalkörpers. Querschnitte: (a) 21. Tag; (b) 25. Tag; (c) 28. Tag. Zum Begriff „Meso" s. S. 103.

Die Bildung der Neuroektodermzellen

Die Induktion der Entstehung des Nervensystems ist eigentlich eine (komplizierte) Inhibition: Erhalten die Ektodermzellen keine Signalmoleküle, werden sie *alle* zu Neuralzellen. Durch intraektodermale Signale (bone morphogenetic proteins, BMPs) wird diese Differenzierungsrichtung zunächst in *allen* Ektodermzellen unterdrückt. Von den Zellen der Chorda dorsalis werden nun die Polypeptide Noggin und Chordin sezerniert, die als BMP-Antagonisten wirken. Dadurch werden die über der Chorda dorsalis gelegenen Ektodermzellen zu Neuroektodermzellen.

Die Bildung des Neuralrohrs

Die Neuroektodermzellen proliferieren und bilden ein mehrreihiges Neuroepithel, das sich in Form der Neuralplatte anordnet. Im Folgenden senkt sich der mittlere Teil der Neuralplatte ein, gleichzeitig entstehen seitlich (beidseits) Erhebungen, die Neuralfalten (Neuralwülste). Dadurch ist die Neuralrinne entstanden, die parallel zur Chorda dorsalis verläuft (Abb. 2.21 a und Abb. 2.21 c). Die Neuralfalten wachsen aufeinander zu und fusionieren dann in der Mittellinie zum Neuralrohr. Der Verschluss zum Rohr beginnt auf Höhe des 4. Somiten und zieht sich von dort nach kranial und kaudal fort (Abb. 2.21 b und Abb. 2.21 d). Die gesamten Vorgänge, die zur Bildung des Neuralrohres führen, werden als Neurulation zusammengefasst. Der Hohlraum des Neuralrohres (Canalis neuralis) hat oben und unten eine Öffnung: der Neuroporus cranialis (oder anterior) und der Neuroporus caudalis (oder posterior), die mit der Amnionhöhle in Verbindung stehen. Der obere Neuroporus verschließt sich am 24. (25.) Tag, der untere am 26. (27.) Tag.

Nach Abschluss der Neurulation liegt das Neuralrohr unter dem Oberflächenektoderm (später Epidermis).

Aus dem kaudalen Abschnitt des Neuralrohres entsteht die Anlage des Rückenmarks, aus dem kranialen Abschnitt die Anlage des Gehirns (in Form von Hirnbläschen, s. S. 137).

▆▊ Merke

Neurulation = Bildung der Neuralwülste + ihr Zusammenschluss zum Neuralrohr.

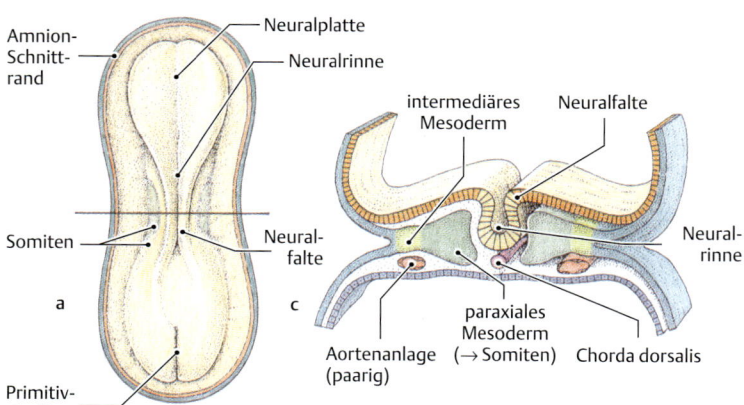

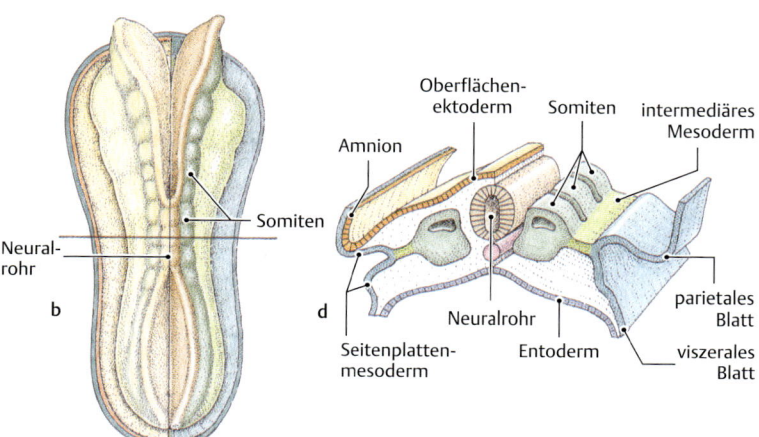

Abb. 2.21 Neurulationsstadien in der 4. Entwicklungswoche. (a) und (b) Dorsalansicht; (c) und (d) zugehörige Querschnitte

Die Neuralleiste

Während der Verschmelzung der Neuralfalten verlieren die Ektodermzellen, die am Rand der Falte liegen, ihren Kontakt zu Nachbarzellen. Sie ordnen sich vorübergehend zu einer flachen Neuralleiste zwischen Neuralrohr und Oberflächenektoderm an (**Abb. 2.22**). Man unterscheidet zwischen Kopf- und Rumpfneuralleiste. Die Leisten trennen sich im rechten und im linken Teil. Anschließend wandern die Neuralleistenzellen an verschiedene Stellen des gesamten Körpers und differenzieren sich zu sehr (!) unterschiedlichen Zelltypen. Aus den Neuralleistenzellen werden:

- Neurone der Spinalganglien
- Neurone der Ganglien des vegetativen Nervensystems (z. B. Sympathicoblasten)
- Neurone der Ganglien der Hirnnerven V, VII, IX und X (teilweise)

- Schwannzellen (Gliahülle der peripheren Nerven)
- Mantelzellen (Gliazellen des Spinalganglions)
- Nebennierenmarkzellen
- Melanozyten der Haut
- einige Zellen der Schilddrüse (C-Zellen)
- Mesenchymzellen des Kopfmesektoderms: Knochen und Muskeln des Schädels, Kiemenbogenknorpel, Dentin und Zahnzement.

2.3.4 Klinische Bezüge

2.3.4.1 Teratom

Ein Teratom ist eine Geschwulst, bei der histologisch unterschiedlichste Gewebe, die sich aus *allen drei* Keimblättern ableiten, nachweisbar sein können (Neuralgewebe, Muskulatur, Fettgewebe, Bronchialepithel). Es kann in Hoden bzw. Ovar, im Kreuz-Steißbeinbereich oder auch in den Körper-

Abb. 2.22 Bildung der Neuralleiste während der Neurulation (4. Woche)

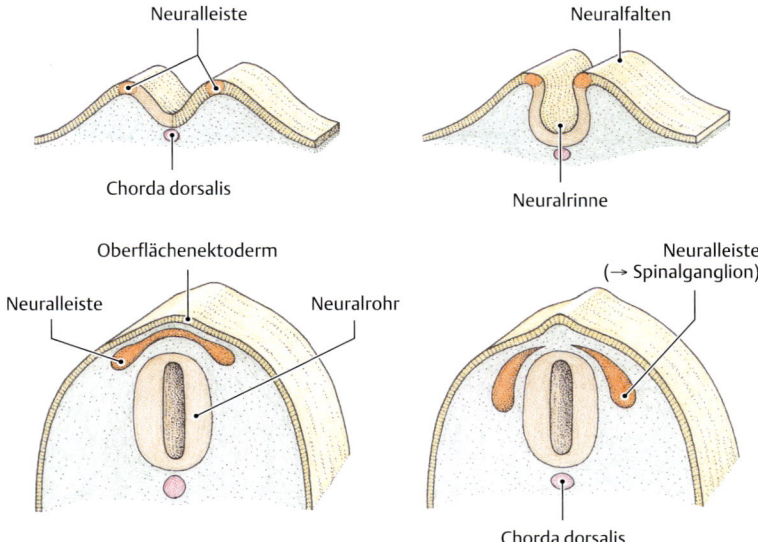

höhlen vorkommen. Teratome können undifferenziertes Gewebe enthalten, das bösartig entarten kann.

2.3.4.2 Urachusfistel und Fistel des Ductus vitellinus

Wenn sich der Urachus oder der Ductus vitellinus nicht zurückbilden, entsteht eine Urachusfistel bzw. eine Fistel des Ductus vitellinus. Beide bedingen einen nässenden Nabel beim Neugeborenen. Die beiden Fisteln müssen differenzialdiagnostisch unterschieden werden:

- Urachusfistel: Fistel zwischen Nabel und Harnblase
- Fistel des Ductus vitellinus: Fistel zwischen Nabel und Darm.

2.3.4.3 Anencephalie

Die Anencephalie entsteht, wenn sich der Neuroporus anterior nicht schließt. Teile des Gehirns entwickeln sich nicht oder atypisch. Das Endhirn und das knöcherne Schädeldach fehlen (Akranie). Die so genannten Froschaugen bilden dadurch die höchste Stelle des Kopfes. Der Gesichtsschädel ist breit und flach, die Ohren sind klein, dysplastisch (fehlentwickelt) und nach vorn geschlagen. Das Hirngewebe wird auch durch die Einwirkung der Amnionflüssigkeit zerstört.

 Check-up

✔ Rekapitulieren Sie nochmals die Ausbreitung des extraembryonalen Mesoderms und woraus das Chorion besteht.

✔ Machen Sie sich klar, welche Strukturen aus den Zellen der Neuralleiste entstehen.

✔ Rekapitulieren Sie die Entstehung und Funktion der Allantois. Machen Sie sich anhand von Abb. 2.13 noch einmal klar, dass die Allantois aus dem kaudalen Entoderm entsteht und in den Haftstiel eindringt.

✔ Machen Sie sich klar, dass das Mesoderm aus Epiblastzellen entsteht, die am Primitivstreifen zwischen Epiblast und Hypoblast einwandern.

2.4 Die Plazenta, die Amnionhöhle und die Nabelschnur

 Lerncoach

Die Plazenta (Mutterkuchen) wird von Mutter und Embryo gemeinsam gebildet. In diesem Kapitel lernen Sie Aufbau und Funktion der Plazenta, sowie die Bedeutung der Nabelschnur als Verbindung zwischen Fetus und Plazenta kennen.

2.4.1 Der Überblick

Die Plazenta dient dem Stoff- und Gasaustausch zwischen kindlichem und mütterlichem Blut. Sie ist in zwei Platten gegliedert, zwischen denen die Zottenbäume liegen. Die Zotten enthalten die kindlichen Blutgefäße, die von mütterlichem Blut umspült werden. Die Plazenta ist mit den Eihäuten verwachsen, die die Amnionhöhle (Fruchtwasserraum) umschließen. Diese Höhle ermöglicht Schutz und freie Bewegungsmöglichkeiten für das Kind.

2.4.2 Die Plazenta

2.4.2.1 Die Entwicklung der Plazenta

In der zweiten Woche dringt der Synzytiotrophoblast (s. S. 19) tiefer in die Dezidua (s. S. 38) ein und trifft auf mütterliche Gefäße.

Dabei kommt es zur Ausbildung von **Lakunen** innerhalb des Synzytiotrophoblasten. Die Lakunen verschmelzen zu einem Labyrinth (vgl. **Abb. 2.11**, S. 22). Der Synzytiotrophoblast eröffnet mütterliche Gefäße, sodass mütterliches Blut durch das Lakunenlabyrinth strömt. Der das Hohlraumsystem (Lakunenlabyrinth) begrenzende Synzytiotrophoblast ist dann in Form von Pfeilern **(Trabekel)** angeordnet.

In die Synzytiotrophoblasttrabekel dringen Zytotrophoblastzellen ein. Dadurch entstehen die pfeileroder säulenförmigen primären Zotten, **Villi** genannt. Sie bestehen aus einem kompakten Zytotrophoblastkern und einem Überzug aus Synzytiotrophoblast **(Abb. 2.23 a)**. Die Primärzotten ragen in das Lakunenlabyrinth hinein, das jetzt als **intervillöser Raum** (d. h. Raum zwischen den Zotten) bezeichnet wird. In den intervillösen Raum fließt mütterliches Blut. Dadurch entsteht der uteroplazentare Kreislauf.

Ab dem 14. Tag dringen extraembryonale Mesodermzellen in das Zytotrophoblastinnere ein. Solche Zotten mit Mesenchymkernen heißen **Sekundärzotten** und zeigen im Querschnitt einen Kern aus Mesenchymzellen, der von einer Lage aus Zytotrophoblastzellen umgeben wird, die selbst von Synzytium bedeckt sind **(Abb. 2.23 b)**.

Ab dem 18. Tag entwickeln sich dann im mesenchymalen Kern Kapillaren und Blutzellen. Die kapillarisierten Zotten werden als **Tertiärzotten** bezeichnet **(Abb. 2.23 c)**. Damit ist eine wesentliche Grundlage für die Entwicklung des feto-plazenta-

ren Kreislaufs geschaffen, denn die Zottenkapillaren stehen über Gefäße in der Chorionplatte (s. u.) und im Haftstiel mit dem kindlichen Gefäßsystem in Verbindung.

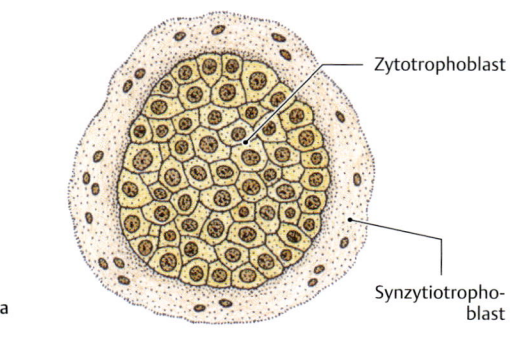

Zytotrophoblast

Synzytiotrophoblast

a

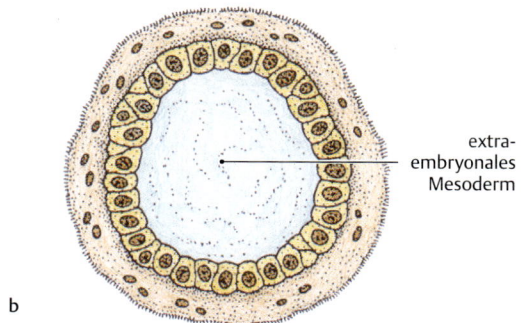

extraembryonales Mesoderm

b

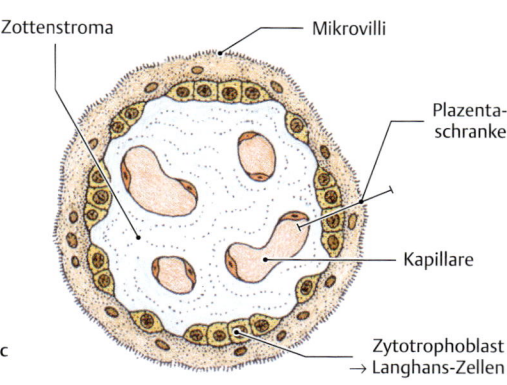

Zottenstroma

Mikrovilli

Plazentaschranke

Kapillare

Zytotrophoblast → Langhans-Zellen

c

Abb. 2.23 Zotten der Plazenta (Querschnitte). (a) Primärzotte; (b) Sekundärzotte; (c) Tertiärzotte

2.4.2.2 Der Aufbau der Plazenta

Die scheibenförmige Plazenta gliedert sich in **Basalplatte**, **Chorionplatte** und die dazwischenliegenden **Zottenbäume** mit dem **intervillösen Raum**.

Die Basalplatte

Die Zytotrophoblastzellen der (Sekundär-) Zotten dringen in die **Dezidua** ein und verbinden sich seitlich miteinander. Sie bilden so die **Zytotrophoblastschale** und werden auch als extravillöse Trophoblastzellen bezeichnet. Diese Zone, in der die extravillösen Trophoblastzellen die Dezidua besiedeln, ist die **materno-fetale Durchdringungszone**. Dezidua, Zytotrophoblastschale und Synzytiotrophoblast, der an den intervillösen Raum grenzt, bilden die **Basalplatte** (**Abb. 2.24**).

Die Basalplatte bildet an einigen Stellen Vorwölbungen, die **Plazentasepten**, die in den intervillösen Raum hineinragen. Dadurch wird die Plazenta in 10 bis 40 vollständig voneinander getrennte, becherförmige Areale unterteilt, die als **Kotyledone** bezeichnet werden (**Abb. 2.25**). Betrachtet man die reife Plazenta nach der Geburt, sieht man auf der mütterlichen Seite die Kotyledonen als leicht erha-

bene Areale. Die Kotyledonen werden durch Furchen, die den Plazentasepten entsprechen, voneinander getrennt (vgl. **Abb. 2.28**, S. 39).

Die Chorionplatte

Die Chorionplatte begrenzt den **intervillösen Raum** fetalwärts. Von ihr gehen die Zotten ab. Gegenüber dem intervillösen Raum grenzt die Chorionplatte an die Amnionhöhle (**Abb. 2.24**). Sie besteht aus folgenden Schichten (von der Amnionhöhle zum intervillösen Raum):

- **Amnionepithel** (einschichtig)
- breite Bindegewebsschicht (**Chorion-Bindegewebe**) mit Gefäßen
- **Zytotrophoblastzellen**
- **Synzytiotrophoblast**.

In der Bindegewebsschicht verzweigen sich die Nabelschnurgefäße (sternförmig in Richtung Plazentarand). Von diesen Verzweigungen ziehen kleine Äste in die Zotten. Ebenso laufen die Nabelschnurgefäße im Chorion-Bindegewebe. Sie kommen aus der Nabelschnur, die meist in der Mitte an der Chorionplatte ansetzt (**Abb. 2.25**).

Abb. 2.24 Aufbau der Plazenta (in der 4. Woche)

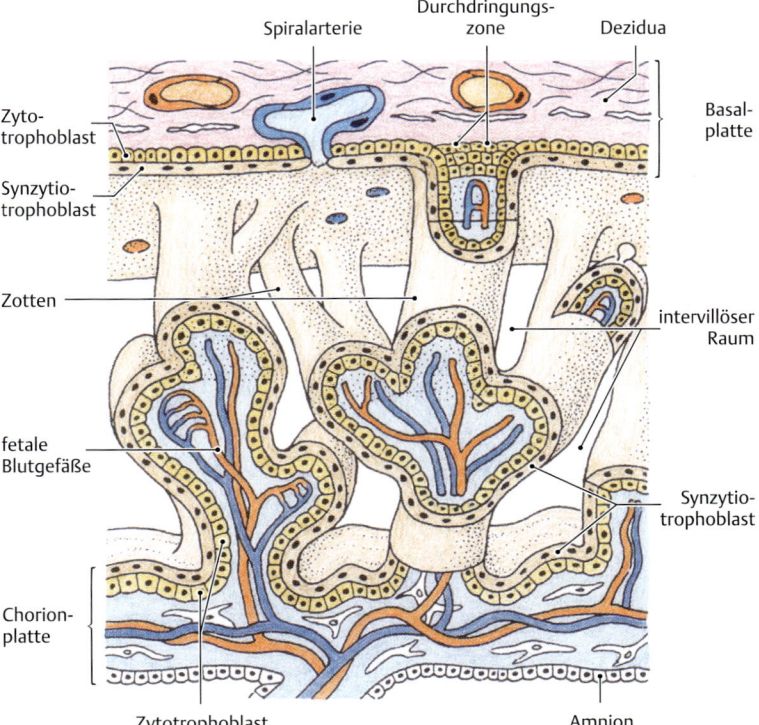

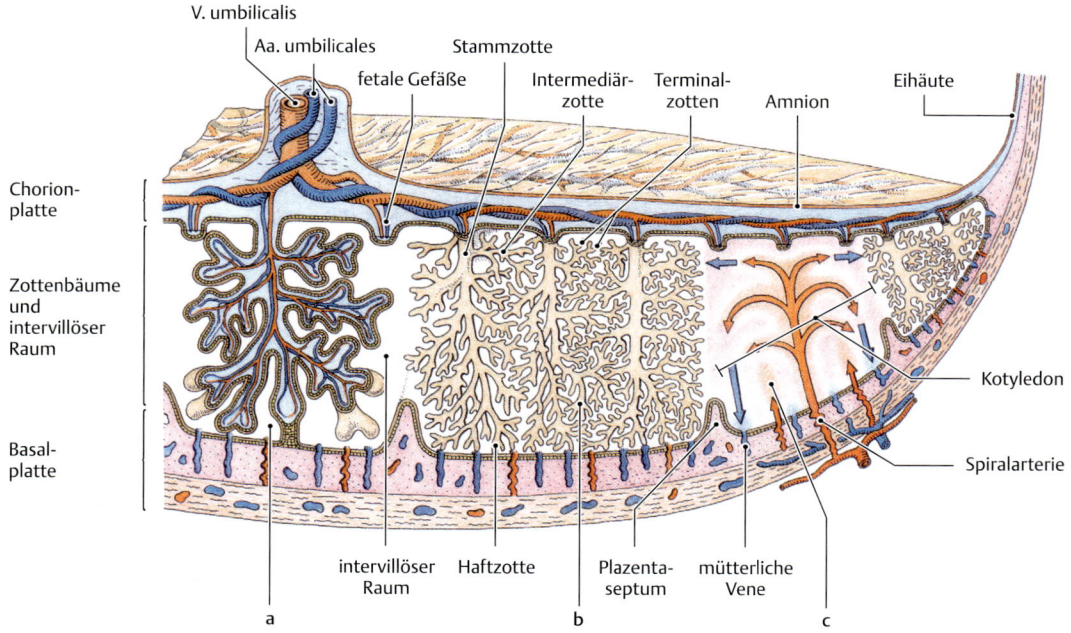

Abb. 2.25   Aufbau der Plazenta. (a) junge Plazenta (ca. 4. Woche); (b) reife Plazenta (ab 4. Monat); (c) Aufbau eines Kotyledon

Die Zottenbäume und der intervillöse Raum
Zwischen der Basalplatte und der Chorionplatte liegen die **Zottenbäume** und der **intervillöse Raum** (= Raum zwischen den Zotten, **Abb. 2.25**). Der intervillöse Raum wird von mütterlichem Blut durchströmt (s. o.). Im Inneren der Zotten liegen die fetalen Blutgefäße. Die reife Plazenta besitzt 30 bis 50 stark verzweigte Zottenbäume. An einem Zottenbaum lassen sich verschiedene Abschnitte unterscheiden:

- **Stammzotten** (mit fetalen Arterien und Venen)
- **Intermediärzotten** (mit Arteriolen, Venolen und Kapillaren) = Wachstumsort der Stammzotten und Bildungsort der Terminalzotten
- **Terminalzotten** (Endzotten mit Kapillaren).

Im Bereich der Terminalzotten erfolgt der Transport von Gasen (O_2/CO_2), Wasser und anderen Molekülen zwischen fetalem und mütterlichem Blut (über die Plazentaschranke, s. u.).
Beachte: Durch kleine Defekte in den Zottenkapillaren können fetale Erythrozyten in das mütterliche Blut gelangen. Bei nicht gleicher Blutgruppe kann die Mutter Antikörper gegen die Erythrozyten

bilden, die bei einer späteren Schwangerschaft den Feten gefährden können.
In der reifen Plazenta ist der intervillöse Raum durch die reich verzweigten Zottenbäume auf schmale Spalten eingeengt.
Die Zottenbäume werden durch **Haftzotten** an der Dezidua befestigt. Bei diesen Haftzotten handelt es sich um eine Sonderform der Stammzotten, die mit der Basalplatte verwachsen sind.
Die Zotten werden außen vom Synzytiotrophoblast überzogen **(Abb. 2.26)**. Der Synzytiotrophoblast steht also im direkten Kontakt mit dem mütterlichen Blut. An dieser Kontaktoberfläche besitzt der Synzytiotrophoblast zahlreiche Mikrovilli. Ferner enthält das Zottenbindegewebe Makrophagen, die als **Hofbauerzellen** bezeichnet werden. Sie phagozytieren maternale Proteine und sezernieren Zytokine, die die Zottenreifung steuern.

Die Entwicklung der Zotten und die Plazentaschranke

👁 **Prägen Sie sich die Entwicklung und den Aufbau der Plazentaschranke gut ein, dies wird häufig geprüft.**

Bei der jungen Plazenta (etwa bis zum 4. Monat) liegt unter dem Synzytiotrophoblasten eine Schicht aus Zytotrophoblastzellen (**Abb. 2.26a**). Diese Zellschicht umhüllt das Zottenbindegewebe (Zottenstroma). Im Zottenbindegewebe befinden sich Fibroblasten, die die Interzellularsubstanz bilden, und Myofibroblasten, die die Zotten aufrichten.
In dieser frühen Plazenta besteht die **Plazentaschranke**, die den kontrollierten Stoffaustausch zwischen mütterlichem und fetalem Blut gewährleistet, aus (**Abb. 2.26a**):
- Synzytiotrophoblast
- Zytotrophoblast
- Basallamina des Trophoblasten
- Zottenbindegewebe mit Hofbauer-Zellen
- Basallamina des Endothels
- Kapillarendothel.

Der Synzytiotrophoblast bekommt ständig Nachschub durch Fusionen mit Zytotrophoblastzellen. In ihm finden keine Kernteilungen und kaum Transkription (mRNA-Synthese) statt. Er befindet sich in einem Stadium der protrahierten (verzögerten) Apoptose (programmierter Zelltod). Gealterte Organellen und apoptotische Kerne werden als **Synzytialknoten** (früher Proliferationsknoten) sichtbar (**Abb. 2.26b**). Diese Synzytialknoten werden in das mütterliche Blut abgegeben und in der Lunge der Mutter phagozytiert.
Im Laufe der weiteren Entwicklung (ab dem 4. Monat) findet sich keine geschlossene Schicht aus Zytotrophoblastzellen mehr, vielmehr liegen nur noch einzelne Zytotrophoblastzellen, jetzt auch als **Langhans-Zellen** bezeichnet, unter dem Synzytiotrophoblasten (**Abb. 2.26b**).
Die späte Plazenta weist weitere Charakteristika auf, die sie von der jungen unterscheidet. Im histologischen Schnitt erkennt man wesentlich mehr Anschnitte von dicht gepackt gelagerten Terminalzotten. Damit ist der intervillöse Raum auf ein Spaltensystem reduziert. Es tritt mehr Fibrinoid

(s. u.) auf. Die fetalen Kapillaren sind weitlumiger und haben sich direkt unter den Synzytiotrophoblasten verlagert. Dadurch besteht die Plazentaschranke jetzt nur noch aus drei Schichten, was einen effizienteren Stoffaustausch möglich macht:
- Synzytiotrophoblast (mit Mikrovilli)
- verschmolzene Basalmembranen (von Trophoblast und Endothel)
- Endothel der fetalen Kapillaren.

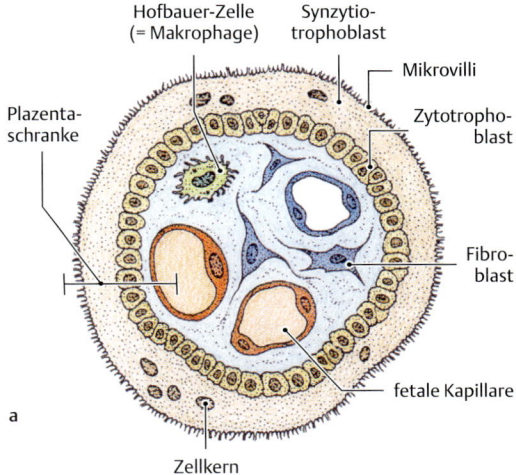

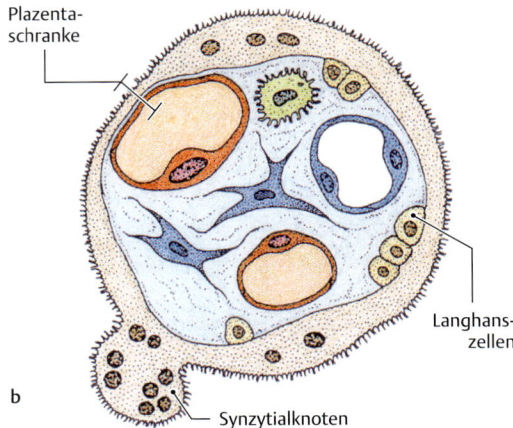

Abb. 2.26   Querschnitt durch die Zotte. (a) junge Zotte bis zum 4. Monat; (b) Zotte im 4. Monat. Beachte die Verschmälerung der Plazentaschranke.

Das Chorion

Zunächst bilden sich an der gesamten Chorionoberfläche Zotten aus. Die Zotten am embryonalen Pol, also am Ort der Plazentaentwicklung, wachsen und verzweigen sich weiter, während sich die Zotten an der übrigen Chorionoberfläche zurückbilden **(Abb. 2.27)**. Dadurch entsteht (im 3./4. Monat) zottentragendes Chorion, das **Chorion frondosum**, und zottenfreies Chorion, das **Chorion laeve**.

Die Dezidua

Die Dezidua entsteht bei der sog. **deziduale Reaktion** aus dem Endometrium, wenn eine Implantation erfolgt (s. S. 18). Der Teil der Dezidua, der an das Chorion frondosum grenzt und damit an der Bildung der Basalplatte beteiligt ist, heißt **Decidua**

basalis. Die Dezidua, die an das Chorion laeve grenzt, also über dem Keim liegt und zum Uteruslumen gelegen ist, bezeichnet man als **Decidua capsularis**. Die übrige Dezidua, die die Wand der Uterushöhle außerhalb des Implantationsortes auskleidet, wird als **Decidua parietalis** bezeichnet.

Das Fibrinoid

Das Fibrinoid ist homogenes extrazelluläres Material, das an verschiedenen Stellen der reifen Plazenta nachweisbar ist. Es ähnelt lichtmikroskopisch dem Fibrin des Blutes. Nach der Lokalisation werden unterschieden:

- **Langhans-Fibrinoid** an der Chorionplatte
- **Rohr-Fibrinoid** an der Basalplatte

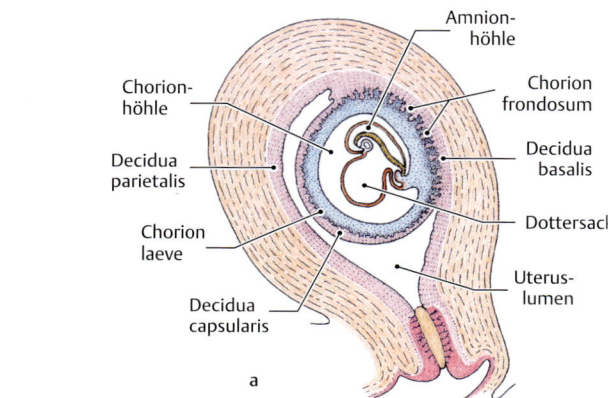

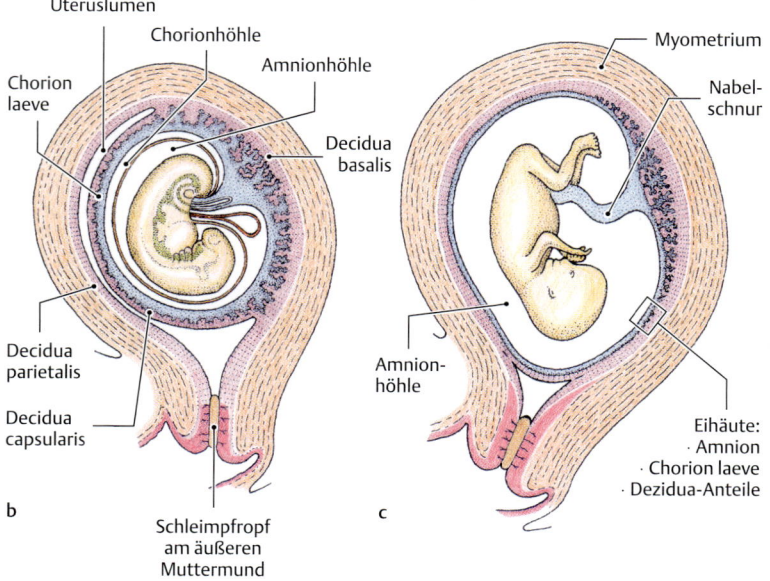

Abb. 2.27   Chorion laeve und Chorion frondosum, Decidua basalis, capsularis und parietalis, sowie Obliteration von Chorionhöhle und Uteruslumen. (a) 4. Woche; (b) 2. Monat; (c) 4. Monat

- **Nitabuch-Fibrinoid** zwischen Dezidua und Zytotrophoblast (d. h. in der maternofetalen Durchdringungszone)
- Fibrinoid an der Oberfläche von Zotten.

Das Fibrinoid liegt an Stellen, an denen der Synzytiotrophoblast zugrunde gegangen ist, als Defektbedeckung. An anderen Stellen stabilisiert es die Plazenta und verankert Zotten in der Dezidua.

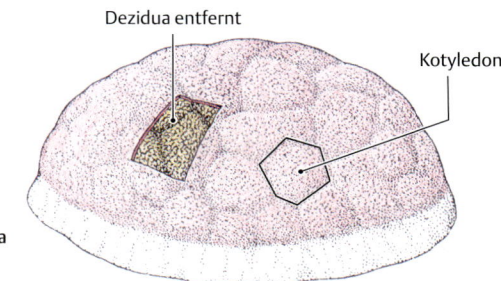

2.4.2.3 Die geborene Plazenta

Abb. 2.28 zeigt die geborene Plazenta. Man sieht deutlich, dass die fetale Seite von Amnion und die maternale Seite von Dezidua basalis bedeckt ist. Auch kann man die einzelnen Kotyledonen erkennen, die durch die Plazentasepten gebildet werden (s. S. 35).

■■▌ Merke

Die geborene Plazenta ist auf der fetalen Seite von Amnion, auf der maternalen Seite von Dezidua bedeckt.

2.4.2.4 Die Funktionen der Plazenta

Die Plazenta erfüllt zwei wesentliche Aufgaben: Transport und Hormonproduktion.

Der Transport

In der Plazenta finden Transportvorgänge zwischen mütterlichem und fetalem Blut in beiden Richtungen statt. Er wird über die Plazentaschranke kontrolliert.

Der Austausch erfolgt über unterschiedliche Transportmechanismen, wie Diffusion, aktiver Transport, Transzytose. Transportiert werden u. a. Gase (O_2/CO_2), Wasser, Fettsäuren, Aminosäuren, Proteine, Vitamine, Calcium, Eisen, Harnstoff, Immunoglobulin G (Antikörper). Auch Krankheitserreger (Viren, Bakterien) können die Plazentaschranke von der Mutter zum Kind überwinden (s. S. 53).

Die Hormonproduktion

Die Hormone der Plazenta werden im **Synzytiotrophoblasten** der Zotte gebildet. Es handelt sich dabei um:

- humanes Chorion-Gonadotropin **HCG** (s. S. 19): Dieses Proteohormon verhindert den Abbau des Corpus luteum.
- **Progesteron** und **Östrogen**: Bis zur 8. Woche werden diese Hormone im Corpus luteum gravi-

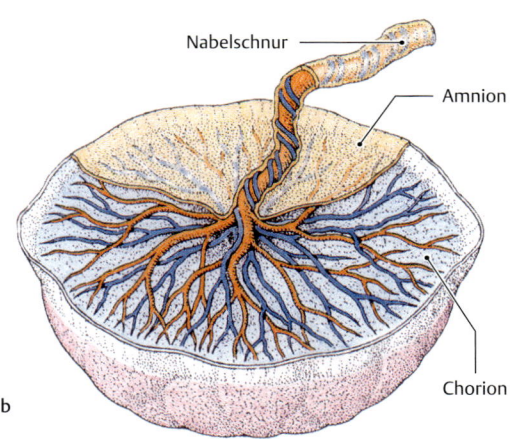

Abb. 2.28 Geborene Plazenta. (a) mütterliche Seite; (b) fetale Seite

ditatis gebildet, das nach der 8.-12. Woche kleiner wird und degeneriert. Ab der 8. Woche übernimmt die Plazenta die Produktion.

2.4.3 Die Nabelschnur

👁
🐦 **Um die Bildung der Nabelschnur zu verstehen, ist es wichtig, dass Sie die Stadien und Strukturen der Frühentwicklung kennen. Schauen Sie sich diese ggf. nochmals an (Haftstiel, Allantois, Abfaltung, extraembryonales Zölom, s. S. 20).**

2.4.3.1 Die Entwicklung der Nabelschnur

Die **Nabelschnur**, die den Fet mit der Plazenta verbindet, entsteht durch

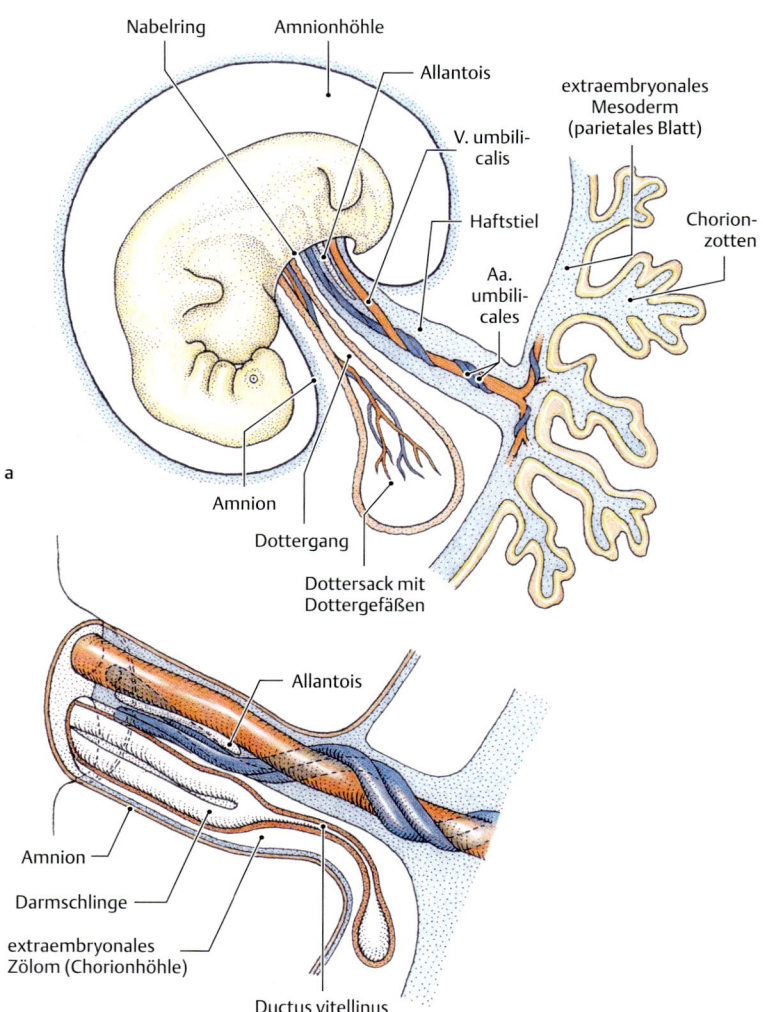

Nabelring   Amnionhöhle

Allantois

extraembryonales
Mesoderm
(parietales Blatt)

V. umbili-
calis

Haftstiel

Chorion-
zotten

Aa.
umbili-
cales

a

Amnion

Dottergang

Dottersack mit
Dottergefäßen

Allantois

Amnion

Darmschlinge

extraembryonales
Zölom (Chorionhöhle)

Ductus vitellinus

b

Abb. 2.29 Bildung der Nabelschnur. (a) beginnende Zusam-
menfassung von Haftstiel mit
Nabelgefäßen und Allantois und
Dottergang mit Dottergefäßen
am Nabelring (5. Woche);
(b) Nabelschnur in der 10. Woche.
Beachte den Überzug aus Amnion
(durch die Entfaltung der Amnionhöhle).

- Zusammenlagerung von **Haftstiel** (Allantois), **Dottergang** und einem Rest des **extraembryona-len Zöloms** und
- Umhüllung mit **Amnion** (**Abb. 2.29**).

Der Haftstiel aus extraembryonalem Mesoderm enthält Gefäßanlagen (→ Nabelgefäße) und die Allantois. Er nähert sich bei der kraniokaudalen Abfaltung dem Dottergang (Ductus vitellinus) an (s. S. 29). Bei der enormen Ausdehnung der Amnionhöhle (s. u.) legt sich Amnion um den Haftstiel und den Dottergang. Das heißt, die Nabelschnur wird dann von Amnion überzogen (**Abb. 2.30 a**). Die Stelle, an der Amnion und Ektoderm zusammentreffen (**amnioektodermale Umschlagfalte**) bildet

eine ovale Durchtrittsstelle, die als **Nabelring** bezeichnet wird (**Abb. 2.29 a**). Durch die Vergrößerung der Amnionhöhle obliteriert die Chorionhöhle (= extraembryonales Zölom, vgl. **Abb. 2.27**). Dabei geht der Dottersack, der in der Chorionhöhle liegt, zugrunde. Ein Teil des extraembryonalen Zöloms verbleibt zunächst in der Nabelschnur.

Der physiologische Nabelbruch
Die Reste des extraembryonalen Zöloms in der Nabelschnur stehen mit dem intraembryonalen Zölom in Verbindung. Im 3. Monat kommt es zu einem sehr starken Wachstum der Darmschlingen in der Leibeshöhle, die vorübergehend zu klein für diese

Abb. 2.30   Entwicklung der Nabelschnur (Querschnitte). (a) 6. Woche; (b) 10. Woche; (c) 4. Monat

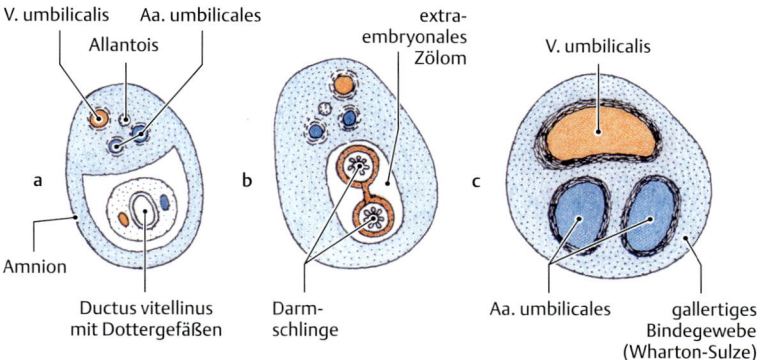

Darmschlingen ist. Deshalb werden einige Darmschlingen in das extraembryonale Zölom hinausgedrängt **(Abb. 2.30 b)**. Dieser Prozess wird als **physiologischer Nabelbruch** bezeichnet. Gegen Ende des 3. Monats werden die Darmschlingen wieder in die Leibeshöhle zurückverlagert und das extraembryonale Zölom in der Nabelschnur obliteriert **(Abb. 2.30 c)**.

2.4.3.2 Der Aufbau der reifen Nabelschnur

Die reife Nabelschnur zeigt im Querschnitt folgenden mikroskopischen Aufbau **(Abb. 2.30 c)**:

- gallertiges **Bindegewebe** als Grundgewebe: bedingt prallelastische Konsistenz der Nabelschnur (verhindert Abknickungen)
- Querschnitte zweier Nabelarterien (**Aa. umbicales**, mit dicker muskelreicher Media): führen kohlendioxid- und schlackenstoffreiches Blut vom Feten zur Plazenta
- Querschnitt einer Nabelvene (**V. umbilicalis**, mit großem Lumen und dünner Media): führt sauerstoff- und nährstoffreiches Blut von der Plazenta zum Feten
- Rest des obliterierten Dotterganges/Allantoisganges
- Überzug aus **Amnionepithel**.

Die Nabelschnur ist ca. 50 cm lang und setzt normalerweise zentral an der Plazenta an **(Abb. 2.28)**. In ca. 20 % der Fälle kann sie aber auch einen exzentrischen oder marginalen Ansatz zeigen. Bei einem marginalen Ansatz an der Plazenta spricht man von **Insertio marginalis**, setzt die Nabelschnur an den Eihäuten an, nennt man dies **Insertio velamentosa**.

2.4.4 Die Amnionhöhle und die Eihäute
2.4.4.1 Die Amnionhöhle

Beachten Sie im folgenden Abschnitt v. a. die enorme Vergrößerung der Amnionhöhle und welche Folgen diese hat (Obliteration der Chorionhöhle und des Uteruslumens).

Am Ende der Embryonalperiode (zu Beginn des 3. Monats) weitet sich die **Amnionhöhle** auf Kosten der Chorionhöhle aus. Schließlich kommt es zur Verschmelzung von Amnion und Chorion. Die **Chorionhöhle obliteriert** **(Abb. 2.27)**.

Mit weiter zunehmender Ausdehnung der Amnionhöhle und Wachstum des Feten wölbt sich die Dezidua capsularis immer weiter in das Uteruslumen vor. Die Dezidua capsularis verdünnt sich und verschmilzt schließlich mit der Dezidua parietalis, d. h. das **Uteruslumen obliteriert**.

Der Embryo/Fet schwimmt frei in der Amnionhöhle, dadurch ist ein gleichmäßiges Wachstum möglich, und Verwachsungen mit dem Amnion werden verhindert. Die freie Beweglichkeit gewährleistet die regelhafte Entwicklung des Bewegungsapparates, wobei die Amnionflüssigkeit einen Schutz gegen Stoßeinwirkungen und extreme Temperaturen bietet.

Die Amnionhöhle bleibt in der Regel bis zum Ende der Eröffnungsphase der Geburt erhalten (s. S. 45).

Die Amnionflüssigkeit

Die Amnionflüssigkeit wird vom Amnionepithel gebildet **(Tab. 2.1)**.

Etwa ab dem 5. Monat trinkt der Fet seine Amnionflüssigkeit (ca. 400 ml täglich). Die Flüssigkeit wird über seinen Darm resorbiert und gelangt im Blut zur Plazenta und von dort in den mütterlichen Kreislauf. Gegen Ende der Schwangerschaft scheidet der Fet (wenig konzentrierten) Urin in die Amnionflüssigkeit aus.

Tabelle 2.1 Das Volumen der Amnionflüssigkeit

Entwicklungszeitpunkt	Volumen
10. Woche	30 ml
20. Woche	400 ml
Ende der Schwangerschaft	1–2 l

2.4.4.2 Die Eihäute

Die Eihäute setzen am Rand der Plazenta an **(Abb. 2.27 c)**. Sie bestehen aus:

- Amnion
- Chorion laeve und
- Anteilen der Dezidua.

■■▌ Beachte

Die Beschreibung der Eihäute ist nicht immer ganz einheitlich in den verschiedenen Lehrbüchern. Lassen Sie sich dadurch nicht verwirren.

2.4.5 Klinische Bezüge

2.4.5.1 Plazentitis

Die Plazentitis ist eine Infektion der Plazenta. Sie erfolgt meist aszendierend von der Vagina. Zuerst werden die Eihäute von der Entzündung erfasst (Chorionamnionitis). Von dort kann sich die Entzündung auf die Chorionplatte und die Nabelschnur ausbreiten. Eine Frühgeburt kann die Folge sein.

2.4.5.2 Blasenmole

Bei der Blasenmole handelt es sich um eine hydropische Entartung der Chorionzotten. Diese sind blasenartig aufgetrieben. Die bis zu 2 cm großen Blasen sind mit Flüssigkeit gefüllt und der Trophoblast zeigt eine abnorme Proliferationsaktivität. Die Veränderung kann sich auf Teilbereiche beschränken oder die gesamte Plazenta betreffen.

Eine Blasenmole kann sich zu einer destruierenden Mole entwickeln, die in das Myometrium (und auch bis in extrauterine Strukturen) eindringen kann. Bei der kompletten Blasenmole geht die Embryonalanlage zugrunde. Eine komplette Blasenmole kann sich als auffällig intensiv wachsende Schwangerschaft bei fehlenden kindlichen Lebensäußerungen bemerkbar machen.

Eine Blasenmole entsteht meist dadurch, dass in eine Eizelle ohne DNA ein Spermium eindringt, das seinen haploiden Chromosomensatz dann verdoppelt.

2.4.5.3 Omphaloenzele (Nabelschnurbruch)

Die Omphaloenzele ist bedingt durch einen abnorm weiten Nabelring. Dadurch kommt es zu einer Persistenz des physiologischen Nabelbruches, d. h. die Darmschlingen kehren nicht in die Leibeshöhle zurück. Der entstehende Bruchsack ist eine Auftreibung der Nabelschnur (mit Amnion als äußere Bedeckung). Er enthält Dünndarmabschnitte und Anteile des Mesenteriums (Bauchfellverdopplung, s. S. 103).

Check-up

✔ Wiederholen Sie den Aufbau der Plazentaschranke.

✔ Machen Sie sich nochmals klar, wie der mütterliche und kindliche Blutkreislauf miteinander in Verbindung stehen.

✔ Wo werden Progesteron und Östrogen gebildet?

✔ Wiederholen Sie, wie es zur Obliteration von Chorionhöhle und Uteruslumen kommt.

2.5 Die Fetalperiode, Altersbestimmungen, Geburt und Mehrlinge

Lerncoach

Im folgenden Kapitel geht es um das Wachstum des Feten und die Geburt. Achten Sie besonders auf die Methoden der Altersbestimmung.

2.5.1 Der Überblick

Die 1. bis 3. Woche der Embryonalentwicklung ist die Phase der Frühentwicklung. In der 4. Woche erfolgt u. a. die Abfaltung. In der 5.–8. Woche nimmt der Embryo die menschliche Gestalt an. Die großen Organsysteme (wie Magen-Darm-Trakt, Lungen, Nieren) werden in dieser Zeit angelegt. Wie diese Vorgänge im Detail ablaufen, wird in den Kapiteln über die einzelnen Organsysteme ab S. 57ff. beschrieben.

Zu Beginn des dritten Monats misst der Embryo 30 mm. Ab jetzt beginnt die **Fetalperiode**. Sie endet mit der Geburt. Während dieser Phase wird das Alter des Feten entweder anhand morphologischer Kriterien **(Carnegie-Stadien)** oder über seine Größe **(Scheitel-Steiß-Länge** bzw. **Scheitel-Fersen-Länge)** bestimmt.

2.5.2 Die Fetalperiode

Die **Fetalperiode** beginnt mit dem **3. Monat** und endet mit der **Geburt**. Sie ist gekennzeichnet durch ein starkes Längenwachstum des Körpers und eine enorme Gewichtszunahme sowohl des Feten als auch der Plazenta. Außerdem ändern sich in der Fetalperiode die Proportionen von Kopf, Rumpf und Extremitäten **(Abb. 2.31)**.

Im **3. Monat** macht der Kopf etwa die Hälfte der Scheitelsteißlänge (s. u.) aus. Beim Neugeborenen ist die Kopflänge etwa ein Viertel der Körperlänge (Scheitelfersenlänge, s. u.).

Im **4. Monat** sind die äußeren Genitalien erkennbar. Erste Kindsbewegungen werden von der Mutter im 5. Monat wahrgenommen.

Im **6. Monat** ist die Haut des Feten runzelig, da das Unterhautfettgewebe noch fehlt (s. S. 157). Der Fet besitzt eine kräftige **Lanugobehaarung**.

Vom **7.** bis zum **9. Monat** kommt es zur Einlagerung von Fett. Die Haut ist zum Ende der Schwangerschaft von einer weißlichen, fettigen Substanz, der **Vernix caseosa**, bedeckt (s. S. 45). Die Vernix caseosa, die aus Talgdrüsensekret und Epithelzellen besteht, ist auch ein Gleitmittel für die Geburt.

Die erste Ultraschalluntersuchung erfolgt zwischen der 9. und 12. Woche. Sie gibt Aufschluss über die zeitgerechte oder gestörte Entwicklung der Frucht.

2.5.3 Die Altersbestimmungen

Prägen Sie sich die folgenden Altersbestimmungen gut ein, sie werden häufig geprüft.

2.5.3.1 Die Carnegie-Stadien

Die **Embryonalperiode** kann in 23 sog. **Carnegie-Stadien** eingeteilt werden. Dabei werden definierte

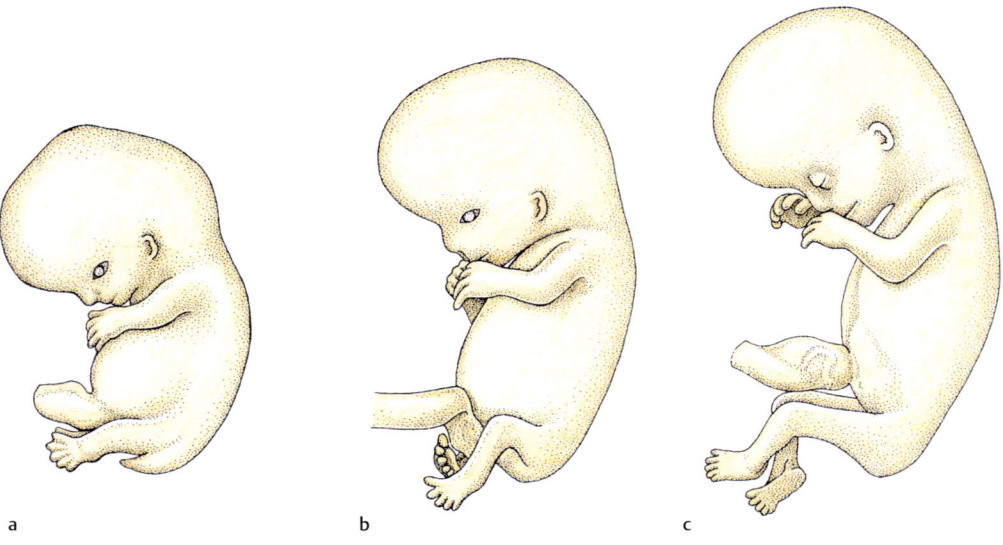

a   b   c

Abb. 2.31   Entwicklung der äußeren Körperform. (a) 7. Woche; (b) 8. Woche; (c) junger Fet

morphologische Kriterien für die Stadienzuordnung genutzt, z. B.

Kriterien für das Stadium 11:
Verschluss des Neuroporus anterior, Längskrümmung des Embryos, Bildung der Kopf- und Schwanzfalte, 13–20 Somiten (ca. 24. Tag).

■■I Merke
Die Embryonalperiode wird in 23 Carnegie-Stadien eingeteilt.

2.5.3.2 Die Dauer der Schwangerschaft

Die Schwangerschaft wird zunächst am Ausbleiben der Menstruation erkennbar. Bei der Bestimmung der Schwangerschaftsdauer (des Menstruationsalters) wird ab dem 1. Tag nach der letzten Regel gerechnet. Sie dauert dann 280 Tage = 40 Wochen = 10 Lunarmonate (à 28 Tage).

Das Ovulationsalter und die tatsächliche Schwangerschaftsdauer wird in Entwicklungswochen bestimmt. Hierbei rechnet man ab dem Zeitpunkt der Ovulation/Befruchtung: 280–14 = 266 Tage = 38 Wochen.

Beachte: der Abstand zwischen Ovulation und der vorhergehenden Menstruation ist variabel (s. S. 14).

2.5.3.3 Die Scheitel-Steiß-Länge und die Scheitel-Fersen-Länge

Das Alter des Feten kann ungefähr anhand der Scheitel-Steiß-Länge (SSL) und der Scheitel-Fersen-Länge (SFL) bestimmt werden.

Beispiele für die SSL:
9-12 Wochen: 5-8 cm SSL
21-24 Wochen: 20-23 cm SSL

Beispiele zur Berechnung der SFL:
im 3.-5. Lunarmonat: Monat^2 = SFL (in cm)
ab 6. Lunarmonat: Monat $\times$ 5 = SFL (in cm)
z. B. 3. Lunarmonat: 3^3 = 9 cm
4. Lunarmonat: 4^2 = 16 cm
35 cm SFL: 35/5 = 7. Monat

■■I Merke
Alter in Entwicklungswochen = ab dem Tag der Befruchtung (Ovulationsalter).
Alter in Schwangerschaftswochen = ab dem 1. Tag der letzten Regel.

2.5.3.4 Die Frühgeburt

Etwa 6-7% aller Geburten erfolgen vor der 37. Schwangerschaftswoche. Diese Frühgeburtlichkeit trägt wesentlich zur perinatalen Sterblichkeit bei. Ursachen einer Frühgeburt können sein:
- aszendierende (aufsteigende) Infektion
- Mehrlingsschwangerschaft
- Plazentastörungen
- Mißbildungen des Feten
- pathologische Veränderungen am Uterus.

2.5.4 Die Geburt

Für den Geburtsvorgang ist die Größe und Form des mütterlichen Beckens bedeutsam. Wiederholen Sie deshalb ggf. die Anatomie des weiblichen Beckens (Lehrbuch Anatomie).

2.5.4.1 Die hormonelle Steuerung der Geburt

Vor der Geburt kommt es zur Auflockerung der Symphysenfuge und der Cervix des Uterus durch das Hormon Relaxin, das im Uterus und in der Plazenta gebildet wird.

Die Wehen werden durch das Hormon Oxytocin, das vom Hypophysenhinterlappen ins Blut abgegeben wird, ausgelöst. Am Ende der Schwangerschaft ist die Dichte der Oxytocin-Rezeptoren im Myometrium 200-mal größer als vor der Schwangerschaft.

Die verstärkte Oxytocin-Ausschüttung erfolgt über den sog. Ferguson-Reflex. Dabei wird eine mechanische Dehnung der Cervix über Nervenfasern zum Hypothalamus gemeldet. Vom Hypothalamus wird dann vermehrt Oxytocin in den Hypophysenhinterlappen transportiert und von dort ins Blut abgegeben.

Beachte: Nach der Geburt stimuliert Oxytocin die Abgabe des Sekrets der Brustdrüse aus den Drüsenendstücken durch Kontraktion der Myoepithelzellen.

2.5.4.2 Der Durchtritt des kindlichen Kopfes durch den knöchernen Geburtskanal

Der geburtshilflich wichtigste Teil des kindlichen Körpers ist der bei der Geburt (normalerweise) vorangehende Kopf. Er besitzt den größten Umfang (größter Durchmesser: von vorne nach hinten =

Verlauf der Pfeilnaht, s. S. 63) und nur eine sehr geringe Verformbarkeit. Für den Geburtsvorgang ist die Form des Beckens in Relation zum kindlichen Kopf von entscheidender Bedeutung. Der Eingang in das kleine Becken ist queroval, der Ausgang längsoval. Das bedeutet, dass der kindliche Kopf mit quer verlaufender Pfeilnaht durch den querovalen Beckeneingang tritt. Der kindliche Rücken liegt dann entweder links (I. vordere Hinterhauptslage) oder rechts (II. vordere Hinterhauptslage). Innerhalb des kleinen Beckens kommt es dann zur Beugung (s. u.) und Rotation um 90°, sodass das Hinterhaupt an der Symphyse liegt. Jetzt kann der Kopf (mit längs verlaufender Pfeilnaht) den längsovalen Beckenausgang passieren.

2.5.4.3 Die Phasen der Geburt

👁
🔊 Achten Sie beim Lesen des folgenden Abschnittes darauf, wie sich der Kopf des Kindes im Geburtskanal dreht. Das hilft Ihnen, die Vorgänge bei der Geburt besser zu verstehen.

Die Geburt wird in drei Phasen unterteilt: Eröffnungs-, Austreibungs- und Nachgeburtsperiode.

Die Eröffnungsperiode
Die Eröffnungsperiode beginnt mit den ersten zervixwirksamen Geburtswehen und endet mit der vollständigen Eröffnung des Muttermundes. Während dieser Phase tritt der flektierte Kopf in das kleine Becken (Abb. 2.32 a). Er verlagert sich durch die uterinen Kontraktionen weiter in Richtung Beckenboden und dreht sich, sodass das Hinterhaupt ventral, also symphysenwärts, liegt. Gegen Ende der Eröffnungsperiode kommt es zum Blasensprung und das Fruchtwasser geht ab.
Die Länge der Eröffnungsphase ist sehr variabel: 12 (+/− 6) Stunden bei Erstgebärenden (Primapara), 6 (+/− 4) Stunden bei Mehrgebärenden (Multipara).

Die Austreibungsperiode
Die Austreibungperiode erstreckt sich vom Zeitpunkt der vollständigen Eröffnung des Muttermundes bis zur Geburt des Kindes. Der Kopf tritt tiefer und walzt den Weichteilkanal aus (Einschneiden des Kopfes). Schließlich passiert der Kopf mit seiner größten Zirkumferenz den Weichteilausgang

(Durchschneiden des Kopfes). Dabei macht der Kopf eine Extensionsbewegung, wobei der Nacken gegen die Symphyse gedrückt wird (Abb. 2.32 b). Dann erfolgt die externe Drehung des Kopfes um 90°; dadurch stehen die Schultern im geraden Durchmesser. Durch Absenkung des Kopfes nach hinten (in Richtung mütterliches Kreuzbein) tritt die vordere Schulter unter der Schambeinfuge hervor (Abb. 2.32 c). Durch die anschließende Hebung des Kopfes tritt die hintere Schulter aus dem Weichteilkanal (Abb. 2.32 d).
Die gesamte Austreibungsphase dauert bei Erstgebärenden 30 – 50 min, bei Mehrgebärenden < 20 min. Im zweiten Teil der Austreibungsphase wird die Wehentätigkeit (reflektorisch) durch die Bauchpresse unterstützt (Presswehen).

Die Nachgeburtsperiode
Die Nachgeburtsperiode beginnt nach der Geburt des Kindes und endet mit dem Ausstoßen der Plazenta und der Eihäute. Durch die Nachgeburtswehen verkleinert sich die uterine Plazentahaftfläche und dadurch kommt es zur Abscherung der Plazenta. Gleichzeitig entwickelt sich durch die Blutung aus den uterinen Gefäßen ein retroplazentares Hämatom. Ablösung und Ausstoßung der Plazenta dauern etwa 20 min.

2.5.4.4 Die Reifezeichen des Neugeborenen
Das reife Neugeborene zeigt folgende somatische Reifezeichen:
- Größe ca. 50 cm
- Gewicht ca. 3500 g
- Kopfumfang ca. 35 cm
- Hoden im Skrotalsack; große Schamlippen bedecken die kleinen
- vollständiges Knorpelgerüst des Ohres
- Fingernägel überragen Fingerkuppen
- Fußsohlenfalten über die ganze Fußsohle verteilt
- Vernix caseosa: Käseschmiere auf der Haut
- wenig Lanugobehaarung
- Durchmesser der Brustdrüse ca. 1 cm
- blass-rosa Haut.

Ein Frühgeborenes dagegen hat eine rote, transparente, runzlige Haut, flächenhafte Lanugobehaarung, beim männlichen Frühgeborenen sind die Hoden noch im Leistenkanal.

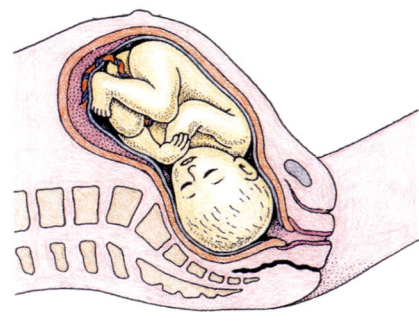
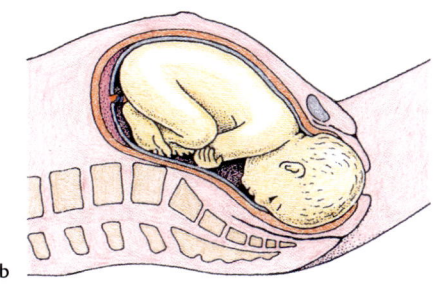
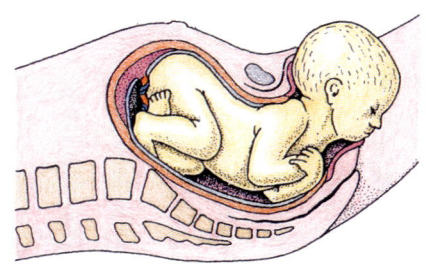
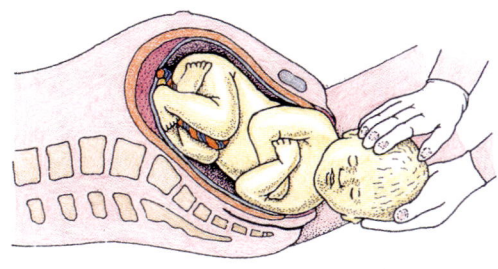

Abb. 2.32 Die Phasen der Geburt. (a) flektierter Kopf im kleinen Becken; (b) Einschneiden des Kopfes; (c) Durchschneiden des Kopfes; (d) Entwicklung der Schulter

2.5.4.5 Untersuchungen nach der Geburt
Untersuchungen der Vitalität nach dem APGAR-Schema

Sofort nach der Geburt wird die Vitalität des Kindes nach dem „Apgar"-Schema untersucht. Dabei werden die wichtigsten Lebensfunktionen 1 min, 5 min und 10 min nach der Geburt geprüft und mit einem Punktesystem bewertet **(Tab. 2.2)**. Es können maximal 10 Punkte erzielt werden.

Test auf Stoffwechselerkrankungen

Bei allen Neugeborenen werden Tests nach angeborenen **Stoffwechselerkrankungen**, die sich sofort wirksam behandeln lassen, durchgeführt, u. a.:

- **Hypothyreose** (Unterfunktion der Schilddrüse)
- **Phenylketonurie** (s. S. 52)
- **Galaktosämie** (s. S. 52).

Tabelle 2.2 Die Untersuchungen nach dem Apgar-Schema

Lebensfunktion	Scoring 0 Punkte	1 Punkt	2 Punkte
Aussehen	blass/blau	rosig mit blauen Extremitäten	ganz rosig
Puls	keiner	unter 100/min	über 100/min
Gesichtsmimik beim Absaugen	keine	Grimassieren	Schreien
Aktivität	schlaff	geringe Beugung der Extremitäten	kräftige Beugung der Extremitäten
Respiration	keine	langsam unregelmäßig	regelmäßig und kräftig

Neurologische Untersuchungen des Neugeborenen

Ferner werden die physiologischen Neugeborenen-reflexe untersucht, u. a.:

- **Greifreflex:** Beim Bestreichen der Handinnenfläche werden die Finger zur Faust geschlossen.
- **Fluchtreflex:** Beim Bestreichen der Fußsohle wird das Bein angezogen und die Großzehe gestreckt.
- **Schreitphänomen:** Beim Aufsetzen der Füße auf eine Unterlage werden Schreitbewegungen ausgelöst.
- **Saugreflex:** Beim Berühren der Lippen saugt das Neugeborene kräftig am Finger.

2.5.5 Mehrlinge

2.5.5.1 Die Häufigkeit, die Sterblichkeit und die Entstehung

Die Häufigkeit und Sterblichkeit

Die Häufigkeit von Mehrlingen wird nach der Hellin-Regel abgeschätzt:

- Zwillinge $1:80^1$
- Drillinge $1:80^2$
- Vierlinge $1:80^3$ usw.

Die Zahl der Mehrlingsgeburten ist durch die Hormontherapie in der Sterilitätsbehandlung gestiegen.

Die perinatale Sterblichkeit von Zwillingen ist bis zu **fünfmal höher** als bei Einlingen. Der zweite Zwilling ist besonders gefährdet.

Die Entstehung

Bei den Zwillingen sind etwa 25 % eineiig, der Rest zweieiig.

Zweieiige Zwillinge entstehen bei zweifacher Ovulation oder bei Ovulation eines Follikels mit zwei Eizellen. Die Implantationen erfolgen getrennt, d. h. Plazenten und Eihäute sind selbständig. Die Plazenten können jedoch sekundär miteinander verschmelzen und damit eine Eineiigkeit vortäuschen. Die Ähnlichkeit zwischen zweieiigen Zwillingen ist nicht größer als die zwischen Geschwistern. Sie können auch verschiedengeschlechtlich sein.

Eineiige Zwillinge entstehen aus einer Zygote, die sich während ihrer weiteren Entwicklung teilt (s. u.). Es entstehen zwei genetisch gleiche Individuen (mit gleichem Geschlecht).

▬▬I Merke

Das Vorliegen eineiiger Zwillinge wird nicht durch eine gemeinsame Plazenta bewiesen.

2.5.5.2 Die Eihautverhältnisse bei eineiigen Zwillingen

Eineiige Zwillinge können in verschiedenen Stadien der Entwicklung entstehen. Vom Zeitpunkt der Trennung (Zweiteilung) hängen die Eihautverhältnisse ab (Abb. 2.33).

- Bei einer Trennung im Stadium der Blastomeren oder der Morula entstehen zwei vollständig getrennte Blastozysten. Plazenta und Eihäute sind getrennt (wie bei zweieiigen Zwillingen).
- Bei einer Trennung des Embryoblasten (innere Zellmasse, s. S. 18) innerhalb der Blastozyste, also vor Ausbildung einer Amnionhöhle, entwickeln sich Embryonen mit getrennter Amnionhöhle, aber gemeinsamer Chorionhöhle und Plazenta; d. h. gemeinsames Chorion, getrenntes Amnion (monochorial, diamnial).
- Teilt sich die zweiblättrige Keimscheibe (Stadium nach Ausbildung der Amnionhöhle, d. h. Bildung von zwei Axialsystemen in einer Keimscheibe), entstehen zwei Embryonen mit gemeinsamer Amnionhöhle, gemeinsamer Chorionhöhle und gemeinsamer Plazenta, d. h. die Eihautverhältnisse sind monochorial und monoamnial.

2.5.5.3 Die Doppelfehlbildungen

Durch unvollständige Separierung bei der Entwicklung von eineiigen Zwillingen entstehen die Doppelfehlbildungen (Pagi, Siamesische Zwillinge). Je nach Lokalisation der Verwachsungsstelle unterscheidet man u. a.

- **Kraniopagus** (Kopf)
- **Thorakopagus** (Brustkorb)
- **Pygopagus** (Kreuzbein).

Pagi sind komplette symmetrische Doppelfehlbildungen.

Ein Fet mit 2 Köpfen (Dizephalus) ist eine inkomplette symmetrische Doppelfehlbildung. Liegt nur eine rudimentäre Zwillingsanlage vor, spricht man von asymmetrischer oder parasitärer Doppelfehlbildung, z. B. Sakralparasit (in der Steißregion).

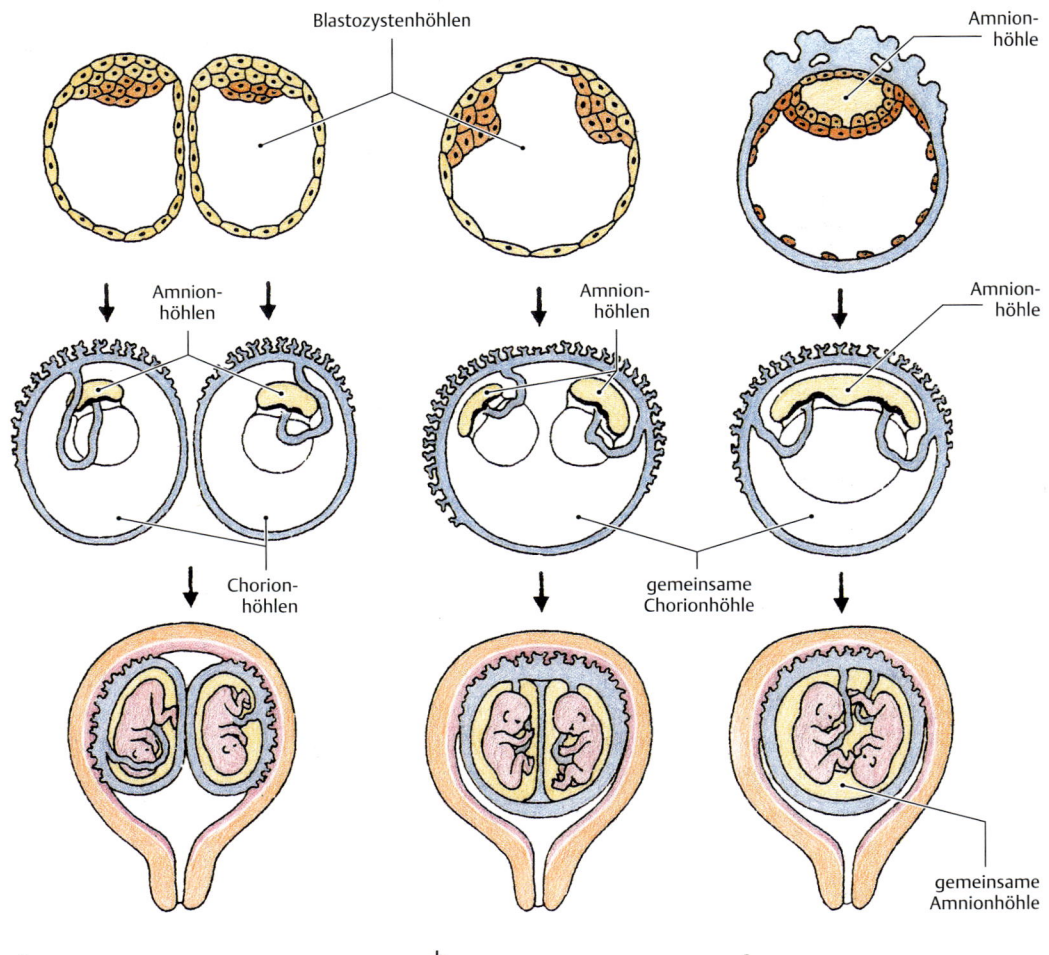

Abb. 2.33   Bildung eineiiger Zwillinge und Eihautverhältnisse. (a) Trennung im Stadium der Blastomeren; (b) Trennung des Embryoblasten; (c) Teilung der zweiblättrigen Keimscheibe

2.5.6 Klinische Bezüge

2.5.6.1 Vena-cava-Syndrom

In der Spätschwangerschaft wiegt der Uterus 7-8 kg. Im Liegen kann er die V. cava inferior komprimieren. Füllung und Auswurfvolumen des Herzens werden dadurch vermindert. Es kann zu einem Kreislaufversagen mit Tachykardie, Schweißausbrüchen, Blutdruckabfall und Bewusstseinsverlust kommen. In linker Seitenlage verschwinden die Symptome, da die Hohlvene rechts liegt.

2.5.6.2 Querlage

Bei ca. 1 % aller Geburten befindet sich das Kind bei Geburtsbeginn in Quer- oder Schräglage, der Kopf liegt links (I. Querlage) oder rechts (II. Querlage). Bei der Untersuchung fällt auf, dass der Leib mehr queroval erscheint, der Fundus des Uterus auffallend tief steht und das kleine Becken leer ist. Es erfolgt eine sofortige medikamentöse Wehenhemmung (Tokolyse) und so bald wie möglich eine Schnittentbindung.

Bei der (unbehandelten) verschleppten Querlage kann es nach dem Blasensprung zum Armvorfall, Einkeilen der Schulter, Abknickung des Kindes und bei zunehmend schmerzhafter Wehentätigkeit schließlich zur Uterusruptur kommen. Sofortige Tokolyse und operatives Eingreifen sind zwingend.

2.5.6.3 Mögliche Komplikationen in der Zwillingsschwangerschaft

Zervixinsuffizienz
Durch Verkürzung, Verbreiterung oder Erweichung der Cervix uteri wird der Gebärmutterverschlussmechanismus geschwächt. Dabei wölbt sich die Fruchtblase oft in den Muttermund vor. Eine Zervixinsuffizienz kann zu Frühgeburten oder Spätaborten führen.

Plazentainsuffizienz
Eine akute Plazentainsuffizienz, die z. B. durch vorzeitige Ablösung der Plazenta oder bei Nabelschnurkomplikationen entsteht, kann innerhalb von Minuten oder Stunden zu intrauteriner Hypoxie und zum Tod des Feten führen. Eine chronische Plazentainsuffizienz führt zu intrauteriner Wachstumsretardierung.

Nabelschnurkomplikationen
Bei monochorial-monoamnialen Verhältnissen können sich die beiden Nabelschnüre verknoten oder sich bei der Geburt die Nabelschnur des einen Zwillings um den Hals des anderen legen.

Feto-fetales Transfusionssyndrom
Ebenfalls bei monochorialen Verhältnissen kann es zu Gefäßverbindungen in der Plazenta zwischen den beiden Feten kommen. Dadurch gibt der eine Zwilling (Donator) Blut an den anderen Zwilling (Akzeptor) ab. Der Donator erscheint blass und hat kleine und blutarme Organe, während der Akzeptor rot erscheint, mit großen blutreichen Organen.

Check-up

✔ Machen Sie sich noch einmal klar, welche Möglichkeiten es gibt, das Alter eines Feten zu bestimmen.

✔ Wiederholen Sie die Stadien der Geburt.

✔ Verdeutlichen Sie sich, wie eineiige und zweieiige Zwillinge entstehen, welche Eihautverhältnisse dabei herrschen und welche Komplikationen auftreten können.

2.6 Die Fehlbildungen (Teratologie)

Lerncoach
Die Inhalte des folgenden Kapitels überschneiden sich z. T. mit dem Fach Biologie. Daher sind im Folgenden v. a. Details aufgeführt, die für Ihre ärztliche Tätigkeit von Bedeutung sind.

2.6.1 Die Einführung

Die Lehre von den Fehlbildungen ist die **Teratologie**. Die Fehlbildungen resultieren aus Störungen der intrauterinen Entwicklung. Sie sind bereits bei der Geburt erkennbar bzw. nachweisbar oder manifestieren sich erst in der postnatalen Entwicklung. Sie können makroskopisch oder mikroskopisch sichtbar sein oder auch funktionell (molekularbiologisch), z. B. in Form einer Stoffwechselanomalie, in Erscheinung treten. Etwa 2-3 % aller Neugeborenen weisen Fehlbildungen auf. Diese Rate steigt in den ersten Lebensjahren noch an. Bei etwa 20 % der Todesfälle von Neugeborenen sind Fehlbildungen ein wesentlicher Grund.
Die Ursachen für Fehlbildungen sind vielfältig; dabei können unterschieden werden:

- **endogene Ursachen:** genetische Faktoren, wie Chromosomenanomalien und Genmutationen)
- **exogene Ursachen:** Umweltfaktoren, wie teratogene Noxen (z. B. Medikamente, Chemikalien, Infektionserreger).

Die meisten Fehlbildungen kommen wohl durch das Zusammenwirken von endogenen und exogenen Faktoren zustande (**multifaktorielle Genese**).

2.6.2 Die endogen bedingten Missbildungen
2.6.2.1 Die numerischen Chromosomenanomalien (Chromosomenaberrationen)

Numerische Chromosomenanomalien entstehen vor allem durch eine fehlerhafte Verteilung eines Chromosoms infolge **Non-disjunction** während der Meiose. Dabei bleibt die Trennung eines Schwesterchromatidenpaares aus und es entstehen nach der Befruchtung Zellen, in denen ein zusätzliches Chromosom vorhanden ist (**Trisomie**) oder ein Chromosom fehlt (**Monosomie**). Trisomie und Monosomie, die die Autosomen und Geschlechtschromosomen betreffen können, werden auch unter dem Begriff

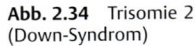

Abb. 2.34   Trisomie 21 (Down-Syndrom)

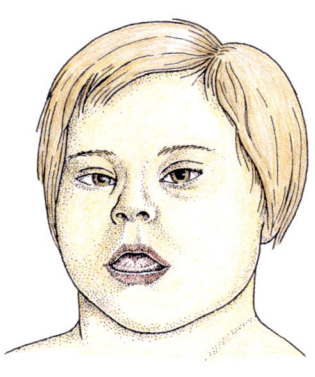

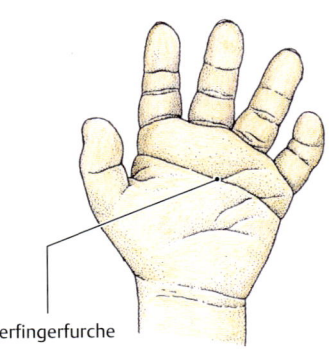

Vierfingerfurche

Aneuploidie zusammengefasst. Eine Trisomie oder Monosomie ist nur bei wenigen Chromosomen mit dem Leben vereinbar. Das heißt, Trisomien und Monosomien sind häufige Ursachen eines pränatalen Absterbens des Embryos oder des Feten. Die nachfolgend beschriebenen Trisomien und Monosomien sind (zunächst) überlebensfähig:

Die Trisomie 21 (Down-Syndrom)

Bei der **Trisomie 21** sind drei Kopien des Chromosoms 21 vorhanden. Es treten u. a. folgende Symptome auf **(Abb. 2.34)**:

- geistige Behinderung (unterschiedlichen Schweregrades): Intelligenzquotient bei 50, frühzeitige Entwicklung eines Morbus Alzheimer
- kraniofaziale Anomalien: flaches Gesicht, offener Mund bei Makroglossie, schräg stehende Lidspalte mit Epikanthus (Hautfalte am Innenrand des Oberlides), kleine Ohren
- Herzfehler (in ca. 40-60 % der Fälle)
- Vierfingerfurche in den Handflächen
- Minderwuchs.

Die Trisomie 18 (Edwards-Syndrom)

Die Häufigkeit der **Trisomie 18** beträgt etwa 1:5000 und die Kinder versterben zumeist im ersten Lebensjahr. Es treten sehr unterschiedliche Symptome auf, u. a. geistige Behinderung, Herzfehler, Abknickung der Finger (Beugekontraktus), tief sitzende Ohren.

Die Trisomie 13 (Pätau-Syndrom)

Die **Trisomie 13** tritt mit einer Häufigkeit von 1:10 000 auf. Die Lebensdauer beträgt in der Regel nur wenige Monate. Charakteristische Symptome sind geistige Behinderung, Herzfehler, Augenmiss-

bildungen, Lippen-Kiefer-Gaumenspalte, Zystenniere.

Das Klinefelter-Syndrom (XXY)

Beim **Klinefelter-Syndrom** sind zwei X- und ein Y-Chromosom, also drei Geschlechtschromosomen, vorhanden. Die Kinder haben ein männliches Erscheinungsbild (Phänotyp). Die Häufigkeit ist 1:500 bei neugeborenen Jungen. Wesentliche Symptome sind u. a.:

- kleine Hoden (Sterilität)
- Gynäkomastie (Vergrößerung der männlichen Brustdrüsen)
- Hochwuchs
- schwach ausgeprägte Pubertät
- Intelligenz (etwas) vermindert (Lernschwierigkeiten)
- Ängstlichkeit und Antriebsarmut.

Das Triplo-X-Syndrom (XXX)

Beim **Triplo-X-Syndrom** beträgt die Häufigkeit 1:1000 bei neugeborenen Mädchen. Es *können* folgende Symptome auftreten:

- leicht verminderte Intelligenz
- psychische Störungen, Krampfleiden.

Männliche Nachkommen dieser Patientinnen haben oft ein Klinefelter-Syndrom.

Das XYY-Syndrom

Die Häufigkeit des **XYY-Syndroms** ist 1:1000 bei neugeborenen Knaben. Die betroffenen jungen Männer zeigen häufig explosive Reaktionen, Frustrationsintoleranz und überdurchschnittliche Körpergröße.

Das Turner-Syndrom (XO)

Bei dieser Monosomie ist nur ein X-Chromosom vorhanden. Die Häufigkeit beträgt nur etwa 1:2000 bei neugeborenen Mädchen. Die Mädchen zeigen u. a. folgende Symptome **(Abb. 2.35)**:

- Ödeme an Hand- und Fußrücken beim Neugeborenen
- Pterygium colli (Hautfalte am Hals) und tiefe Nackenhaargrenze
- weit auseinander stehende Brustwarzen
- Ausbleiben der Pubertät
- Minderwuchs

Beachte: Die betroffenen Mädchen haben einen normalen IQ.

2.6.2.2 Die strukturellen Chromosomenanomalien (Chromosomenaberrationen)

Strukturelle Chromosomenaberrationen gehen meist auf **Chromosomenbrüche** zurück, die z. B. zum Verlust von Chromosomenabschnitten führen können. Ein solcher Verlust wird als Deletion bezeichnet.

Bei den sog. **Mikrodeletionen** sind nur wenige Gensequenzen betroffen; es können terminale und interstitielle Mikrodeletionen vorkommen.

Das Cri-du-chat (Katzenschrei)-Syndrom

Bei diesem Syndrom fehlt ein Teil des kurzen Armes von Chromosom 5 (5 p⁻). Die Häufigkeit beträgt 1:10-50000. Die charakteristischen Symptome sind:

- „katzenartiges" Schreien im Säuglingsalter
- rundliches Gesicht und weiter Augenabstand (Hypertelorismus)
- Mikrozephalie (Verminderung des Kopfumfanges und -inhaltes)
- geistige Retardierung
- Herzfehler.

Die Deletion des kurzen Arms von Chromosom 4 (4p⁻)

Über die Häufigkeit dieses Syndroms (auch Wolf-Hirschhorn-Syndrom genannt) gibt es keine sicheren Angaben. Symptome sind u. a.:

- Mikrozephalie
- geistige Retardierung
- Hypertelorismus
- Lippenkiefergaumenspalte
- Missbildungen an Augen, Genitalien, Herz.

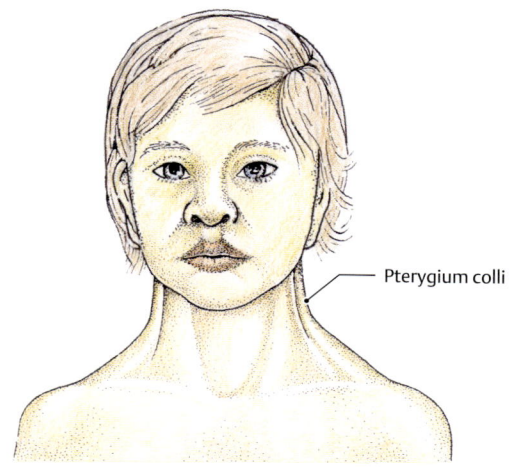

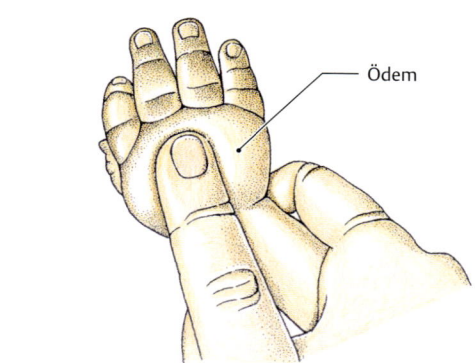

Abb. 2.35   Turner-Syndrom (X0)

Die Letalität beträgt ca. 80% im 1. Lebensjahr.

Das DiGeorge-Syndrom

Diesem Syndrom (auch velokardio-faziales Syndrom genannt) liegt eine Mikrodeletion am langen Arm von Chromosom 22 zugrunde. Seine Inzidenz beträgt 1:5000. Die Kinder weisen u. a. folgende Symptome auf:

- Gaumenspalten
- Herzfehler
- faziale Dysmorphie mit tiefem Ohransatz

Es besteht eine hohe Letalität im frühen Kindesalter.

Das Angelman-Syndrom

Ursache ist eine Mikrodeletion des langen Arms vom mütterlichen Chromosom 15. Die Inzidenz liegt bei 1:15-20000. Symptome sind u. a.:

- fehlende Sprachentwicklung
- unmotiviertes Lachen
- mentale Retadierung
- motorische Störungen.

Das Prader-Willi-Syndrom

Hier ist die Ursache einer Mikrodeletion des langen Arms vom väterlichen Chromosom 15. Die Häufigkeit liegt bei 1:10000. Leitsymptom im Säuglingsalter ist die extreme muskuläre Hypotonie. Später treten auf:

- mentale Retardierung
- Kleinwuchs
- Hypogenitalismus
- Adipositas.

Das Fragiles-X-Chromosom-Syndrom

Diesem Syndrom liegt eine auffällige Brüchigkeit am langen Arm des X-Chromosoms zugrunde. Es tritt häufiger beim männlichen Geschlecht auf:

1:1000 bei Jungen; 1:2000 bei Mädchen. Symptome sind:

- geistige Retardierung
- große Ohren, prominentes Kinn.

Das fragile-X-Chromosom-Syndrom ist nach der Trisomie 21 die häufigste Ursache für eine genetisch bedingte geistige Retardierung.

2.6.3 Die Genmutationen

Bei der Genmutation liegt eine Veränderung der Nukleotidsequenz der DNA eines Gens vor. Eine solche Mutation kann spontan (als zufälliges Ereignis) oder induziert (durch exogene Einflüsse, wie Strahlen oder chemische Noxen) sein. Es kann sich dabei um Basensubstitutionen, -deletionen oder -insertionen handeln (vgl. dazu Lehrbücher der Biologie).

Es werden nach den Mendel-Regeln vier verschiedene Vererbungsmöglichkeiten unterschieden (Tab. 2.3):

- Autosomal dominante Erbleiden
- Autosomal rezessive Erbleiden
- X-chromosomal rezessive Erbleiden
- X-chromosomal dominante Erbleiden

Tabelle 2.3 Durch Genmutationen bedingte Erbleiden

Erbleiden	Beschreibung
Autosomal dominante Erbleiden	
Polydaktylie	überzählige Finger oder Zehen
Syndaktylie	Verwachsung von Finger- oder Zehenanlagen
Chondrodystrophie (= Achondroplasie)	Zwergwuchs mit kurzen Extremitäten und relativ großem Kopf und Rumpf (sog. Sitzriese)
Marfan-Syndrom	Bindegewebserkrankung mit Spinnenfingrigkeit, Großwuchs, Aortenaneurysma (Ausweitung der Aorta), Überdehnbarkeit von Haut und Gelenken, Augenlinsenschlottern
Neurofibromatose (von Recklinghausen)	Cafè-au-lait-Flecken = fleckförmige Hautüberpigmentierung, zahlreiche Neurofibrome (Knoten) der Hautnerven, ZNS-Tumoren
Autosomal rezessive Erbleiden	
Mukoviszidose	abnorme Zusammensetzung der Sekrete exokriner Drüsen mit chronischer Verdauungsinsuffizienz und Lungenerkrankungen (chronischer Husten, Bronchitis und Pneumonie)
Phenylketonurie	Defekt der Phenylalaninhydroxylase, mit Anhäufung von Phenylalanin und seinen Metaboliten mit fortschreitender Hirnschädigung (geistiger Entwicklungsrückstand und Krämpfe)
Galaktosämie	Nichtverwertung von Galaktose mit Vergrößerung der Leber (und später Leberzirrhose) durch Enzymmangel, z.B. Galaktokinasemangel, Schädigung von Niere, Augenlinse und ZNS (mentale Retardierung)
X-chromosomal rezessive Erbleiden	
Hämophilie A und B	Mangel an Gerinnungsfaktoren, Blutungsneigung
Muskeldystrophie Typ Duchenne	Defekt des Submembranproteins Dystrophin in Muskelfasern durch progressiven Untergang von Muskelfasern, letztlich Gehunfähigkeit ab etwa 8. Lebensjahr
X-chromosomal dominante Erbleiden	
Vitamin D resistente Rachitis	Knochenerweichungen; Scheitelbeinerweichung, Hühnerbrust, X- oder O-Beinen

2.6.4 Die unterschiedliche Genexpression

Durch unterschiedliche Genaktivität der väterlichen und mütterlichen Gene in der Embryogenese kommt es zu unterschiedlichen Expressionsmustern und damit zu unterschiedlichen Entwicklungen. Das Angelman-Syndrom und das Prader-Willi-Syndrom (s. S. 52) sind ein Beispiel dafür. Die unterschiedliche Genexpression kommt durch das sog. genomische Imprinting zustande: Näheres dazu finden Sie in den Lehrbüchern der Biologie.

2.6.5 Die exogen bedingten Missbildungen

2.6.5.1 Die sensible Phase

Exogene Noxen (schädigende Einflüsse, Teratogene) rufen während einer bestimmten Phase der Embryonal- oder Fetalentwicklung ein bestimmtes Schädigungsmuster eines oder mehrerer Organe/Gewebe hervor. Diese Phase ist die sensible (oder kritische) Phase (teratologische Determinationsperiode) eines Organs. Dementsprechend kann man unterscheiden:

- Blastopathien (Störung während der ersten 16 Tage, führen meist zum Absterben der Frucht)
- Embryopathien (17. Tag – 8. Schwangerschaftswoche)
- Fetopathien (9. Woche bis Geburt).

Die sensible Phase eines Organs ist die Periode, in der es durch Zellproliferation zu einem raschen Wachstum kommt. Sie ist für jedes Organ unterschiedlich. Das heißt, der Zeitpunkt und die Dauer der sensiblen Phasen verschiedener Organe variiert. Das ZNS, die Sinnesorgane, das Herz, die äußeren Genitalien, das Skelettsystem haben relativ lange kritische Phasen, weisen also häufiger Fehlbildungen auf.

Zu beachten ist, dass Organe auch außerhalb dieser sensiblen Phasen geschädigt werden können. Solche weniger kritischen Phasen können bis zur Geburt reichen (z. B. ZNS, Sinnesorgane, Genitale). Teratogene können in diesen Phasen z. B. Wanderungsprozesse (z. B. Zellmigration im Gehirn) oder Differenzierungsvorgänge beeinträchtigen.

■I Merke

Die Entstehung exogener Missbildungen hängt von der Phase der Schwangerschaft ab, in der sich das Kind während der Einwirkung der Noxen befindet.

2.6.5.2 Die Erkennung von Fehlbildungen

Fehlanlagen oder Erkrankungen müssen frühzeitig aufgedeckt werden. Dazu können z. B. Fruchtwasser oder Chorionzotten mittels genetischer, biochemischer und mikroskopischer Techniken untersucht werden.

Fruchtwasser (Amnion- oder Mesenchymzellen): ab 14. Woche durch transabdominelle Punktion (Amniozentese).

Chorionzottenbiopsie (Trophoblastzellen): ab 12. Woche, durch transzervikale oder transabdominelle Punktion.

Das Alpha-Fetoprotein im Fruchtwasser ist z. B. erhöht bei: Neuralrohrdefekten, Bauchwanddefekten, Turner-Syndrom, u. a.

2.6.5.3 Die Fehlbildungen

Die Fehlbildungen durch Infektionskrankheiten

Infektionskrankheiten sind für den Feten dann gefährlich, wenn die Mutter während der Schwangerschaft zum ersten Mal damit infiziert wird. Tab. 2.4 gibt einige Beispiele für solche Krankheiten.

Tabelle 2.4 Fehlbildungen durch Infektionskrankheiten

Erreger	Fehlbildungen
Rötelnvirus (Rubeola-Virus)	Augenschäden (Katarakt), Herzfehler (Ventrikelseptumdefekt), Innenohrdefekte
Zytomegalievirus	Erweichungsherde im Gehirn, später Verkalkungen und Mikrozephalie oder Hydrozephalus: Verminderung der intellektuellen Leistungsfähigkeit Störungen der motorischen Entwicklung oder auch Lähmungen, u. a.
Toxoplasma gondii	Enzephalitis (z. T. mit Verkalkungen), Hydrozephalus, Augenfehlbildungen. Die Schwangere kann sich u. a. über Kontakte mit Katzen und Verzehr von rohem Fleisch mit dem Parasiten Toxoplasma gondii infizieren (Toxoplasmose). Der Parasit kann dann transplazentar übertragen werden.
Windpocken (Varizellen)	Fehlbildungen treten nur selten auf, u. a. Gliedmaßenhypoplasie, Muskelatrophie, Katarakt, geistige Retardierung, Hautnarben.

Die Fehlbildungen durch Medikamente (Tab. 2.5)

Tabelle 2.5 Fehlbildungen durch Medikamente

Medikament	Fehlbildung
Aminoglykosid-Antibiotika	neurotoxisch für den Hörnerv
Antidepressiva	Herz- und ZNS-Fehlbildungen
Barbiturate(Beruhigungsmittel; narkotische Wirkung)	ZNS-Fehlbildung, Lippen-Kiefer-Gaumenspalte, Floppy-Infant-Syndrom (schlaffes Kind)
Antiepileptika(Phenytoin, Hydantoin)	Gesichtsdysmorphien (z. B. breiter Nasenrücken), Mikrozephalie, geistige Retardierung, Nagelveränderungen Schwangere Epileptikerinnen sind schwierig zu behandeln, da eigentlich alle Epileptika in der Schwangerschaft nicht verabreicht werden sollten.
Lithiumsalze(Behandlung von manisch-depressiven Erkrankungen)	Herz- und ZNS-Missbildungen
Tetrazykline(Antibiotikum)	Störung der Zahn- und Knochenentwicklung
Thyreostatika(Behandlung von Schilddrüsenüberfunktion)	hemmen Schilddrüsenentwicklung beim Feten
Zytostatika(Chemotherapie bei Krebs)	verschiedene Fehlbildungen, Fruchttod
Vitamin A	in hohen Dosen: ZNS- und Augenmissbildungen
Vitamin D	in hohen Dosen: Verengung (Stenose) der Aorta

Die Fehlbildungen durch sonstige Faktoren (Tab. 2.6)

Tabelle 2.6 Fehlbildungen durch sonstige Faktoren

auslösender Faktor	Fehlbildungen und sonstige Auswirkungen
Diabetes mellitus der Mutter	Riesenbabies mit viel subkutanem Fettgewebe, Atemnotsyndrom (unreifes Lungenepithel). Als Antwort auf den mütterlichen Insulinmangel produziert der Fet vermehrt Insulin. Dies führt zu verminderter Blutglucose (Hyperglykämie). Häufige Fehlbildungen: Herzfehler, Defekte des Skeletts (besonders der unteren Extremitäten)
Alkohol	Reduktion des Wachstums von Größe, Gewicht und Kopfumfang, typisches Gesicht und Epikanthus, Hängelider, verkürzter Nasenrücken, fliehendes Kinn, Gelenkanomalien (z. B. Hüftluxation), geistige Retardierung, motorische Hyperaktivität
Zigaretten	verringertes Geburtsgewicht, erhöhtes Risiko einer Frühgeburt, eventuell minimale Hirnschädigungen
radioaktive Strahlung (z. B. Röntgen-Strahlung)	ZNS- und Augenfehlbildungen, Gaumenspalten, Skelettanomalien
Quecksilber(z. B. durch übermäßigen Fischkonsum)	verschiedene neurologische Symptome
Drogen	führen beim Neugeborenen zu Entzugssymptomen (z. B.): *Heroin*: Hyperaktivität, Wachstumsretardierungen, Respirationsstörungen *Kokain*: Aborte, Wachstumsrückstand, ZNS-Schädigung *LSD*: Veränderungen am Nervensystem, Extremitätenanomalien

Check-up

✔   Machen Sie sich nochmals klar, welche exogenen und endogenen Faktoren Fehlbildungen während der Schwangerschaft auslösen können.

✔   Zählen Sie sowohl für numerische als auch für strukturelle Chromosomenaberrationen je einige Beispiele auf.

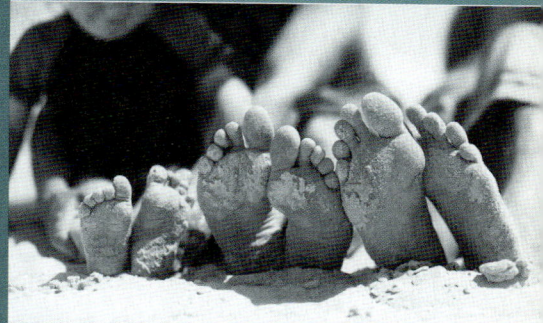

Kapitel **3**

Bewegungsapparat

Der Kopf bleibt nicht in der Pfanne

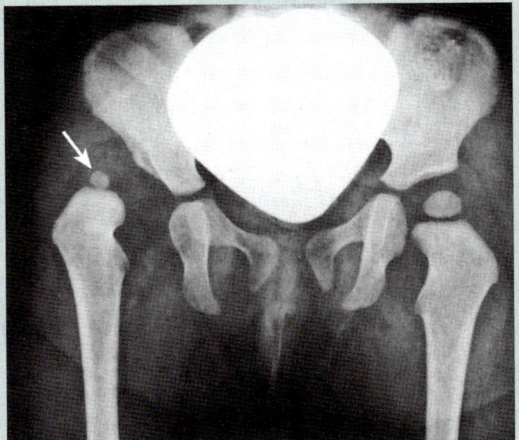

Diese Röntgenaufnahme zeigt eine linksseitige Hüftgelenksluxation (Pfeil) im Vergleich zum gesunden rechten Hüftgelenk bei einem 10 Monate alten Mädchen.

Benedikt leidet an einer Hüfgelenkdysplasie, einer angeborenen Fehlbildung der Hüfte. Sehen kann man das nicht – aber durch spezielle Untersuchungsmethoden kann der Arzt diese Fehlbildung erkennen. Die Behandlung ist für die Mütter oft unangenehmer als für die Kinder: Die Babies müssen für einige Wochen eine Spreizhose tragen. In den meisten Fällen sind die Kinder anschließend gesund. So ist das leider nicht bei allen angeborenen Erkrankungen des Bewegungsapparates, über dessen Entwicklung Sie in diesem Kapitel mehr erfahren.

Benedikt ist das süßeste Baby der Welt, findet Martina. Sechs Wochen ist er nun alt und ein richtiger Wonneproppen. Wie er die Stirn runzelt und lächelt! Martina kann sich nicht daran satt sehen. Heute ist ein wichtiger Tag für den Kleinen: Der Junge muss zum Kinderarzt. Auf dem Programm steht die U3, die Vorsorgeuntersuchung für Kinder, die zwischen vier und sechs Wochen alt sind. Da U1 und U2 noch im Krankenhaus erfolgt sind, ist es Martinas erster Besuch beim Kinderarzt.

Ortolani positiv

Dr. Becker betrachtet den Jungen aufmerksam. Er hört Herz und Lunge ab und überprüft die Reflexe. Zum Schluss legt er Benedikt auf den Rücken und nimmt die Unterschenkel des Babys in die Hand. Nun spreizt er die Beine – und stutzt. Im linken Bein hat er eine leichte Abspreizhemmung gespürt. Auch bei

der so genannten Instabilitätsuntersuchung lässt sich der linke Hüftkopf aus der Pfanne bewegen. Im Medizinjargon bedeutet das: Das Ortolani-Zeichen ist positiv. Martina beobachtet die Bewegungen des Arztes beunruhigt. Ob mit ihrem Baby etwas nicht in Ordnung ist? Doch Dr. Becker beschwichtigt, Benedikt gehe es prima, der Junge sei völlig gesund. Eine Sache würde er gerne noch beim Orthopäden abklären lassen: Möglicherweise leide Benedikt an einer Hüftgelenkdysplasie, der häufigsten angeborenen Fehlbildung, die sich bei 2–4 % aller Neugeborenen findet.

Falscher Winkel zwischen Kopf und Pfanne

Dr. Becker nimmt sich ein wenig Zeit, der besorgten Mutter zu erklären, worum es sich handelt: Bei einer Hüftgelenkdysplasie sei die Hüftpfanne zu flach und steil. So könne der Hüftkopf leicht aus der Pfanne herausrutschen (Hüftgelenkluxation). Die Fehlbildung lasse sich jedoch gut korrigieren. Um die Diagnose zu sichern, solle Benedikt möglichst schnell einem Orthopäden vorgestellt werden.

Eine Woche später hat Martina mit ihrem Kleinen einen Termin bei Dr. Münter. Dieser untersucht Benedikt zunächst klinisch und dann mit dem Ultraschallgerät. In der Hüftsonographie kann der Orthopäde Hüftkopf und Pfanne gut erkennen und feststellen, in welchem Winkel die Knochen zueinander stehen. Bei Benedikt besteht tatsächlich eine leichte Hüftgelenkdysplasie. Er erklärt Martina, dass das Baby in den nächsten Wochen eine Spreizhose tragen müsse und zeigt ihr ein seltsames Gestell aus Plastik. Wenn Benedikt dies trage, erklärt er, werde er anschließend keine Probleme mehr haben.

Strampelverbot!

Entsetzt betrachtet die junge Mutter die Spreizhose. Das soll ihr süßer Junge Tag und Nacht tragen. Dann kann er doch die Beine nicht mehr bewegen, nicht mehr strampeln und treten! Aber als Dr. Münter ihr erklärt, dass die Fehlbildung in einigen Monaten nicht mehr so leicht zu korrigieren sei, willigt sie ein: Eine Operation mit mehrwöchiger Behandlung im Gipsverband will sie ihrem Kleinen erst recht nicht zumuten. Benedikt ist über die Spreizhose natürlich alles andere als erfreut, aber nach zwei Tagen hat er sich daran gewöhnt. Zwei Monate später, nach Ende der Therapie strampelt er dafür um so heftiger. Martina freut sich darüber, vor allem, weil Dr. Münter bei einer Kontrolluntersuchung festgestellt hat, dass das Hüftgelenk nun in Ordnung ist.

3 Bewegungsapparat

3.1 Das Skelettsystem

Lerncoach

Das Skelettsystem entwickelt sich aus dem paraxialen Mesoderm und dem parietalen Seitenplattenmesoderm sowie aus der Neuralleiste der dreiblättrigen Keimscheibe. Schauen Sie sich dazu ggf. noch einmal die Entwicklung des Embryos in der 3. und 4. Woche an (s. S. 24).

3.1.1 Der Überblick

Aus den Somiten des paraxialen Mesoderms wandern Sklerotomzellen aus und bilden die **Wirbelsäule**. Im parietalen Mesdoderm entstehen **Rippen**, **Schulter-** und **Beckengürtel** sowie das **Extremitätenskelett**. Aus der Neuralleiste gehen große Anteile des **Kopfskeletts** hervor.

3.1.2 Die Knochenbildung

Die Knochenbildung wird hier nur kurz zusammengefasst. Eine ausführliche Darstellung finden Sie in den Lehrbüchern der Histologie.

Es werden zwei Formen der Knochenbildung **(Osteogenese)** unterschieden:
- die desmale (direkte) Ossifikation
- die chondrale (indirekte) Ossifikation.

In beiden Fällen bildet sich zunächst ein **Geflechtknochen**, in dem die Kollagenfasern und die Osteozyten unregelmäßig (geflechtartig) angeordnet sind. Fast überall wird der Geflechtknochen dann in den mechanisch wesentlich belastbareren **Lamellenknochen** umgewandelt. Im Lamellenknochen sind die Kollagenfibrillen in charakteristischen Schichten (Lamellen) angeordnet.

Einige Knochen des Schädeldaches und Teile des Unterkiefers und des Schlüsselbeins entstehen durch **desmale Ossifikation**. Dabei wandeln sich Mesenchymzellen in Osteoblasten (Knochenbildner) um. Diese synthetisieren das Osteoid, das aus kollagenen Fasern besteht. Das Osteoid verkalkt und die jetzt als Osteozyten bezeichneten ehemaligen Osteoblasten sind vollständig in verkalkter Interzellularsubstanz eingemauert. An der *äußeren* Oberfläche kleiner Knochenstückchen lagern sich immer wieder Osteoblasten an und bilden neues Knochengewebe (Anlagerungswachstum, **appositionelles Wachstum**). An der *inneren* Oberfläche wird Knochenmaterial durch Osteoklasten (Knochenzerstörer) abgebaut, dadurch vergrößert sich z. B. die Schädelhöhle.

Die meisten Knochen entstehen durch chondrale Ossifikation (in zwei Schritten: perichondrale und enchondrale Ossifikation). Hierbei entsteht zuerst ein Knorpelmodell des späteren Knochens **(Primordialskelett)**. Bei der **perichondralen Ossifikation** differenzieren sich im Perichondrium (der Knorpelhaut des Knorpelmodells) die Osteoblasten, die sich dann wie bei der desmalen Ossifikation einmauern. Es entsteht eine Knochenmanschette, die sich zunehmend verdickt. Bei der **enchondralen Ossifikation** im inneren des Knochens (unter der Manschette) vergrößern sich die Knorpelzellen und es treten Verkalkungsherde auf. Blutgefäße wachsen ein und Mesenchymzellen dringen ein. Die Mesenchymzellen differenzieren sich zu Osteoblasten und Osteoklasten (hier Chondroklasten). Die Chondroklasten bauen Verkalkungsherde und Knorpel ab. Die Osteoblasten bilden Knochensubstanz. So entstehen die Knochenbälkchen der Diaphyse (des Knochenschaftes); es erfolgt das *Längenwachstum*. Später, meist erst postnatal, verknöchern die Epiphysen (die Enden des Knochens) nach Art der enchondralen Ossifikation; es entstehen Knochenkerne. Zwischen Epi- und Diaphyse verbleibt eine Zone aus Knorpel, die Epiphysenfuge, die für das weitere Längenwachstum verantwortlich ist. Das Dickenwachstum erfolgt appositionell (desmal). Nach Abschluss des Wachstums verknöchern die Epiphysenfugen.

Anhand der vorhandenen epiphysären **Knochenkerne** kann das Alter des Kindes (röntgenologisch) bestimmt werden.

Beachte: Bei Neugeborenen sind der Knochenkern der proximalen Tibia- und der distalen Femurepiphyse ausgebildet.

Tab. 3.1 gibt einen Überblick über die Zeitpunkte der Ossifikation verschiedener Epiphysen.

Tabelle 3.1 Beispiele zum Zeitpunkt der Ossifikation von Epiphysen

Epiphyse	Zeitpunkt der Ossifikation
distale Tibiaepiphyse	2. Jahr
proximale Humerusepiphyse	2. Woche
distale Humerusepiphyse	12. Jahr
proximale Ulnaepiphyse	8.-12. Jahr
distale Ulnaepiphyse	5.-7. Jahr

3.1.3 Die Entwicklung der Wirbelsäule

Zur Erinnerung: Die Somiten, die aus dem paraxialen Mesoderm entstehen, differenzieren sich zu Beginn der 4. Woche in das Sklerotom und das Dermomyotom (Dermatom + Myotom, s. S. 27).

Die Mesenchymzellen aus dem Sklerotom der Somiten wandern nach medial und umhüllen die Chorda dorsalis und die Anlage des Rückenmarks. Dadurch entsteht eine Säule aus Mesenchym, in der die segmentale Gliederung durch die Sklerotome noch schwach erkennbar ist. Zwischen zwei Segmenten verlaufen jeweils die Intersegmentalarterien. Sehr bald läßt sich jedes Mesenchymsegment **(Abb. 3.1 a)** in einen kranialen Abschnitt mit locker angeordneten Zellen und in einen kaudalen Abschnitt mit dicht zusammenliegenden Zellen gliedern.

Anschließend verbindet sich jeweils ein kaudaler Segmentabschnitt mit dem darunter liegenden kranialen Segmentabschnitt **(Abb. 3.1 b)**. Es ist damit zu einer Neugliederung der Wirbelsegmente **(Resegmentierung)** gekommen. Das bedeutet, dass die Wirbel um eine Segmenthälfte gegenüber den segmental angeordneten Muskelanlagen verschoben sind. Die Muskelanlagen verlaufen also zwischen zwei Wirbeln; erst dadurch haben sie die Möglichkeit, die Wirbelsäule zu bewegen. Die Resegmentierung bedingt zudem:

- dass die zunächst in der Mitte eines Segments angeordneten Spinalnerven intersegmental (auf Höhe der Zwischenwirbelscheibe, später durch das Foramen intervertebrale) verlaufen.
- dass die (zunächst) Intersegmentalarterien in der Mitte am Wirbelkörper verlaufen.

Einige Zellen des kaudalen Segmentabschnitts wandern nach oben aus und bilden die Zwischenwirbelscheibe **(Discus intervertebralis)**. Die Disci intervertebrales bestehen aus den Fasern des **Anulus fibrosus** und dem **Nucleus pulposus,** der im Zentrum der Disci intervertebrales als Rest der Chorda dorsalis zurückbleibt. Die übrigen Abschnitte der Chorda (innerhalb der Wirbelkörper) bilden sich vollständig zurück.

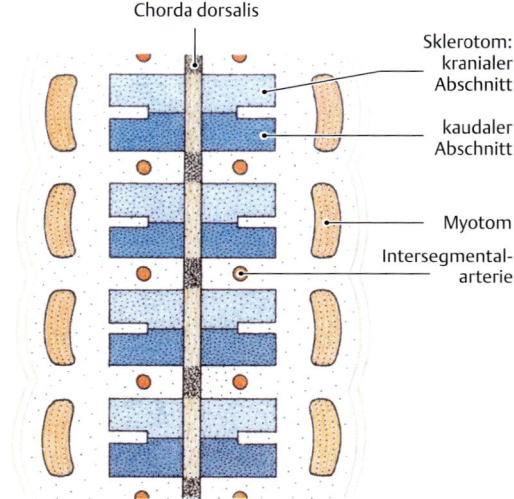

Chorda dorsalis

Sklerotom: kranialer Abschnitt

kaudaler Abschnitt

Myotom

Intersegmental-arterie

a

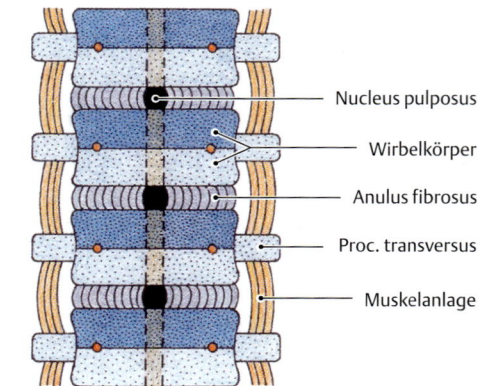

Nucleus pulposus

Wirbelkörper

Anulus fibrosus

Proc. transversus

Muskelanlage

b

Abb. 3.1 Entwicklung der Wirbelsäule und der Rückenmuskulatur. (a) 4. Woche; (b) Ende 2. Monat

Aus den kaudalen Segmentabschnitten wandern Zellen (beidseits, auch als Neuralfortsätze bezeichnet) nach dorsal und umhüllen die Anlage des Rückenmarks. Ferner wandern aus diesem Segmentabschnitt Zellen nach lateral und vorne, um die Rippen (in Form der Kostalfortsätze) und die Querfortsätze (Procc. transversi) des Wirbels zu bilden.

3.1.3.1 Besonderheiten bei den Halswirbeln

Im Bereich der Halswirbel gibt es besondere Entwicklungen. So wird z. B. zur Bildung des Dens axis aus dem 1. Halswirbel Sklerotommaterial an den 2. Halswirbel abgegeben.

3.1.3.2 Die Entstehung des Kreuzbeins

Das Kreuzbein (Os sacrum) entsteht aus Verschmelzung von 5 Wirbeln. Die darunter gelegenen rudimentären 3–5 Vertebrae coccygeae bilden das kleine Steißbein (Os coccygis).

3.1.3.3 Die Wirbelsäule beim Neugeborenen

Die Wirbelsäule des Neugeborenen ist fast gerade gestreckt; es findet sich nur eine leichte Brustkyphose. Die Halslordose entwickelt sich, wenn das Kind lernt, den Kopf zu heben. Die Lendenlordose entsteht dann, wenn das Kind anfängt aufrecht zu sitzen und zu laufen.

◼◼▌ Merke

Die Wirbelsäule des Säuglings ist weniger stark gekrümmt als die des Erwachsenen!

3.1.3.4 Missbildungen der Wirbelsäule

Spina bifida (Wirbelbogenspalte)
Bei der Spina bifida sind die Wirbelbögen durch eine Hemmungsmissbildung nicht oder nur unvollständig verschlossen. Je nach Schweregrad geht diese Missbildung mit oder ohne Beeinträchtigung des Rückenmarks einher.
Die verschiedenen Formen der Spina bifida sind:
Spina bifida occulta: äußerlich nicht sichtbare Wirbelbogenspalte (von Haut bedeckt), mit normaler Anlage und Funktion des Rückenmarks, meist im lumbosakralen Bereich, oft mit verstärkter Behaarung, Pigmentierung oder Grübchenbildung über dem Defekt.
Spina bifida cystica: sichtbar als ein mit Haut überzogener Sack. Nach dem Inhalt dieses Sackes unterscheidet man Meningozele (Vorwölbung der Rückenmarkshäute), Meningomyelozele (Vorwölbung der Rückenmarkshäute und des Rückenmarks) und Meningomyelozystozele (Meningomyelozele mit erweitertem Rückenmarkskanal [Zentralkanal]).
Spina bifida aperta (Rachischisis oder Myeloschisis): Spaltbildung der Wirbelbögen mit Spaltung der Meningen und des Rückenmarks (Neuralrohr nicht verschlossen, d. h. Neuralfalten nicht fusioniert, vgl. S. 31).

Weitere Missbildungen der Wirbelsäule
In Tab. 3.2 sind weitere mögliche Missbildungen bei der Entwicklung der Wirbelsäule aufgeführt. Bei assymetrischen Wirbelfehlbildungen kommt es zur Wirbelsäulenverkrümmung.

Tabelle 3.2 Missbildungen der Wirbelsäule

Bezeichnung	Missbildung
Sakralisation	Verschmelzung des 5. Lendenwirbels mit dem Kreuzbein
Lumbalisation	Trennung (Isolierung) des 1. Kreuzbeinwirbels vom Kreuzbein (→ als 6. Lendenwirbel).
Blockwirbel	Verschmelzung zweier Wirbelkörper
Halbwirbel	Ausbildung nur der vorderen oder hinteren bzw. linken oder rechten Hälfte des Wirbelkörpers
Keilwirbel	keilförmig deformierter Wirbelkörper
Klippel-Feil-Syndrom	Formanomalien und Verschmelzung von Halswirbeln → Hals stark verkürzt und oft ossärer Schiefhals
Spondylose	Spaltbildung im Wirbelbogen (meist 5. Lendenwirbel zwischen dem oberen und unteren Gelenkfortsatz) → Verschiebung des Wirbelkörpers nach vorne.

3.1.4 Die Entwicklung der Rippen und des Brustbeins (Sternum)

Die Rippen entstehen aus den Kostalfortsätzen der thorakalen Wirbelanlage; diese Fortsätze wachsen nach lateral und ventral aus. Später löst sich die Verbindung zwischen Rippen und Wirbeln durch Spaltbildung; an diesen Stellen bilden sich dann die Rippen-Wirbelgelenke aus.
An den Hals-, Lenden- und Kreuzbeinwirbeln entstehen aus den Kostalfortsätzen nur Rippenrudimente: Tubercula anteriora der Halswirbel, Procc.

costales der Lendenwirbel und der größte Teil der Partes laterales des Os sacrum.

In der ventralen Leibeswand entstehen aus dem Mesenchym des parietalen Blattes des Mesoderms zwei Leisten. Diese Sternalleisten (Abb. 3.2 a) liegen vor den nach ventral vorwachsenden Rippen. Sie nehmen Kontakt mit den sieben oberen Rippen auf und verschmelzen dann miteinander (von kranial nach kaudal) zur Sternumanlage (Abb. 3.2 b).

■■I Merke
An den Lendenwirbeln sind die „Rippenäquivalente" (Procc. costales) besonders ausgeprägt.

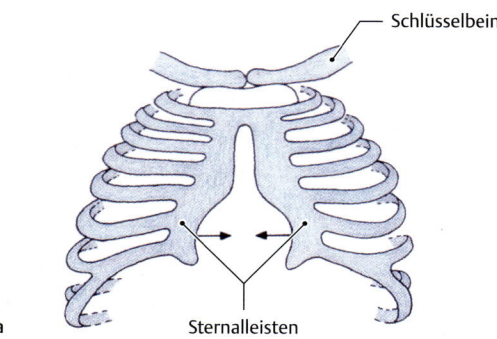

Schlüsselbein

a   Sternalleisten

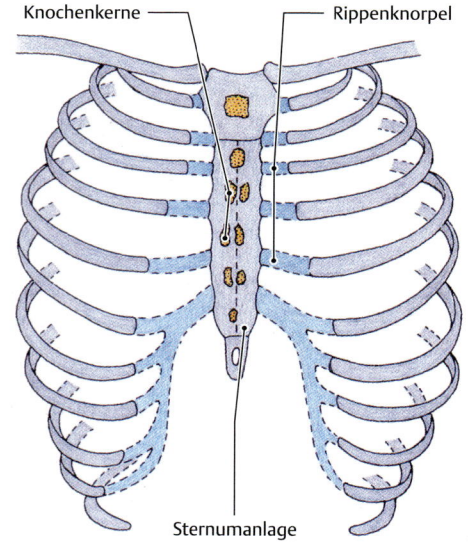

Knochenkerne   Rippenknorpel

b   Sternumanlage

Abb. 3.2 Entwicklung des Sternums. (a) 6. Woche; (b) bei der Geburt. Beachte die horizontale Stellung der Rippen.

3.1.4.1 Der Thorax beim Neugeborenen
Im Gegensatz zum Erwachsenen ist der sagittale Durchmesser des Thorax beim Neugeborenen größer als der transversale. Die Rippen stehen annähernd horizontal.

3.1.4.2 Missbildungen der Rippen und des Sternums
Bei Fehlentwicklungen kann es zu zusätzlichen (akzessorischen) Rippen kommen. Lendenrippen sind dabei am häufigsten. Sie verursachen keine Beschwerden. Zusätzliche Halsrippen können rudimentär bis komplett, ein- oder beidseits auftreten. Meist finden sie sich am 7. Halswirbel. Durch Kompression der A. subclavia und des Armplexus kann es dabei zu sensiblen Störungen, Armschmerzen und zur Lähmung der kurzen Handmuskeln kommen.

Wenn die Verschmelzung der Sternalleisten ausbleibt, entsteht eine partielle oder totale Sternumspalte (längs, Fissura sterni).

Eine weitere Anomalie ist die Hühnerbrust, bei der das Brustbein und die vorderen Anteile der Rippen nach vorne gewölbt sind.

Die Trichterbrust entsteht durch eine Hemmungsfehlbildung und äußert sich in einer trichterförmigen Einziehung meist der unteren Hälfte des Sternums (mit vorderen Rippenanteilen); in schweren Fällen kann es dabei durch Herzverlagerung zu Kreislaufstörungen kommen.

3.1.5 Die Entwicklung der Extremitäten
Etwa am 25. Tag erscheinen faltenförmige Knospen der oberen Extremität an der seitlichen Rumpfwand (Abb. 3.3). Ungefähr 2 Tage später sind auch die unteren Extremitätenknospen zu erkennen. Ihre Entwicklung bleibt auch in der Folge immer etwas hinter der der oberen Extremität zurück. Die Knospen, die bald eine paddelförmige Gestalt bekommen, bestehen aus einem mesenchymalen Kern und einem Überzug aus Ektoderm. Das Mesenchym geht aus der Somatopleura (parietales Blatt des Mesoderms) hervor. Am distalen Ende der Knospe verdickt sich das Ektoderm zur Randleiste (apikaler Ektodermkamm). Zwischen dieser Randleiste und dem darunter liegenden Mesenchym, das die Wachstumszone der Extremitätenanlage ist, bestehen enge Wechselwirkungen. Die Zellen der

Abb. 3.3 Handanlage: (a) faltenförmige Armanlage (32. Tag);
(b) Handtellerbildung (36. Tag);
(c) Handteller mit sich abglie-
dernden Fingerstrahlen (46. Tag);
(d) und (e) Ausbildung separater
Fingerstrahlen (49. Tag);
(e) 3. Monat. Beachte die
typische Stellung der einzelnen
Finger.

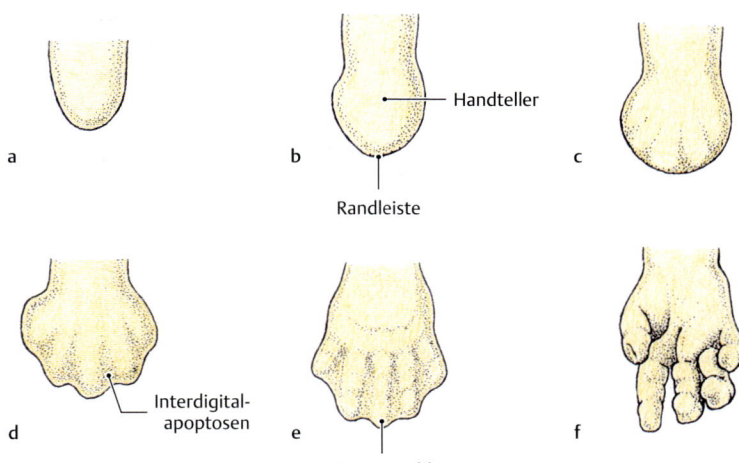

Randleiste stimulieren das Mesenchym zum appo-
sitionellen Wachstum (Längenwachstum). Zellen
wandern aus der Wachstumszone aus und bilden
Knorpelblastome, aus denen die hyalinen Knorpel-
modelle der Extremitätenknochen werden.
Etwa in der 6. Woche bildet sich durch eine Einschnürung distal die **Hand-** bzw. **Fußplatte**. Innerhalb dieser Platten entwickeln sich Finger- bzw.
Zehenstrahlen durch strangförmige Mesenchymverdichtungen. Diese Strahlen werden dann durch 4
Furchen voneinander abgegrenzt. In diesen Furchen
kommt es zum programmierten Zelltod (Apoptose)
und dadurch zur Ausbildung separater Finger bzw.
Zehen.
In der oberen Extremitätenanlage erfolgt eine *Rotation* um 90° in der Weise, dass die Daumen nach
lateral zeigen. In der unteren Anlage führt eine Rotation um 90° (in entgegengesetzter Richtung) dazu, dass die großen Zehen nach medial gerichtet
sind.

3.1.5.1 Missbildungen der Extremitäten
Bei den Extremitäten sind zahlreiche Missbildungen bekannt. Hier sind nur einige Beispiele aufgeführt.
Bei der **Phokomelie** fehlen die langen Röhrenkno-
chen. Die Hand bzw. der Fuß setzen unmittelbar
am Rumpf an („Robbengliedrigkeit"). Fehlt eine Extremität vollständig, spricht man von **Amelie**.

Im Bereich der Hände und Füße kann es zur **Spalt-
hand** oder zum **Spaltfuß** kommen. Dabei liegt eine
Aplasie oder Hypoplasie besonders des 3. Strahls
vor. Im Extremfall sind nur die Randstrahlen (1
und 5, hummerscherenartig) erhalten.
Anomalitäten der Finger oder Zehen sind z.B. die
Syndaktylie (häutige oder knöcherne Zusammen-
wachsung mehrerer oder aller Finger oder Zehen),
die **Polydaktylie** (überzählige, häufig rudimentäre
Finger oder Zehen) und die **Oligodaktylie** (Verminderung von Hand- oder Fußstrahlen).

3.1.6 Die Entwicklung des Schädels

**Um die Entwicklung des Schädels zu verste-
hen, sollten Sie seine Anatomie kennen. Schlagen
Sie diese ggf. noch einmal in einem Anatomieatlas nach. Aus entstehungsgeschichtlichen Grün-
den wird die Entwicklung des Gesichtsschädels
im Kapitel Kopf und Hals beschrieben (s. S. 73).**

Der Schädel gliedert sich in
- **Neurokranium** (Hirnschädel) mit Schädelbasis
  und den flachen Deckknochen der Schädelkapsel
  und
- **Viszerokranium** (Gesichtsschädel).

Der Gesichtsschädel geht im Wesentlichen aus den
ersten beiden Schlundbögen hervor (s. S. 69).
Das Material für den Hirnschädel stammt aus:

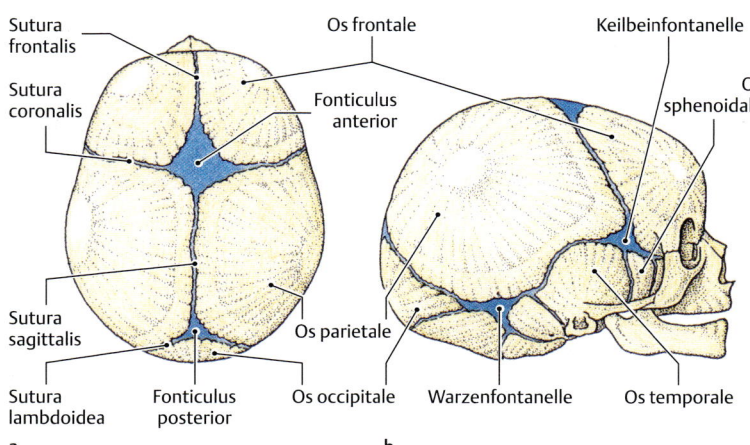

Sutura frontalis

Sutura coronalis

Os frontale

Fonticulus anterior

Keilbeinfontanelle

Os sphenoidale

Sutura sagittalis

Os parietale

Sutura lambdoidea

Fonticulus posterior

Os occipitale

Warzenfontanelle

Os temporale

a

b

Abb. 3.4 (a) und (b) Entwicklung des Schädeldaches (Suturae und Fontanellen, [a] Ansicht von oben, [b] Ansicht von lateral); (c) Entwicklung der Schädelbasis. Vergleiche mit einem Bild der adulten Schädelbasis (s. Atlas der Anatomie).

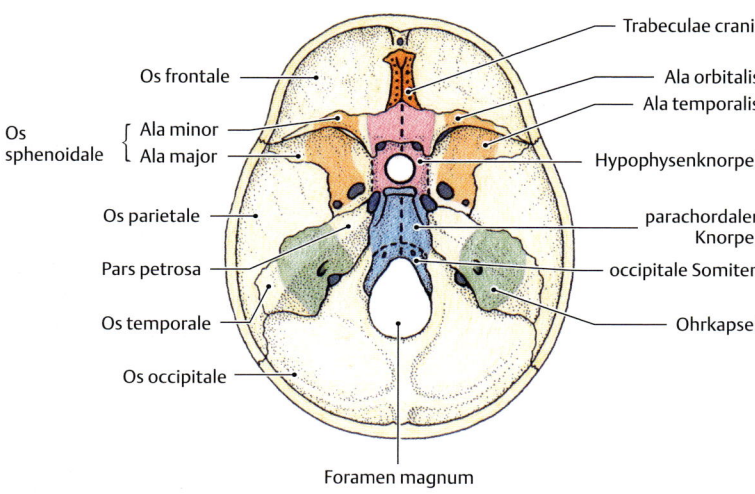

Trabeculae cranii

Os frontale

Os sphenoidale {Ala minor / Ala major

Ala orbitalis

Ala temporalis

Hypophysenknorpel

Os parietale

Pars petrosa

Os temporale

Os occipitale

parachordaler Knorpel

occipitale Somiten

Ohrkapsel

Foramen magnum

c

- dem **Mesektoderm** des Kopfes (s. Neuralleiste S. 32): → flache Deckknochen der Schädelkapsel;
- dem **prächordalen Mesoderm** (s. Prächordalplatte S. 27): → großer Teil der Schädelbasis;
- den **okzipitalen Somiten** (paraxiales Mesoderm (s. S. 27): → Teil der hinteren Schädelbasis.

3.1.6.1 Die Deckknochen des Schädels

Die Knochen des Schädeldachs (Calvaria, Kalotte) entstehen durch desmale Ossifikation: Ossa frontalia, Ossa parietalia, Squamae temporales und occipitales. Zwischen zwei benachbarten Knochenanlagen bildet Bindegewebe die Knochennähte (Suturae, **Abb. 3.4**):

Sutura sagittalis: zwischen den Ossa parietalia (Sagittalnaht)

Sutura coronalis: zwischen den Ossa frontalia und Ossa parietalia (Koronarnaht)

Sutura lambdoidea: zwischen den Ossa parietalia und Os occipitale (Lambdanaht)

Sutura frontalis: zwischen den Ossa frontalia (Frontalnaht).

Die Sutura frontalis verknöchert sich im 2. Lebensjahr, die übrigen Suturen erst um das 40. Lebensjahr.

Die Suturen sind an sechs Stellen zu größeren Lücken, den **Fontanellen**, verbreitert:

Fonticulus anterior (Stirnfontanelle): groß, viereckig, zwischen Ossa parietalia und Ossa frontalia, Verschluss im **2. Lebensjahr**.

Fonticulus posterior (Hinterhauptfontanelle): kleiner, dreieckig, zwischen Ossa parietalia und Os occipitale, Verschluss im **3. Lebensmonat**.

4 Seitenfontanellen (Verschluss in der 6. Lebenswoche).

Keilbeinfontanellen (vorn-unten am Os parietale) und Warzenfontanellen (hinten-unten am Os parietale).

3.1.6.2 Die Schädelbasis

Die Knochen der Schädelbasis entstehen als knorpelige Anlagen, d. h. durch chondrale Ossifikation. Die Mesenchymzellen, die um das obere Ende der Chorda dorsalis liegen, bilden eine unpaare Knorpelplatte, den **parachordalen Knorpel** (auch Basalplatte genannt). Aus dieser Knorpelplatte entsteht die **Pars basilaris** des Os occipitale. Nach hinten schickt die Basalplatte zwei Fortsätze, die zusammen mit den (2.–4.) okzipitalen Somiten (1 bildet sich zurück) die knöcherne Begrenzung des **Foramen magnum** (Hinterhauptsloch) bilden. Vor dem Parachordalknorpel liegen die **Hypophysenknorpel** und davor die **Trabeculae cranii** (Cartilagines trabeculares). Aus den Hypophysenknorpeln entsteht der Körper des Keilbeins (**Os sphenoidale**), aus den Trabeculae cranii der Körper des Siebbeins (**Os ethmoidale**).

Parachordaler Knorpel, Hypophysenknorpel und Trabeculae cranii bilden insgesamt eine längliche Platte. Beidseits dieser Platte formieren ebenfalls knorpelige Strukturen, vorne (seitlich vom Hypophysenknorpel) die **Ala orbitalis**, dahinter die **Ala temporalis**. Aus der Ala orbitalis entsteht der kleine Flügel (Ala minor) des Keilbeins, aus der Ala temporalis der große Flügel (Ala major). Seitlich vom Prächordalknorpel entsteht die **Ohrkapsel** (Labyrinthkapseln), aus der sich die **Pars petrosa** (Felsenbein) des Schläfenbeins (Os temporale) entwickelt.

3.1.6.3 Der Schädel bei der Geburt

Bei der Geburt können sich die Schädelknochen aufgrund der bindegewebigen Suturae und Fontanellen gegeneinander verschieben, sodass sich der Kopf bis zu einem gewissen Umfang den Raumverhältnissen des Geburtskanals anpassen kann.

Die Form der Fontanellen ist für den Geburtshelfer ein wichtiges Hilfsmittel: Dort, wo er vor der Geburt die viereckige Fontanelle tastet, ist die Gesichtsseite; an der dreieckigen liegt das Hinterhaupt. Durch die Lage der großen und kleinen Fontanelle kann er die **Richtung der Sagittalnaht** bestimmen.

Auch der Kinderarzt nutzt die Fontanellen: Durch die Fontanelle hindurch kann er eine Ultraschalldiagnostik (z. B. zur Diagnose perinataler Hirnschäden) durchführen.

■■I Merke

Die Richtung der Sagittalnaht ist durch die Lage der großen und kleinen Fontanelle bestimmbar.

3.1.6.4 Missbildungen des Schädels

Bei vorzeitigem Verschluss der Schädelnähten kommt es zu Missbildungen des Schädels (**Kraniostenosen**).

Der vorzeitige Verschluss der Koronarnaht führt zu einer Verbreiterung des Schädels, der vorzeitige Verschluss der Sagittalnaht zu einer Verlängerung (in sagittaler Richtung). Sind gleichzeitig Sagittal- und Koronarnaht vorzeitig verschlossen, wächst der Schädel in die Höhe (Turmschädel oder Akrozephalie).

Kraniostenosen können mit anderen Fehlbildungen kombiniert auftreten, z. B. Akrozephalosyndaktylie (Morbus Apert): Turmschädel + ausgedehnte Syndaktylien an Händen und Füßen.

3.1.7 Klinische Bezüge

3.1.7.1 Hüftdysplasie (angeborene Hüftluxation)

Dabei handelt es sich um eine inkonstant dominant vererbliche Entwicklungsstörung der Hüftpfanne, von der Mädchen mehr als 5-mal häufiger betroffen sind als Jungen. Die Pfanne ist zu flach und zu steil gestellt. Der Gelenkkopf findet keinen Widerhalt und gleitet über den Pfannenrand (nach hinten-oben, durch Muskelzug und Körpergewicht).

Check-up

✔ Wiederholen Sie nochmals, wo beim Neugeborenen in den Epiphysen bereits Knochenkerne vorhanden sind.

✔ Machen Sie sich nochmals klar, wie die Wirbelkörper entstehen und dass sie Material aus zwei benachbarten Sklerotomen enthalten.

✔ Wiederholen Sie, welche Strukturen sich aus dem paraxialen Mesoderm entwickeln.

✔ Machen Sie sich nochmals klar, woher das Anlagematerial des Schädelskeletts stammt. Beachten Sie dabei die paarige Anlage des Os frontale, d. h. der Knochen besitzt beim Neugeborenen eine Sagittalnaht. Wiederholen Sie, was man unter Sakralisation und Lumbation versteht.

3.2 Die Muskulatur

Lerncoach

Zur Erinnerung: Das Myotom, das zu Beginn der 4. Woche aus den Somiten entsteht, gliedert sich in der 5. Woche weiter auf in Epimer und Hypomer (s. S. 28). Aus dem Epimer entsteht die Rückenmuskulatur, aus dem Hypomer die Muskeln der Leibeswand.

3.2.1 Der Überblick

Die gesamte quergestreifte Skelettmuskulatur entsteht aus dem Myotom, das ursprünglich aus den Somiten hervorgeht (s. S. 27). Aus dem Myotom wandern Myoblasten in ihre Zielregionen (Leibeswand und Extremitäten) ein und fusionieren dort zu vielkernigen Synzytien. Am Ende des 3. Monats kann man die Querstreifung erkennen.

3.2.2 Die Brust- und Bauchwandmuskulatur

Die Interkostalmuskulatur und die Bauchwandmuskulatur entstehen aus den Myotomen (Hypomer) der Somiten. Die Myoblasten lösen sich vom Myotom und wandern in das Mesenchym der Somatopleura ein. Im hinteren Abschnitt der Somatopleura entstehen durch weitere Proliferation Vormuskelmassen (Abb. 3.5). Somatopleurazellen dringen in diese Vormuskelmassen ein und gliedern sie in die Anlagen der einzelnen Interkostal- und Bauchmuskeln. So entstehen z. B. in der seitlichen Bauchwand drei Muskelschichten (M. obliquus externus abdominis, M. obliquus internus abdominis, M. transversus abdominis). Im Bauchbereich verschmelzen die segmentalen Muskelanlagen zu großen Muskelplatten, während bei der Interkostalmuskulatur eine segmentale Anordnung erhalten bleibt. Die Interkostalmuskulatur ist ebenfalls in drei Schichten gegliedert (M. intercostalis externus, M. inter-

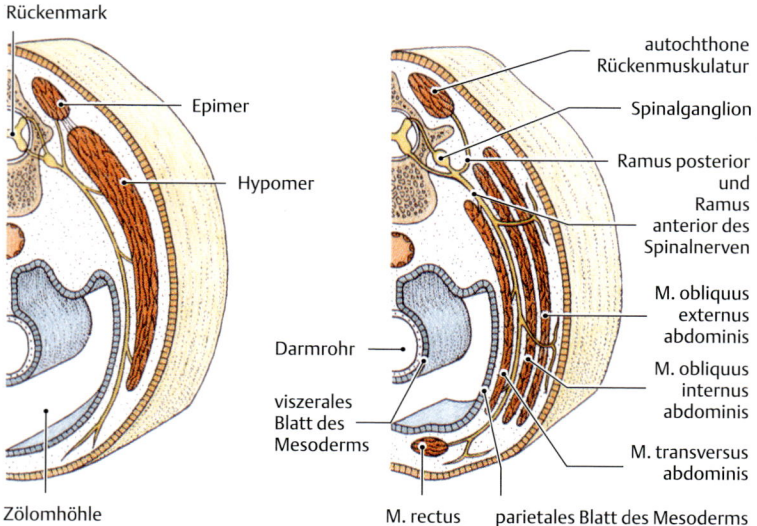

Rückenmark

Epimer

Hypomer

Darmrohr

viszerales Blatt des Mesoderms

Zölomhöhle

a

autochthone Rückenmuskulatur

Spinalganglion

Ramus posterior und Ramus anterior des Spinalnerven

M. obliquus externus abdominis

M. obliquus internus abdominis

M. transversus abdominis

M. rectus abdominis

parietales Blatt des Mesoderms

b

Abb. 3.5 Entwicklung der Bauchwandmuskulatur. Querschnitt durch den Bauch, (a) in der 5. Woche; (b) in der 8. Woche

costalis internus/intimus [+ M. subcostalis], M. transversus thoracis). Im vorderen Bereich (am ventralen Ende der Muskelanlagen) bildet sich ein Muskelstreifen (von oben nach unten): M. sternalis (bildet sich meist zurück) und M. rectus abdominis. Aus lumbalen Myotomen gehen der M. quadratus lumborum (hintere Bauchwandmuskeln) und Beckenbodenmuskulatur hervor.

3.2.3 Die Entwicklung der Extremitätenmuskulatur

Undifferenzierte und teilungsfähige Zellen der Myotome wandern in die Anlagen der Extremitäten ein. Hier teilen sie sich weiter und bilden dann (ventrale und dorsale) Vormuskelmassen, die sich weiter nach distal verlagern. Die Untergliederung in Einzelmuskelanlagen erfolgt durch den Einfluss von Bindegewebszellen der Extremitätenanlage. Im Bindegewebe entwickeln sich Sehnen, die erst dann Anschluss an die Muskelanlagen gewinnen.

Ein Teil der Muskelvorläuferzellen der oberen Extremität wandert sekundär in den Thorax- und Rückenbereich ein und bildet dort oberflächlich von der eigentlichen Körperwandmuskulatur (Interkostalmuskeln und authochthone Rückenmuskeln) flächenhafte Muskeln, wie M. latissimus dorsi, M. pectoralis major und minor.

3.2.4 Die Entwicklung der Kopf- und Halsmuskulatur

3.2.4.1 Die Kopfmuskulatur

Das Ausgangsmaterial der Kopfmuskulatur sind die Kiemenbögen, die okzipitalen Somiten und das Mesenchym der Prächordalplatte.

Aus den Kiemenbögen: entstehen die Kaumuskeln, die Mundbodenmuskeln, die mimischen Muskeln und die Rachenmuskeln (s. S. 69).

Aus den okzipitalen Somiten geht die Zungenmuskulatur hervor (Innervation: N. hypoglossus).

Das Mesenchym der Prächordalplatte bildet drei paarige mesenchymale Verdichtungen, aus denen in folgender Weise die äußeren Augenmuskeln hervorgehen:

- Aus der oberen Verdichtung: Mm., die vom N. oculomotorius innerviert werden (M. rectus inferior, medialis, superior; M. obliquus inferior; M. levator palpebrae superioris).
- Aus der mittleren Verdichtung: M. obliquus superior, innerviert vom N. trochlearis.
- Aus der unteren Verdichtung: M. rectus lateralis, innerviert vom N. abducens.

3.2.4.2 Die Halsmuskulatur

Die infrahyalen Muskeln des Halses entsprechen der vorderen Längsmuskelplatte der Rumpfwand (s. o., M. rectus abdominis). Der M. sternocleidomastoideus stammt wie der M. trapezius größtenteils aus dem 6. Kiemenbogen (gemeinsame Innervation: N. accessorius).

3.2.5 Die histologische Differenzierung der Skelettmuskulatur

Die Vorläuferzellen der quergestreiften Skelettmuskulatur, die Myoblasten, haben in ihren Zielregionen zunächst eine charakteristische Gestalt: spindelförmig mit mittelständigen Kernen. Diese Myoblasten fusionieren zu langen, vielkernigen Muskelfasern, in deren Zytoplasma dann Myofibrillen auftreten. Die Kerne liegen dann randständig.

3.2.6 Klinische Bezüge

3.2.6.1 Klumpfuß

Der Klumpfuß beruht auf einer Störung des Muskelgleichgewichtes; er tritt häufiger bei Jungen auf. Er zeigt verschiedene Komponenten:
- Spitzfuß (bei fixierter Plantarflexion)
- Hohlfuß (bei erhöhtem Längsgewölbe)
- Vorfußadduktion
- Supinationsfuß, Fersen stehen nach innen (Varusstellung): Patienten gehen auf der äußeren Fußkante.

 Check-up

✔ Machen Sie sich nochmals klar, welche Augenmuskeln aus den mesenchymalen Verdichtungen gebildet und von welchen Nerven sie versorgt werden.

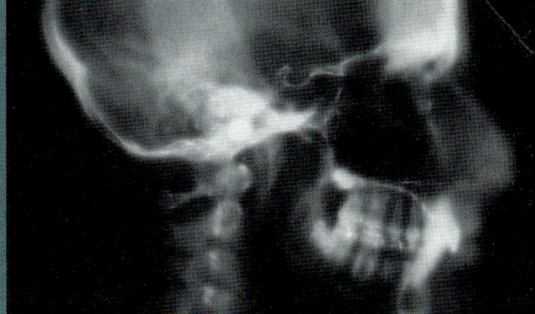

Kopf und Hals

Klinischer Fall

Vom Hals in den Arm

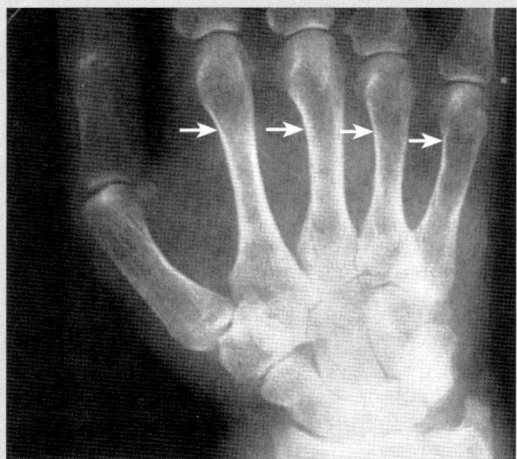

Bei einem Hyperparathyreoidismus kommt es u. a. zur Freisetzung von Kalzium aus den Knochen, die dadurch abgebaut werden. Dies kann man bei diesem Handskelett an den Mittelhandknochen gut erkennen (Pfeile).

Die Epithelkörperchen entstehen aus den Schlundbögen und liegen im Hals. Dies und mehr über die Entwicklung von Kopf und Hals können Sie auf den kommenden Seiten lesen. Doch bei Marianne S. liegt ein Epithelkörperchen im Unterarm. Dabei handelt es sich nicht um eine Fehlentwicklung in der Embryonalzeit, sondern um das Ergebnis einer Operation. Wie es dazu kam, erfahren Sie im folgenden Fall.

„In Deinem Alter solltest Du ab und zu mal einen Check-up beim Hausarzt machen lassen", hat Mariannes Tochter kürzlich gesagt. Das hat der 49-jährigen Hausfrau zu denken gegeben. Immerhin studiert ihre Tochter im 4. Semester Medizin. Marianne hat daraufhin einen Termin bei ihrem Hausarzt ausgemacht. Zuletzt war sie vor 3 Jahren wegen einer Nierenkolik dort gewesen. Anschließend hat sie noch eine weitere Kolik gehabt, aber das war in Spanien während des Urlaubs gewesen. Ansonsten kann sie sich nicht erinnern, oft bei Ärzten gewesen zu sein. Deshalb hat Marianne S. heute auch kein mulmiges Gefühl, als sie vor Dr. Rahn steht.

Der Arzt stellt ihr zunächst einige Fragen zu ihren Vorerkrankungen und beginnt dann mit einer gründlichen Untersuchung. Anschließend wird ein EKG geschrieben und Blut abgenommen. Nach einer halben Stunde steht Marianne S. wieder vor der Tür mit dem Befund, dass sie kerngesund sei. Nur das Ergebnis der Blutuntersuchung steht noch aus.

Als Dr. Rahn am nächsten Tag die Blutbefunde von Marianne S. durchsieht, sind die meisten Werte im Normbereich. Nur ein Wert fällt aus dem Rahmen: Das Kalzium ist erhöht. Der Arzt bekommt einen Schreck, denn die häufigste Ursache einer Hyperkalzämie sind bösartige Tumoren: Die Knochenmetastasen „fressen" den Knochen auf und setzen Kalzium frei.

Nierenkoliken als Wegweiser

Doch dann erinnert sich Dr. Rahn daran, wie gesund Marianne S. ausgesehen hat und dass die körperliche Untersuchung vollkommen unauffällig gewesen ist. Ein maligner Tumor kann dadurch zwar nicht ausgeschlossen werden, ist aber eher unwahrscheinlich. Dr. Rahn liest in der Karteikarte von Frau S. nach, was er geschrieben hat: In den letzen drei Jahren zwei Nierenkoliken, gelegentlich Rückenschmerzen. Das alles deutet auf eine Erkrankung der Epithelkörperchen hin, bei der diese zu viel Parathormon bilden und die daher den komplizierten Namen Hyperparathyreoidismus trägt. Um die Diagnose zu sichern, bestellt er Frau S. zu einer neuen Blutentnahme in die Praxis. Dabei wird das Parathormon im Blut bestimmt. Es ist, wie Dr. Rahn vermutet hatte, erhöht.

Hormone aus dem Arm

Wenige Tage später berichtet Marianne S. ihrer Tochter von der Diagnose des Arztes. Diese hat noch nie etwas von Hyperparathyreoidismus gehört und behauptet, das komme erst im 5. Semester. Marianne S. erklärt ihrer Tochter, dass ihre Epithelkörperchen vergrößert seien und man diese herausoperieren müsse. Sonst drohten Nierenerkrankungen und Magenkrankheiten. Besonders gefährlich sei eine so genannte Hyperkalzämische Krise, bei der man sogar sterben könne. Mariannes Tochter hört aufmerksam zu und beschließt, künftig in der Vorlesung besser aufzupassen. Sie kann sich nur noch vage daran erinnern, dass das Parathormon Einfluss auf den Kalziumspiegel hat.

Einige Zeit später findet die Operation statt. Bei Marianne S. sind alle vier Epithelkörperchen vergrößert und werden daher entfernt. Damit die Patientin anschließend nicht an einem Hypoparathyreoidismus leidet (also an einem Mangel an Parathormon), wird ein Teil des Epithelkörperchengewebes in den Unterarm verpflanzt. Dieses kann nun weiter Parathormon produzieren – und wenn es mal wieder verrückt spielt und zu viel des Hormons ausschüttet, können die Chirurgen so leichter nachoperieren.

4 Kopf und Hals

4.1 Die Schlundbögen, die Schlundtaschen und die Schlundfurchen

Lerncoach

In diesem Kapitel lernen Sie, welche Strukturen aus den Schlundbögen und Schlundtaschen entstehen. Achten Sie beim Lernen besonders auf die Innervation dieser Strukturen.

4.1.1 Der Überblick

In der lateralen Wand des Kopfdarmes (primitiver Pharynx) entstehen in der 4./5. Woche durch Proliferation mesenchymaler Zellen, die aus der Neuralleiste und aus paraxialem Mesoderm eingewandert sind, die **Schlundbögen** (Synonyme: **Branchialbögen, Pharyngealbögen, Kiemenbögen**). Hierbei handelt es sich um 5 schräg verlaufende (spangenförmige) Wülste, ein 6. ist nur rudimentär angelegt (s. **Abb. 4.2**). Sie werden außen (d.h. ektodermal) durch **Schlundfurchen** (auch **Kiemenfurchen**) und innen (d.h. entodermal) durch **Schlundtaschen** voneinander getrennt. Die Schlundfurchen und Schlundtaschen sind durch eine Doppelmembran (Kiemenmembran) aus Oberflächenektoderm und Entoderm voneinander getrennt. Bei Fischen perforieren die Kiemenmembranen und es entstehen die Kiemenspalten für das Atemwasser.

4.1.2 Die Schlundbögen

Zu jedem Schlundbogen gehören:
- charakteristische Muskeln
- ein eigener Schlundbogennerv
- eine Knorpelspange
- eine Schlundbogenarterie (im Folgenden nicht weiter berücksichtigt).

Die Knorpelspangen lösen sich zum Teil wieder auf oder sie bilden bestimmte Knorpel und Knochen.

Die Muskelanlagen der einzelnen Bögen können in benachbarte Gebiete auswandern. Die Herkunft der ausgewanderten Muskeln ist jedoch anhand ihrer Nervenversorgung (Nerv des Ursprungbogens) erkennbar (**Abb. 4.1**).

4.1.2.1 Der erste Schlundbogen (Mandibularbogen)

Die **Muskeln** des ersten Schlundbogen sind:
- die Kaumuskeln: M. masseter, M. temporalis, M. pterygoideus medialis, M. pterygoideus lateralis
- als ausgewanderte Muskeln: M. mylohyoideus und Venter anterior des M. digastricus (suprahyale Muskeln des Mundbodens), M. tensor veli palatini (Gaumenmuskel), M. tensor tympani (Mittelohrmuskel).

Der zugehörige Nerv ist der
- **N. mandibularis** des N. trigeminus.

Die Knorpelspange ist der **Meckel-Knorpel**. Er liegt größtenteils in der Anlage des Unterkiefers. Aus zwei kleinen Anteilen am oberen-hinteren Ende des Meckelknorpels entstehen die Gehörknöchel-

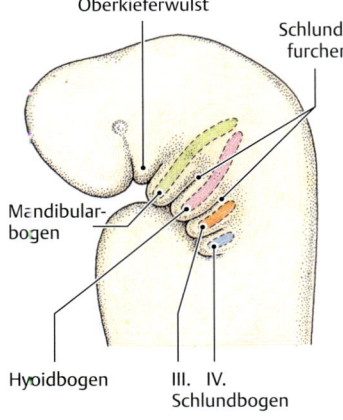

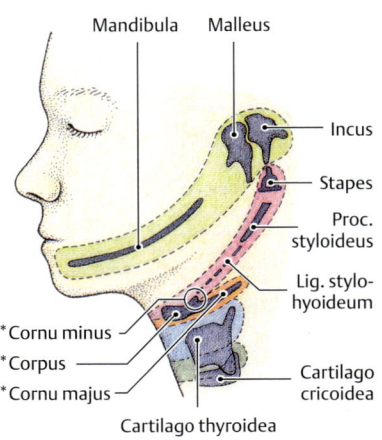

Oberkieferwulst
Schlund-furchen
Mandibular-bogen
Hyoidbogen
III. IV. Schlundbogen

Mandibula   Malleus
Incus
Stapes
Proc. styloideus
Lig. stylo-hyoideum
Cartilago cricoidea
Cartilago thyroidea
*Cornu minus
*Corpus
*Cornu majus
*Os hyoideum

Abb. 4.1 (a) Kopf- und Halsanlage eines 4 Wochen alten Embryos in der Ansicht von lateral: Schlundbogen und Schlundfurchen; (b) Darstellung der definitiven Strukturen, die jeweils aus den einzelnen Schlundbögen entstehen.

a

b

chen Malleus (Hammer) und Incus (Amboß). Aus der Knorpelspange leitet sich noch das Lig. spheno-mandibulare (und das Lig. mallei anterius) ab. Der übrige größere Teil des Meckelknorpels (innerhalb der Unterkieferanlage) bildet sich zurück.

Zusätzlich entstehen aus dem Mesenchym des ersten Schlundbogens der **Oberkieferwulst** und der **Unterkieferwulst**. Aus dem Mesenchym des Oberkieferwulstes entstehen noch benachbarte Strukturen, wie Os incisivum, Os zygomaticum und Pars squamosa des Schläfenbeins.

4.1.2.2 Der zweite Schlundbogen (Hyoidbogen)

Die **Muskeln** des zweiten Schlundbogens sind:

- die mimischen Muskeln (Gesichtsmuskulatur)
- als ausgewanderte Muskeln: M. stylohyoideus und Venter posterior des M. digastricus (suprahyale Muskeln) und der M. stapedius (Mittelohrmuskel).

Der zugehörige Nerv ist der

- **N. facialis**.

Die Knorpelspange ist der **Reichert-Knorpel**, aus dem der Stapes (Steigbügel, 3. Gehörknöchelchen), der Proc. styloideus, das kleine Horn (Cornu minus) des Zungenbeins (Os hyoideum) und der obere Teil des Zungenbeinkörpers hervorgehen. Ferner entsteht aus der Spange das Lig. stylohyoideum (vom Proc. styloideus zum Cornu minus ossis hyoidei verlaufend).

4.1.2.3 Der dritte Schlundbogen

Die **Muskeln** des dritten Schlundbogens sind:

- die oberen Muskeln des Pharynx: M. constrictor pharyngis superior und M. constrictor pharyngis medius (teilweise, s. u.), M. salpingopharyngeus und M. stylopharyngeus
- ein Teil der Gaumenmuskeln (Muskeln des weichen Gaumens, Velum palatinum): M. palatoglossus und M. palatopharyngeus (teilweise, s. u.).

Der zugehörige Nerv ist der

- **N. glossopharyngeus**.

Die **Knorpelspange** bildet den unteren Teil des Körpers und das große Horn (Cornu majus) des Os hyoideum.

4.1.2.4 Der vierte Schlundbogen

Die **Muskeln** des vierten Schlundbogens sind:

- untere Muskeln des Pharynx: M. constrictor pharyngis medius (teilweise, s. o.), M. constrictor pharyngis inferior (teilweise, s. u.)
- der äußere Kehlkopfmuskel: M. cricothyroideus
- M. palatopharyngeus (teilweise, s. o.).

Der zugehörige Nerv ist der

- **N. vagus** (bzw. sein Ast, der **N. laryngeus superior**).

Aus seinem **knorpeligen Teil** entsteht die obere Hälfte des Schildknorpels (Cartilago thyroidea) des Kehlkopfes.

4.1.2.5 Der sechste (und 5.) Schlundbogen

Die **Muskeln** dieses Bogens sind:

- alle inneren Kehlkopfmuskeln
- M. constrictor pharyngis inferior (teilweise, s. o.).

Der zugehörige Nerv ist der

- **N. vagus** (bzw. sein Ast, der **N. laryngeus recurrens**).

Aus dem **knorpligen Teil** entstehen Kehlkopfknorpel, nämlich die Cartilago thyroidea (unterer Teil), Cartilago cricoidea (Ringknorpel), Cartilago arytaenoidea (Stellknorpel).

👁 **Die Derivate der Schlundbögen (besonders des 1. und des 2.) werden häufig geprüft. Merken Sie sich, dass der Proc. styloideus, das Lig. stylohyoideum und das Cornu minus ossis hyoidei aus dem 2. Bogen (Hyoidbogen) hervorgehen.**

4.1.3 Die Schlundtaschen und die Schlundfurchen

Am primitiven Pharynx sind in der 4. bis 5. Woche lateral jeweils 5 Aussackungen zwischen den Kiemenbögen, die Schlundtaschen. Aus ihrer entodermalen Auskleidung entstehen verschiedene Organe der Kopf-, Hals- und oberen Brustregion **(Abb. 4.2)**.

■■❙ **Beachte**

Manchmal werden nur vier Schlundtaschen beschrieben, weil die 5. atypisch ist und deshalb dann als Teil der 4. angesehen wird.

4.1.3.1 Die erste Schlundtasche

Aus dem tiefen Teil der ersten Schlundtasche entsteht durch Aussackung die Anlage der **Paukenhöh-**

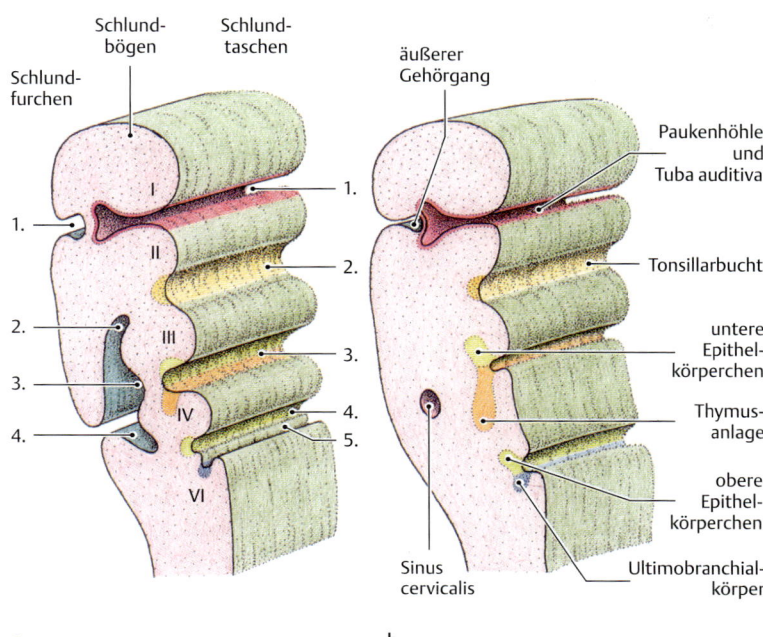

Abb. 4.2 (a) Schlundfurchen und Schlundtaschen sowie Entstehung des Sinus cervicalis; (b) Differenzierung (d. h. Derivate) des Entoderms der Schlundtaschen und der ersten Schlundfurche

Schlundbögen

Schlundtaschen

Schlundfurchen

äußerer Gehörgang

Paukenhöhle und Tuba auditiva

Tonsillarbucht

untere Epithelkörperchen

Thymusanlage

obere Epithelkörperchen

Ultimobranchialkörper

Sinus cervicalis

a

b

le, aus dem oberflächlichen die Tuba auditiva (Ohrtrompete).

Dadurch verbindet also später die Ohrtrompete die Paukenhöhle mit dem Nasenrachenraum. Das Entoderm der Paukenhöhle bildet zudem die Innenfläche des Trommelfells (s. S. 153).

4.1.3.2 Die zweite Schlundtasche

Ein Teil des Entoderms der zweiten Schlundtasche proliferiert und wird zum Oberflächen- und Kryptenepithel der **Gaumenmandel** (Tonsilla palatina). Der Rest des Ektoderms bildet die **Fossa supratonsillaris** (Vertiefung über Gaumenmandel).

▪▪▪ Merke

Die Tuba auditiva geht aus der 1., die Tonsillarbucht aus der 2. Schlundtasche hervor.

4.1.3.3 Die dritte Schlundtasche

Diese wie auch die 4. Schlundtasche besitzen eine ventrale und eine dorsale Ausstülpung (Knospe). Aus der ventralen Knospe geht die **epitheliale Thymusanlage** (s. S. 76) hervor, aus der dorsalen die Anlage der **unteren Epithelkörperchen** (s. S. 76).

Beide Organanlagen wandern abwärts und verlieren ihre Verbindung zur Schlundtasche.

4.1.3.4 Die vierte Schlundtasche

Das Epithel der dorsalen Ausstülpung der vierten Schlundtasche bildet die **oberen Epithelkörperchen**. Die ventrale Knospe bleibt klein und steuert nur selten Material zur Thymusbildung bei.

4.1.3.5 Die fünfte Schlundtasche

Aus dieser Tasche entsteht der **Ultimobranchialkörper** (s. Schilddrüse, C-Zellen, S. 76).

4.1.4 Die Schlundfurchen

Die Schlundfurchen sind die äußeren ektodermalen Einstülpungen zwischen den Schlundbögen. In der 5. Woche sind noch 4 Schlundfurchen sichtbar; aber nur die erste bildet eine Organanlage. Sie wird zum **äußeren Gehörgang** und ihr Epithel bildet den **äußeren Anteil** des **Trommelfells**.

Durch starke Proliferation seines Mesenchyms dehnt sich der 2. Schlundbogen weit nach unten aus und überlagert die 2.-4. Furchen, die dadurch ihre Verbindung mit der Oberfläche verlieren. Diese Furchen bilden vorübergehend eine kleine (von Ektoderm ausgekleidete) Höhle, den Sinus cervicalis, der während der weiteren Entwicklung verschwindet.

4.1.5 Klinische Bezüge

4.1.5.1 Laterale Halszysten und -fisteln

Persistiert der Sinus cervicalis, entsteht eine laterale Halszyste. Bleibt auch eine Verbindung zur äußeren Oberfläche, so entsteht eine Halszyste mit einem Fistelgang (Verbindungsröhre), dessen Öffnung vor dem M. sternocleidomastoideus liegt (meist auf Höhe des Kehlkopfes).

Eine laterale Halszyste kann gelegentlich auch nach innen über eine kleine Fistel mit der Fossa supratonsillaris verbunden sein (durch Einreißen der Membran zwischen 2. Schlundtasche und Schlundfurche, s. Kiemenmembran S. 71).

Symptome: Laterale Halszysten können sich entzünden (Abszessbildung). Die kutane Fistelöffnung kann gerötet oder geschwollen sein.

Therapie: vollständige chirurgische Entfernung.

Check-up

✔ Wiederholen Sie die Strukturen, die sich aus den einzelnen Schlundtaschen entwickeln.

4.2 Das Gesicht und der Gaumen

Lerncoach

Zur Erinnerung: Das Stomatodeum (primitiver Mund) ist eine zunächst flache Eindellung auf der Oberfläche des Ektoderms (s. S. 30). Es wird zuerst durch die zweischichtige Buccopharyngealmembran (Ektoderm + Entoderm) vom primitiven Pharynx getrennt.

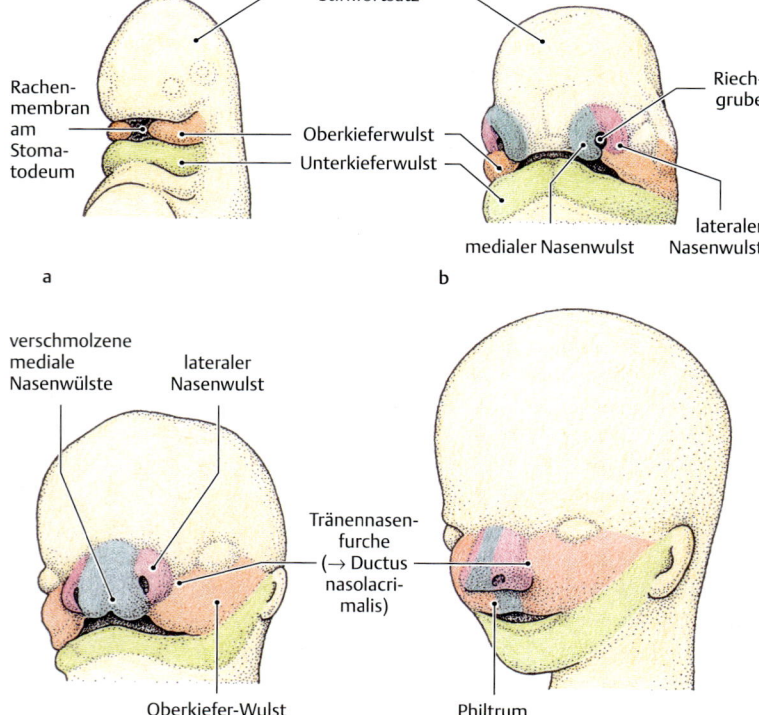

Abb. 4.3 Stadien der Gesichtsentwicklung. (a) 5. Woche; (b) 6. Woche; (c) 7. Woche; (d) 10. Woche

4.2.1 Das Gesicht

Am Ende der 4. Woche wird das Stomatodeum von fünf Gesichtswülsten umrahmt. Diese Wülste entstehen durch Proliferation mesektodermaler Zellen, die der Neuralleiste entstammen (Abb. 4.3). Oberhalb des Stomatodeum liegt der unpaare Stirnnasenwulst, seitlich die paarigen Oberkieferwülste und unten die paarigen Unterkieferwülste.

Am Stirnfortsatz entwickeln sich beidseits eine ektodermale Verdichtung, die Riechplakoden. Auf beiden Seiten (medial und lateral) der Riechplakoden entstehen durch Mesenchymproliferation jeweils Vorwölbungen (Wülste) und die Riechplakoden werden von der Oberfläche abgesenkt. Dadurch entstehen zwei Riechgruben, die jeweils von einem medialen und lateralen Nasenwulst begrenzt werden. Nun vergrößern sich die Oberkieferwülste und wachsen (nach medial) auf die medialen Nasenwülste zu, mit denen sie verschmelzen. Dabei stoßen die beiden medialen Nasenwülste aneinander; sie verschmelzen zum sog. Zwischenkiefersegment. Die lateralen Nasenwülste wachsen weniger stark und sind nicht an der Begrenzung des Stomatodeum beteiligt. Sie sind vom Oberkieferwulst durch eine tiefe Furche, die Tränennasenfurche, getrennt. Aus den epithelialen Zellen dieser Furche (oder Rinne) entsteht in der Tiefe ein epithelialer Strang, der seine Verbindung zum Oberflächenepithel verliert. Später bildet sich in diesem Strang ein Lumen aus, sodass ein Kanal entsteht, der Ductus nasolacrimalis (Tränennasengang). Das obere Ende dieses Kanals erweitert sich zum Tränensack. Der Tränennasengang verläuft vom medialen Augenwinkel in den unteren Nasengang der Nasenhöhle.

Schon vorher verschmelzen die beiden Unterkieferwülste in der Medianebene. Es entstehen so die Mandibula und die Unterlippe.

Aus dem Zwischenkiefersegment entstehen:

- das Philtrum (mittlerer Teil, d.h. die Rinne der Oberlippe)
- die vier Schneidezähne und der zugehörige Oberkieferanteil
- der dreieckige primäre Gaumen (= vorderer kleiner Teil des harten Gaumens, s.u.).

4.2.2 Der Gaumen

Der Gaumen entsteht aus drei Anlagen (Abb. 4.4):

- dem primären Gaumen (s.o.)
- den beiden (lateralen) Gaumenfortsätzen (Gaumenplatten, Processus palatini laterales).

Die beiden Gaumenfortsätze wachsen von der Innenfläche der beiden Oberkieferwülste in Richtung der Zungenanlage (schräg nach unten, Abb. 4.5). Die Zungenanlage verlagert sich nach unten und die Gaumenfortsätze richten sich in die Horizontalebene auf. Schließlich vereinigen sich die beiden Gaumenfortsätze in der Mittellinie und bilden so den sekundären Gaumenpunkt. Vorne verschmilzt der sekundäre Gaumen mit dem dreieckigen primären Gaumen. Der primäre Gaumen bildet dann das kleine unpaare Os incisivum (dreieckig), das die Schneidezähne trägt.

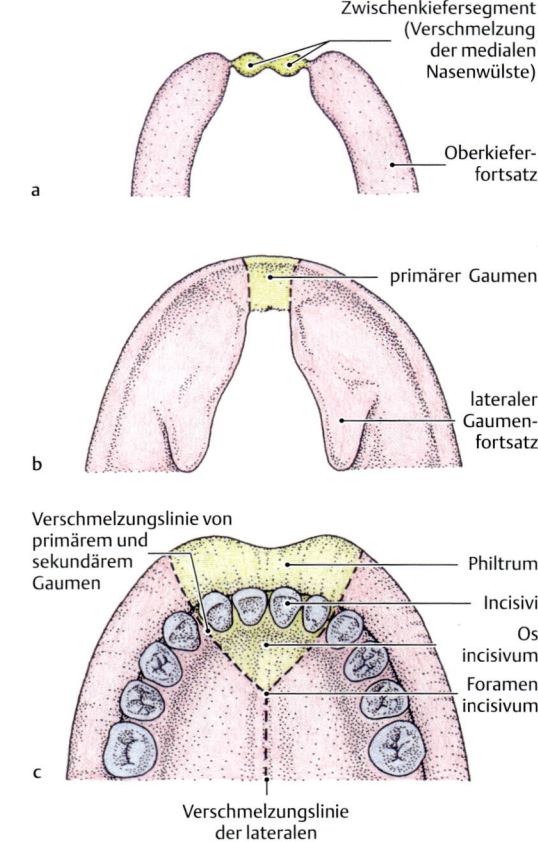

Abb. 4.4 Stadien der Gaumenentwicklung. (a) 6. Woche; (b) 7. Woche; (c) vorderer Gaumenteil, adult

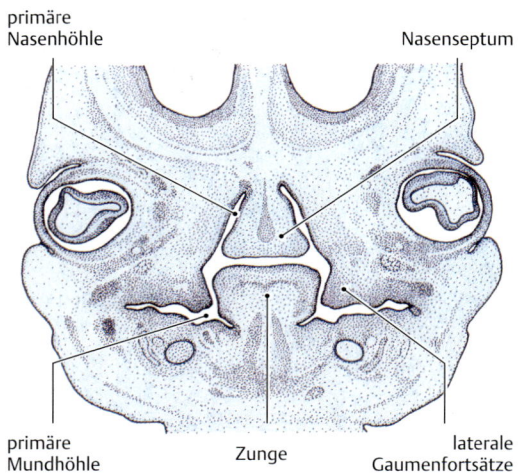

primäre
Nasenhöhle   Nasenseptum

primäre
Mundhöhle   Zunge   laterale
                                   Gaumenfortsätze

Abb. 4.5 Frontalschnitt durch den Kopf, 7. Woche.

4.2.2.1 Lippen-Kiefer-Gaumenspalten

Die Lippen-Kiefer-Gaumenspalten gehören zu den
häufigsten angeborenen Fehlbildungen. Die Fre-
quenz beträgt 1 pro 500–700 Kinder. Die Spalten
können genetisch oder exogen bedingt sein.

Laterale **Lippen- und Kieferspalten** (am Oberkiefer)
sind das Resultat von Verschmelzungsdefekten
(durch ungenügende Mesenchymbildung) zwischen
dem medialen Nasenwulst und dem Oberkieferwulst. Sie kommen ein- oder beidseitig vor und ihre Ausdehnung ist variabel.

Bei den **Gaumenspalten** ist die Vereinigung bei den
beiden Gaumenfortsätzen nicht oder nur teilweise
erfolgt. Auch die Ausdehnung der Gaumenspalte
variiert; es kommen auch nur partielle Spaltbildun-
gen vor, z. B. gespaltenes Zäpfchen oder Velumspal-
ten (Spalte des weichen Gaumens).

Die Spalten können auch kombiniert als **Lippen-
Kiefer-Gaumenspalten** auftreten. Nur sehr selten
treten mediane Oberlippenspalten durch fehlende
Verschmelzung der medialen Nasenwülste auf.

Die verschiedenen Spalten können operativ verschlossen werden.

  Check-up

✔   Machen Sie sich anhand von Abb. 4.4 klar,
    wo eine Lippen-Kieferspalte entstehen
    kann.

4.3 Die Zunge

  Lerncoach

Um die Entwicklung der Zunge zu verstehen,
sollten Sie sich anhand der folgenden Übersicht die Gliederung der adulten Zunge verdeutlichen. Nehmen Sie ggf. ein Anatomie-
buch zu Hilfe.

4.3.1 Der Überblick

Die Zunge, ein von Schleimhaut bedeckter Muskel-
körper, gliedert sich in **Radix linguae** (Zungenwurzel) und **Corpus linguae** (Zungenkörper). Der Zun-
genrücken **(Dorsum linguae)** reicht von der
Zungenspitze bis zum V-förmigen **Sulcus termina-**

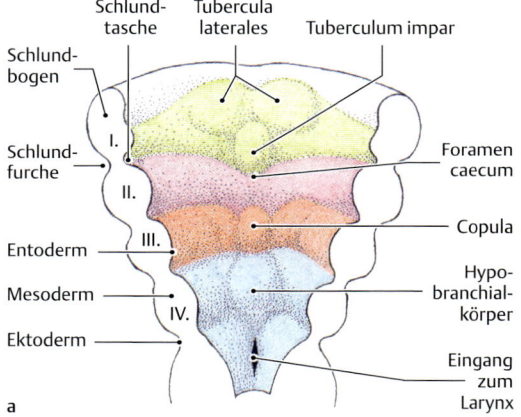

Schlund-   Tubercula
tasche   laterales   Tuberculum impar

Schlund-
bogen

Schlund-   I.
furche   Foramen
                                               caecum
                II.
Entoderm   III.   Copula

Mesoderm   Hypo-
                IV.   branchial-
Ektoderm   körper

                                               Eingang
a   zum
                                               Larynx

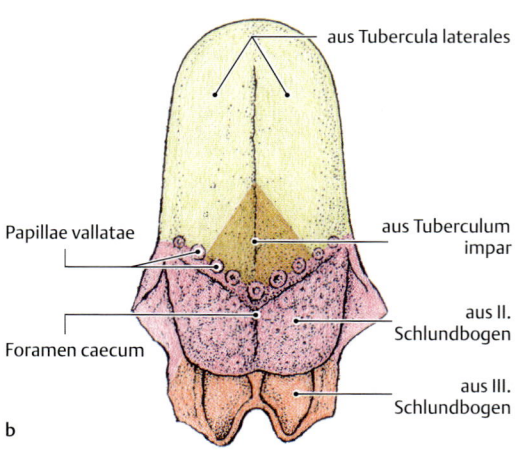

                                   aus Tubercula laterales

Papillae vallatae   aus Tuberculum
                                   impar

                                   aus II.
                                   Schlundbogen

Foramen caecum   aus III.
b   Schlundbogen

Abb. 4.6 (a) Schlundbögen und Anlagematerial der Zunge;
(b) Derivate der Zungenanlagen aus (a)

lis, an der nach hinten gerichteten Spitze des V's liegt das **Foramen caecum** (vgl. Schilddrüsentwicklung S. 76). Hinter dem Sulcus terminalis beginnt die Zungenwurzel (= Zungengrund).

An der Entwicklung der Zunge sind mesenchymale Anteile der ersten vier Branchialbögen beteiligt. Die Zungenmuskulatur entsteht aus Myoblasten, die aus den okzipitalen Somiten eingewandert sind.

4.3.2 Die Entwicklung des Corpus linguae

Am Boden der primitiven Mundhöhle entstehen durch Proliferation von Mesodermzellen, die aus dem Mandibularbogen eingewandert sind, drei Wülste **(Abb. 4.6)**: ein mittlerer (dreieckiger) Wulst, das **Tuberculum impar**, und zwei laterale Wülste **(Tubercula linguae laterales)**.

Die lateralen Wülste vergrößern sich schnell, wachsen nach vorne (über das Tuberculum impar hinaus) und verschmelzen schließlich in der Medianebene miteinander. Diese Verschmelzung ist an der adulten Zunge am Sulcus medianus (am Dorsum linguae) und am unvollständigen Septum linguae (teilt die Zunge unvollständig in 2 Hälften) erkennbar. Die Epithelzellen des Corpus leiten sich vom Ektoderm der primitiven Mundbucht ab.

4.3.3 Die Entwicklung der Radix linguae

Die Beschreibungen zur Entwicklung der Zungenwurzel sind in den gängigen Lehrbüchern unterschiedlich. Lassen Sie sich dadurch nicht verwirren.

Die Zungenwurzel entsteht durch Eindringen und Proliferation von Mesodermzellen des 2., 3. und teilweise 4. Branchialbogens. Hier entstehen 2 Höcker: die **Copula** aus dem 2. Bogen und der Hypobranchialhöcker (Eminentia hypobranchialis) aus dem 3. und teilweise 4. Bogen. Der **Hypobranchialkörper (= Höcker)** überwächst dann die Copula, die größtenteils verschwindet. Der Hypobranchialkörper liefert damit den größten Teil der Zungenwurzel.

Das Epithel der Zungenwurzel ist entodermaler Herkunft.

Die Grenze zwischen dem Epithel ektodermaler (Zungenkörper) und entodermaler (Zungenwurzel) Herkunft kennzeichnet die ehemalige Ansatzstelle der Bukkopharyngealmembran. Sie liegt (genau gesehen) vor dem Sulcus terminalis.

4.3.4 Die Innervation der Zunge

Die Innervation der Zunge leitet sich aus ihrer Entwicklung ab:

Die sensible Innervation der **Schleimhaut am Zungenkörper** erfolgt durch den N. lingualis aus dem N. mandibularis (1. Kiemenbogennerv). Der **Zungengrund** wird vom N. glossopharyngeus (3. Kiemenbogennerv) und hinten vom N. laryngeus superior aus dem N. vagus (4. Kiemenbogennerv) innerviert.

Der N. facialis (2. Kiemenbogennerv) hat keinen Anteil an der sensiblen Versorgung der Zunge, da das Mesenchym des 2. Bogens vom 3. Bogen überwuchert wird. Die **Chorda tympani** aus dem N. facialis versorgt die Geschmacksknospen in den vorderen zwei Dritteln der Zunge. Diese Geschmacksfasern der Chorda tympani verlaufen zunächst mit dem N. lingualis; sie spalten sich von ihm in Höhe des Kiefergelenks ab.

Die Geschmacksknospen im hinteren Zungendrittel (Papillae vallatae vor dem Sulcus terminalis) werden (hauptsächlich) vom **N. glossopharyngeus** innerviert. Geschmacksfasern im hinteren Abschnitt der Zungenwurzel stammen aus dem N. vagus.

Alle Zungenmuskeln (Binnenmuskeln und Außenmuskeln) werden entsprechend ihrer Herkunft (aus okzipitalen Somiten) vom N. hypoglossus innerviert.

4.3.5 Klinische Bezüge

4.3.5.1 Makroglossie

Bei einer Übergröße der Zunge spricht man von Makroglossie. Sie tritt z. B. bei der Trisomie 21 auf.

Check-up

✔   **Wiederholen Sie die Innervation der Zunge.**

4.4 Die Schilddrüse und die Epithelkörperchen

Lerncoach
Im folgenden Kapitel sollten Sie sich vor allem einprägen, wie die Schilddrüse aus einem auswachsenden Epithelstrang entsteht.

4.4.1 Die Schilddrüse
Zwischen Tuberculum impar und Copula entsteht (um den 24. Tag) eine Epithelknospe, die Anlage der Schilddrüse. Dieser Anlageort entspricht dem späteren Foramen caecum (am Sulcus terminalis, s. o.). Von der Epithelknospe wächst ein Epithelstrang nach unten (vor dem Schlunddarm) in das Mesenchym. Aus dem Strang wird bald ein Schlauch, der Ductus thyroglossus. Das solide Ende des Ductus wächst weiter kaudalwärts (vor den Anlagen des Zungenbeins und des Kehlkopfes vor-

bei) und bildet zwei seitliche Lappen, die über einen Isthmus (schmales Querstück) verbunden bleiben. Später liegen die Lappen seitlich der Luftröhre, dem Kehlkopf und dem Schlund an; der Isthmus verläuft auf Höhe des zweiten Luftröhrenknorpels (Abb. 4.7).
Der Ductus thyroglossus bildet sich normalerweise zurück. Der untere Anteil des Ductus kann als Lobus pyramidalis erhalten bleiben. Er kann vom Isthmus bis zum Zungenbein reichen.

4.4.1.1 Die endokrinen Zellen der Schilddrüse
Schon früh (ab der 10. Woche) differenzieren sich aus den Epithelzellen der Schilddrüsenanlage die Follikel (histologische Bauelemente). Diese bilden dann als erste endokrine Drüse die Hormone Thyroxin (T4) und Trijodthyronin (T3).
Zwischen den Follikeln kommen (parafollikuläre) C-Zellen vor, die Calcitonin produzieren. Diese C-Zellen stammen aus dem Ultimobranchialkörper und dringen in die Schilddrüsenanlage ein. Beim Ultimobranchialkörper handelt es sich um paarige Zellstränge in der 5. Schlundtasche. Die Zellen des Ultimobranchialkörpers wiederum sind (in die 5. Tasche) eingewanderte Neuralleistenzellen.

4.4.2 Die Epithelkörperchen
Die zwei oberen und die zwei unteren Epithelkörperchen (Nebenschilddrüsen, Glandulae thyroideae) sind beim Erwachsenen etwa weizenkorngroß und liegen an der Dorsalseite der Schilddrüsenlappen. Die *unteren* Epithelkörperchen entstehen in der 5. und 6. Woche aus der dorsalen Knospe der 3. Schlundtasche (Zellen der Knospe wandern nach unten). Die *oberen* Epithelkörperchen stammen aus den dorsalen Knospen der 4. Schlundtasche (Abb. 4.7). Die Epithelkörperchen produzieren Parathormon.

▪▪▎ Merke
Die unteren Epithelkörperchen leiten sich von der 3., die oberen von der 4. Schlundtasche ab.

4.4.3 Klinische Bezüge
4.4.3.1 Mediane Halszysten und Halsfisteln
Mediane Halszysten sind Überreste des Ductus thyroglossus. Sie liegen in der Mittellinie zwischen

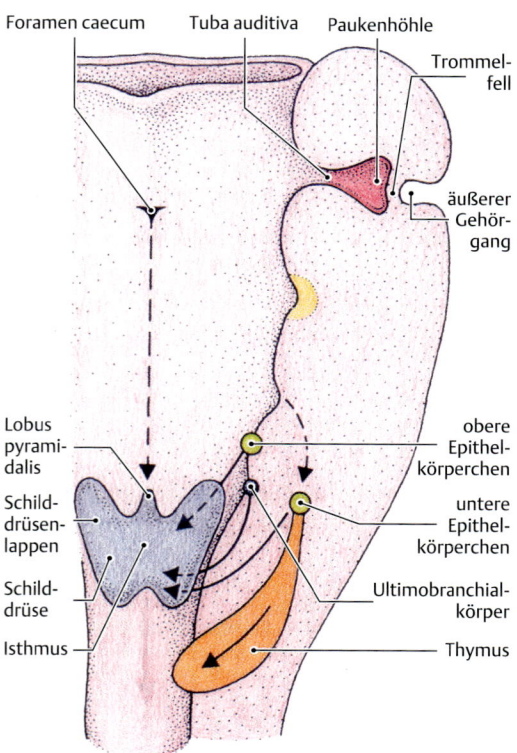

Abb. 4.7 Anlage der Schilddrüse und Derivate der Schlundtaschen

Zungenbein und Kehlkopf. Ein Fistelgang (zur Mundhöhle) kann zum Foramen caecum ziehen. Symptome sind eine prallelastische Vorwölbung, beim Vorliegen einer Fistel ist eine Entzündung möglich.

Therapie: operative Entfernung.

Check-up
✔ Rekapitulieren Sie, aus welchen Strukturen das Material für die Schilddrüse stammt. Beachten Sie dabei auch die Herkunft der C-Zellen.

4.5 Die Nasenhöhle und die Nasennebenhöhlen

Lerncoach
Die Entwicklung der Nase und der Nasennebenhöhlen wird in Prüfungen insgesamt eher selten gefragt. Merken Sie sich, wie die Choanen entstehen.

4.5.1 Die Nasenhöhle
Die primären Nasenhöhlen entstehen in der 6. Woche, indem sich die Riechgruben nach hinten erweitern. Sie sind durch die Mund-Nasen-Membran (Membrana oronasalis) noch von der darunter liegenden Mundanlage getrennt. Durch das Einreißen dieser Membran entstehen die primären Choanen (primäre innere Nasenöffnungen), die die primären Nasenhöhlen mit der Mundhöhle verbinden. Jetzt sind primäre Nasen- und Mundhöhle nur noch im vorderen Bereich durch den kleinen primären Gaumen getrennt.

Nach der Entstehung des sekundären Gaumens ist die jetzt definitive Nasenhöhle vollständig von der Mundhöhle getrennt. Die definitiven Choanen (Verlagerung der primären Choanen nach dorsal) verbinden die Nasenhöhle mit dem Nasenrachenraum (Nasopharynx). Gleichzeitig entwickelt sich vom Dach der Nasenhöhle ausgehend das mediane Nasenseptum (Scheidewand).

4.5.2 Die Nasennebenhöhlen
Aus dem Epithel der lateralen Nasenwand wachsen Knospen in Oberkiefer, Stirnbein, Keilbein und Siebbein ein. Daraus entwickeln sich die Nasennebenhöhlen (Sinus maxillaris, Sinus frontalis, Sinus sphenoidalis und Cellulae ethmoidales). Sie können bei der Geburt noch sehr klein sein. Ihre endgültige Größe erreichen die Nasennebenhöhlen erst mit der Pubertät.

4.5.3 Klinische Bezüge
4.5.3.1 Choanalatresie
Hierbei handelt es sich um einen knöchernen oder membranösen Verschluß der hinteren Nasenöffnung; bei beidseitigem Verschluß kann eine lebensbedrohliche Atemnot des Neugeborenen auftreten. Das Neugeborene muss durch einen Rachentubus beatmet werden, da es noch nicht spontan durch den Mund atmen kann. Später kann der Defekt dann operativ korrigiert werden.

Check-up
✔ Rekapitulieren Sie die Entstehung der primären und definitiven Choanen.

4.6 Die Zähne und die Speicheldrüsen

Lerncoach
Achten Sie im folgenden Kapitel darauf, dass sich die Zähne aus zwei verschiedenen Strukturen entwickeln: Ektoderm und Mesenchym.

4.6.1 Die Zähne
Die Zähne entwickeln sich aus zwei Anteilen.
- Das epitheliale Schmelzorgan entsteht aus Ektoderm.
- Die Zahnpapille entwickelt sich aus Mesenchym.

Vom Epithel der primitiven Mundbucht wächst die ektodermale Zahnleiste in die Tiefe (ins Mesenchym). Das vorwachsende Ende verdickt sich zum epithelialen Schmelzorgan, das zunächst die Form einer Schmelzknospe, dann die einer Schmelzkappe und schließlich die einer Schmelzglocke hat. Die Zahnleiste bildet sich bis auf ihren unteren Rand (als Ersatzzahnleiste) zurück, von dem die permanenten Zähne ausgehen.

Durch Auflockerung des Epithelverbandes im Inneren der Schmelzglocke entsteht die Schmelzpulpa, an der das äußere und innere Schmelzepithel anliegt. Das **innere Schmelzepithel**, aus dem die Schmelzbildner **(Ameloblasten** oder **Adamantoblasten)** hervorgehen, grenzt an die Zahnpapille. Die **Zahnpapille** ist der Teil des Mesenchyms, der von der Schmelzglocke umfasst wird. Die direkt an das innere Schmelzepithel anliegenden Mesenchymzellen differenzieren sich zu Dentinbildnern **(Odontoblasten)**. Es finden dabei wechselseitige Induktionsprozesse zwischen Schmelz- und Dentinbildnern statt.

Die Odontoblasten lagern in Richtung auf die Ameloblasten Prädentin ab, aus dem durch Mineralisation dann das harte Dentin (Zahnbein) wird. Dann schütten die Ameloblasten Schmelzmatrix, die später mineralisiert, an ihrem zum Dentin gerichteten Zellpol aus.

Die Ameloblasten verschwinden nach abgeschlossener Zahnbildung. Die Odontoblasten hingegen bleiben erhalten und können weiterhin Dentin bilden. Ihre Zellkörper liegen in der Randzone der Zahnpapille (bzw. der späteren Zahnpulpa). Ihre Fortsätze ragen als Tomessche Fasern in das Dentin.

Um die ganze Zahnanlage formiert sich mesenchymales Bindegewebe zum **Zahnsäckchen**, aus dem der Zahnhalteapparat (Wurzelhaut mit kollagenen Fasern, Zement, Alveolarknochen, Zahnfleisch) hervorgeht.

Die Entwicklung der Milchzähne beginnt im 2. Embryonalmonat und endet im 2.–4. Lebensjahr, die der bleibenden Zähne beginnt in der Embryonalperiode und endet etwa im 12. Jahr. Ab dem 5./6. Lebensjahr werden die Wurzeln der Milchzähne durch Osteoklasten abgebaut und die Anlagen der bleibenden Zähne beginnen zu wachsen.

◼◻ Merke
Der Durchbruch der bleibenden Zähne beginnt ab dem 5. Lebensjahr meist mit dem Durchbruch des 1. Molars.

4.6.2 Die Speicheldrüsen
Die Speicheldrüsen entstehen in der 6. und 7. Woche als solide Epithelsprossen der Mundbucht, die in das angrenzende Mesenchym einwachsen. Die strangförmigen Epithelsprossen teilen sich dabei dichotom. Bald treten in den Zellsträngen Lumina auf. So entstehen die Glandulae parotis, submandibularis und sublingualis.

4.6.3 Klinische Bezüge
4.6.3.1 Gestörte Dentinbildung
Eine Störung der Zahnbeinbildung kommt bei der Osteogenesis imperfecta (Glasknochenkrankheit, erbliche Bindegewebserkrankung) vor. Dies führt zu sog. Glaszähnen, deren Zahnkronen sich frühzeitig abnutzen. So kommt es zu einem vorzeitigen Verfall des Gebisses.

 Check-up
✔ **Wiederholen Sie die Bildung der Zahnhartsubstanzen.**
✔ **Machen Sie sich klar, was aus dem Zahnsäckchen entsteht.**

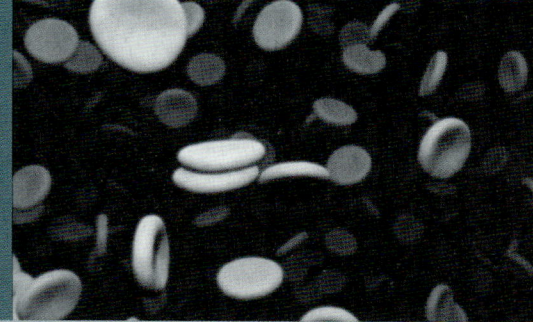

Herz-Kreislauf-System

Ein spät gefundenes Loch

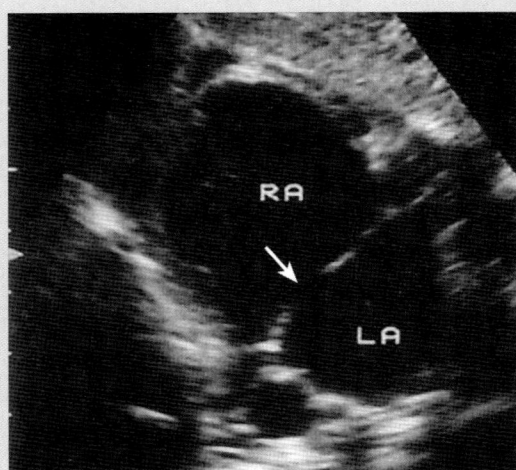

In diesem Echokardiogramm erkennt man deutlich den etwa 1 cm großen Defekt zwischen dem rechten (RA) und linken (LA) Vorhof (Pfeil).

Bei der Entwicklung des Herzens kann so manches schief gehen. Aus einem Schlauch entwickeln sich, wie Sie im folgenden Kapitel lesen werden, Kammern und Klappen. Meist werden Herzfehler schon kurz nach der Geburt bemerkt: Die Kinder werden zyanotisch, d.h., die Haut ist bläulich verfärbt, oder sie leiden an Atem- und Wachstumsstörungen. Manche müssen möglichst rasch operiert werden, einige Betroffene sterben schon während der ersten Lebensjahre. Auch bei Wladimir L. wird ein angeborener Herzfehler festgestellt. Das erstaunliche an seinem Fall: Der Patient ist schon 52 Jahre alt.

„Atmen Sie bitte tief aus und ein." Dr. Gmeiner setzt das Stethoskop auf den Rücken seines Patienten. Schon nach den ersten Atemzügen ist im klar: Wladimir L. hat eine schwere Bronchitis. Wenn der 52-jährige Russlanddeutsche die Erkrankung weiter verschleppt hätte, hätte leicht eine Lungenentzündung daraus werden können. Bei der Anamnese hatte der Patient angegeben, seit längerer Zeit unter Atemnot und Müdigkeit zu leiden. Vor zwei Wochen sei nun der Husten hinzugekommen. Der Arzt hört die Lungen auch noch an der Brust ab und setzt das Stethoskop dann wie üblich auf das Herz. Eine reine Routineuntersuchung. Doch dann stutzt er. Die Herztöne sind nicht ganz normal. Er fragt seinen Patienten, ob mit seinem Herzen alles in Ordnung sei. Wladimir L., der nur gebrochen deutsch spricht, zuckt mit den Achseln.

Ein gespaltener Ton

Dr. Gmeiner hört noch einmal hin. Der zweite Herzton ist gespalten und links neben dem Sternum hört der Arzt zusätzlich ein Geräusch. Er lässt ein EKG schreiben. Auch dieses ist auffällig: Die rechte Herzhälfte scheint überlastet zu sein. In seine Unterlagen schreibt der Arzt: inkompletter Rechtsschenkelblock, Zeichen der Rechtshypertrophie. Dr. Gmeiner schickt seinen Patienten zur Kardiologin. Dr. Engelmann empfängt den Patienten zusammen mit ihrer Famulantin Laura. Die Ärztin untersucht das Herz gründlich, macht ein Röntgenbild des Thorax und führt eine Echokardiographie – eine Ultraschalluntersuchung des Herzens – durch. Auch hier zeigt sich eindeutig die pulmonale Hypertonie: Das rechte Herz und die Lunge sind belastet. Die rechte Herzkammer kommt kaum nach, Blut in die Lunge zu pumpen. Doch wo kommt das ganze Blut her?

Von links nach rechts

Diese Frage stellt Dr. Engelmann auch ihrer Famulantin, nachdem sie der Studentin die Untersuchungsergebnisse erläutert hat. Zum Glück hat Laura in der Vorlesung gut aufgepasst. Das Blut, so lautet ihre Diagnose, kommt aus dem linken Herzen: Es handelt sich also um einen so genannten Links-Rechts-Shunt. Als Ursache vermutet die Studentin einen Vorhofseptumdefekt, einen Herzfehler, bei der die Vorhöfe des Herzens durch ein Loch in der Herzscheidewand miteinander verbunden sind. Dr. Engelmann bestätigt die Diagnose und erzählt der Famulantin, dass ein Vorhofseptumdefekt der häufigste im Erwachsenenalter diagnostizierte angeborene Herzfehler ist, da die Patienten oft erst mit 40 oder mehr Jahren Probleme bekommen. Dann träten Symptome wie Müdigkeit, Atemnot bei Belastung und pulmonale Infekte auf – Beschwerden, die auch Wladimir L. schließlich zur Arzt geführt haben.

Was tun?

Schwere Vorhofseptumdefekte, so erläutert Dr. Engelmann, werden natürlich schon in der Kindheit entdeckt und können dann auch operiert werden. Bei Wladimir L. sei eine solche Operation nicht dringend erforderlich. Wenn seine Bronchitis vollständig abgeheilt sei, könne man eine Herzkatheteruntersuchung durchführen, um herauszufinden, wie groß des Loch sei und wie viel Blut durch den Shunt fließe. Möglicherweise sei gar keine Behandlung erforderlich – schließlich habe Wladimir L. schon seit 52 Jahren ohne Therapie gut gelebt. Allerdings müsse er regelmäßig untersucht werden, damit man rechtzeitig einschreiten könne, wenn sich die Beschwerden verschlimmern.

5 Herz-Kreislauf-System

5.1 Die Herzentwicklung

Lerncoach

Bei der Bearbeitung dieses Kapitels sollten Sie sich zunächst einen Überblick verschaffen. Achten Sie dabei besonders auf folgende Aspekte:

- die Gliederung des Herzschlauches
- die Septumbildung
- die Umgestaltung der Vorhöfe.

5.1.1 Der Überblick

Die Herzanlage entsteht in der Nähe der **Prächordalplatte**, also am kranialen Ende des Embryos. Dort bilden sich aus primitiven Blutzellen und Endothelzellen die **Endokardröhren**, die dann während der lateralen Abfaltung zum **Herzschlauch** verschmelzen. Gleichzeitig entsteht die **Perikardhöhle**. Der Herzschlauch wächst in die Länge und krümmt sich bis zum Ende des 1. Monats zur S-förmigen **Herzschleife,** an der bereits funktionell unterschiedliche Regionen erkennbar sind. Durch *Septierungsvorgänge* wird die Herzschleife dann in Vorhöfe und Kammern unterteilt. Die Ausflussbahn wird unterteilt in Aorta ascendens und Truncus pulmonalis und die Klappen werden angelegt.

5.1.2 Der Herzschlauch und die Perikardhöhle

In der 3. Woche entwickelt sich im Mesoderm ein Gefäßplexus. Dabei verdichten sich Mesodermzellen zu **angiogenetischem Material (Angioblasten)**. Die Zellen im Zentrum dieser Verdichtungen differenzieren sich zu primitiven Blutzellen, die in der Peripherie liegenden Mesenchymzellen flachen sich zu Endothelzellen ab. Diese Endothelzellen sprossen aus und vereinigen sich mit Epithelzellen anderer Verdichtungen zu netzartig angeordneten Schläuchen (Gefäßplexus). Der vordere paarige Teil des Gefäßplexus ist die **kardiogene Zone**, die seitlich und *vor* der Buccopharyngealmembran liegt. Hier verschmilzt der Gefäßplexus dann beidseits zu einem Endothelrohr, das jetzt **Endokardrohr** heißt (Endokard = Herzinnenhaut). Durch die laterale Abfaltung verlagern sich die beiden Endokard-

rohre nach medial und fusionieren dort zum unpaaren **Herzschlauch**.

Im Mesoderm entwickelt sich durch Spaltbildung eine Höhle, die **primäre Perikardhöhle**. Gleichzeitig verdichten sich Mesenchymzellen des viszeralen Blattes zur Myokardplatte (Myokard = Herzmuskulatur). Die Zellen der Myokardplatte wandern aus und umhüllen die Endokardschläuche. Zwischen Endokard und Myokard liegt eine Schicht aus extrazellulärem Material, die **Herzgallerte**.

Innerhalb der primären Perikardhöhle ist der Herzschlauch nur dorsal mit der Wand der Höhle über das **Mesocardium dorsale** verbunden. Bei diesem dorsalen Mesokard handelt es sich um eine mesoartige Aufhängung, d. h. eine plattenförmige Verbindung aus Mesoderm zwischen viszeralem Blatt (hier: Myokard) und parietalem Blatt (hier: Wand der Perikardhöhle).

Schon bald degeneriert der mittlere Teil des Mesocardium dorsale, sodass dann auch dorsal eine Verbindung zwischen rechter und linker Hälfte der Höhle besteht. Wenig später löst sich das Mesokard dann weitgehend auf. Die Perikardhöhle gewinnt dann Anschluss an das intraembryonale Zölom. Dabei entsteht die Pleuraperikardhöhle (Pleura = Lungenfell), die nach unten zur späteren Bauchhöhle durch ein **Septum transversum** teilweise abgegrenzt wird. Dieses Septum transversum wächst als dicke Mesodermplatte von ventral in die Höhle vor und bildet eine Trennwand innerhalb der Leibeshöhle (s. auch Bildung des Zwerchfells, S. 110). Später wird dann die Perikardhöhle von der Pleurahöhle abgegliedert (s. S. 30). Aus dem Bereich des Septum transversum wandern Zellen aus und überziehen als Epikard das Myokard. Somit besteht die Wand des Herzschlauches jetzt aus drei Schichten:

- **Endokard:** innere Endothelauskleidung
- **Myokard:** Herzmuskulatur
- **Epikard:** viszerales (= inneres) Blatt des Herzbeutels (Perikards), bedeckt die Außenfläche des Myokards.

Die Herzgallerte zwischen Endokard und Myokard bildet sich allmählich zurück.

Am Herzschlauch sind jetzt leichte *Ausweitungen*, die von *Einschnürungen* getrennt sind, erkennbar **(Abb. 5.1 a** und **b)**. Der Herzschlauch gliedert sich dann von der Ausstromseite zur Einstromseite in:

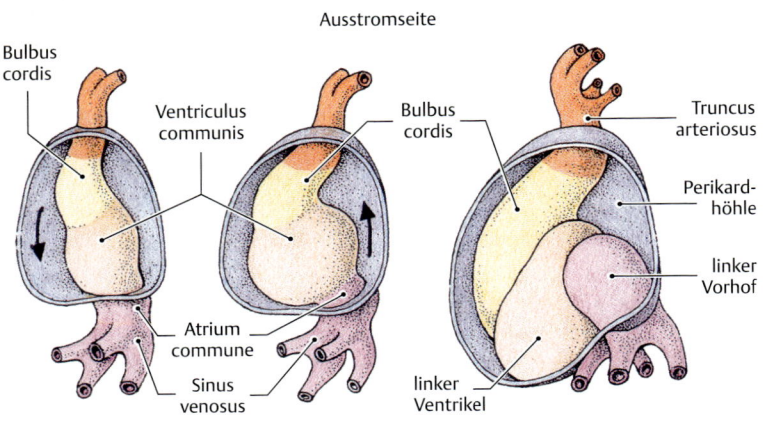

Ausstromseite

Bulbus
cordis

Ventriculus
communis

Bulbus
cordis

Truncus
arteriosus

Perikard-
höhle

linker
Vorhof

Atrium
commune

Sinus
venosus

linker
Ventrikel

Einstromseite

a   b   c

Abb. 5.1 Entwicklung der Herzschleife. (a) 21. Tag; (b) 22. Tag;
(c) 25. Tag

- **Truncus arteriosus**
- **Bulbus cordis (= Conus arteriosus)**
- **Ventriculus communis**
- **Atrium commune**
- **Sinus venosus** (Einstrombahn, bleibt paarig mit
  zwei Sinushörnern).

Schon am 22. Tag beginnt das Myokard des Herzschlauches mit rhythmischen Kontraktionen (einer
wellenförmig fortschreitenden Wandbewegung).

Beachte: Die erste Anlage des Herzens entsteht in
der Nähe der Prächordalplatte. In der weiteren Entwicklung verlagert sich das Herz aus der Halsregion in den Thoraxraum (Descensus cordis). Bei
diesem Deszensus in den Thoraxraum werden auch
Nerven „mitgezogen", z.B. N. laryngeus recurrens
des N. vagus: Beim Erwachsenen verläuft deshalb
der N. laryngeus recurrens um die Aorta und um
die A. subclavia dextra.

5.1.3 Die Herzschleife

**Bei der Herzschleifenbildung finden kompli-
zierte dreidimensionale Vorgänge statt. Achten
Sie vor allem auf folgende Entwicklungsschritte:**
- **die S-förmige sagittal ausgerichtete Struktur
  dreht sich nach rechts**
- **die Einflussbahn verlagert sich nach hinten
  oben und nähert sich der Ausflussbahn**
- **von vorne wird die U-förmige Bulboventrikularschleife sichtbar.**

Der zunächst gerade Herzschlauch wächst ab Beginn der 4. Woche schneller als die Perikardhöhle
in die Länge. Dadurch entsteht in der Sagittalebene
eine S-förmige Krümmung, die **Herzschleife**. Die sagittale Schleife klappt nach rechts. Die linken Seiten des Ventriculus communis und des Bulbus cordis zeigen jetzt nach vorne, das Atrium liegt hinter
dem Ventriculus und dem Bulbus. Die Einstrombahn ist nach dorsal und oben verlagert und nähert
sich damit der Ausstrombahn. Bei der Ansicht von
ventral wird eine U-förmige Schleife erkennbar
(auch **Bulboventrikularschleife** genannt). Der primitive Ventrikel liegt dabei im absteigenden Schenkel
der Schleife, der Bulbus cordis und die Ausstrombahn im aufsteigenden Teil **(Abb. 5.1 c)**.

5.1.4 Die Septierungen

Aus dem Herzschlauch (**Cor commune**) entsteht in
der 5.–7. Woche durch die Septierungsvorgänge
das vierkammrige Herz.

Dabei lassen sich folgende Prozesse unterscheiden:
- Unterteilung in Vorhof und Kammer
- Septierung der Vorhöfe
- Septierung der Ventrikel
- Septierung der Ausströmungsbahn (Conus und
  Truncus arteriosus).

5.1.4.1 Die Unterteilung in Vorhof und Kammer

Zwischen dem **Atrium primitivum** (primitiver Vorhof) und dem **Ventriculus primitivum** (primitiver

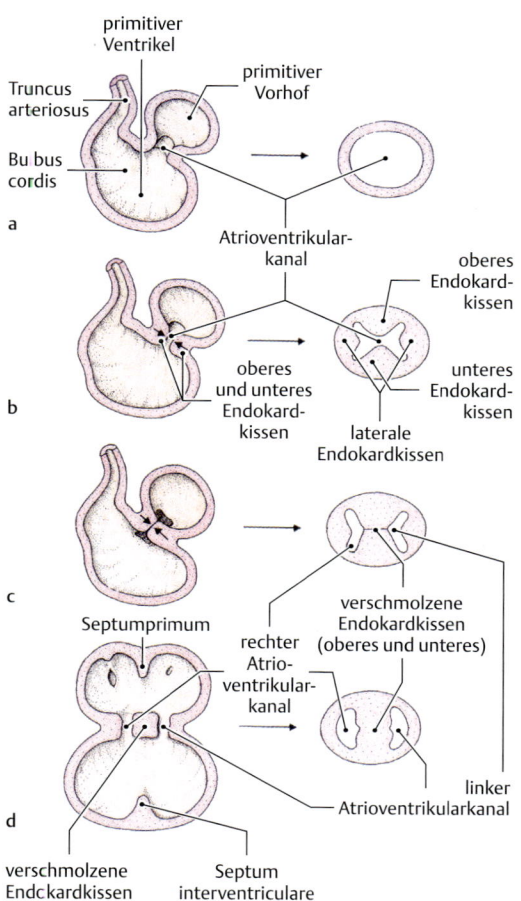

Abb. 5.2 Unterteilung des Atrioventrikularkanals (links Sagittalschnitte des Herzens, rechts Querschnitte durch den Atrioventrikularkanal und die Endokardkissen). (a) 23. Tag; (b) 26. Tag; (c) 30. Tag; (d) 32. Tag

Ventrikel) liegt als Verbindung der **Atrioventrikular-kanal** (AV-Kanal, **Abb. 5.2**). Auf Höhe des AV-Kanals bilden sich insgesamt **vier Endokardkissen** aus. Die Kissen entstehen durch Proliferation von Mesenchymzellen. Dadurch wird das Endokard in Form von Kissen oder Polstern in den Blutstrom (also in das Lumen) vorgewölbt. Die vier Endokardkissen im AV-Kanal sind:

- 1 oberes (oder vorderes) und 1 unteres (oder hinteres) Endokardkissen
- 2 laterale Endokardkissen.

Das Lumen des AV-Kanals wird durch die Endokardkissen **H-förmig** eingeengt. Die beiden großen Endokardkissen, nämlich das obere und das untere,

wachsen dann aufeinander zu und verschmelzen miteinander. Dadurch wird der AV-Kanal in einen rechten und linken Abschnitt unterteilt. Der rechte Abschnitt ist das **Trikuspidalostium**; hier entstehen die drei Segel der Trikuspidalklappe. Im linken Abschnitt, dem **Bikuspidalostium**, entwickeln sich die zwei Segel der Bikuspidalklappe (Mitralklappe, s. S. 86).

5.1.4.2 Die Septierung der Vorhöfe

👁️‍🗨️ **Der primitive Vorhof wird durch die Entwicklung zweier Septen (Septum primum und Septum secundum) in einen rechten und einen linken Vorhof geteilt. Achten Sie hierbei auf die Entstehung der Foramina und ihre Bezeichnungen.**

Von dorsal oben wächst aus der Wand des primitiven Vorhofs eine dünne, halbmondförmige Membran, das **Septum primum**, in Richtung auf den Atrioventrikularkanal herab **(Abb. 5.3a)**. Zunächst bleibt zwischen dem oberen und unteren Endokardkissen und dem Unterrand des Septum primum eine relativ große Öffnung, das **Foramen primum** (oder Ostium primum). Durch Annäherung des Septum primum und Wachstum der (verschmolzenen oberen und unteren) Endokardkissen, wird das Foramen primum zunehmend verkleinert und schließlich verschlossen. Noch vor dem Verschluss des Foramen primum treten im oberen Teil des Septum primum Perforationen auf, die schnell zu einer größeren Öffnung, dem **Foramen secundum** (Ostium secundum) zusammenfließen **(Abb. 5.3b)**. Rechts vom Septum primum entwickelt sich (zum Ende des 2. Monats) als feine Einfaltung des Vorhofdaches ein zweites Septum, das **Septum secundum**. Es bedeckt das Foramen secundum und bildet nur eine unvollständige Trennwand. An seinem Unterrand bleibt eine ovale Öffnung, das **Foramen ovale** **(Abb. 5.3c)**. Das Septum secundum begrenzt also mit seinem sichelförmigen Randwulst das Foramen ovale. Der nicht bedeckte Teil des Septum secundum im Foramen ovale hat somit Kontakt zum rechten Vorhof. Vor der Geburt wird das Blut aus der V. cava inferior im rechten Vorhof auf das Foramen ovale gelenkt und gelangt dann

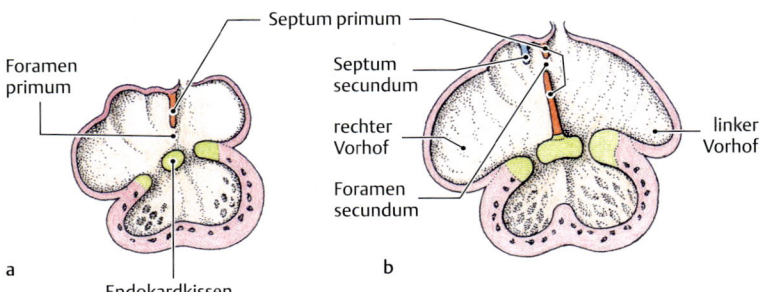

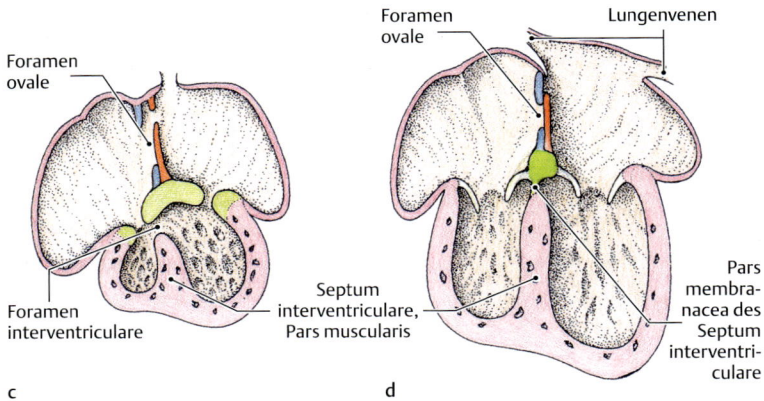

Abb. 5.3 Septierung der Vorhöfe und Bildung des Foramen ovale. (a) 30. Tag; (b) 37. Tag; (c) 40. Tag; (d) 7. Woche

zwischen Septum primum und Septum secundum in den linken Vorhof. Die beiden Septen bilden ein Ventil, d. h. lassen das Blut nur in eine Richtung, von rechts nach links hindurch. Es ermöglicht so einen Rechts-links-Shunt auf Vorhofebene **(Abb. 5.4)**: Das Blut aus der V. cava inferior (Bluthauptstrom) wird dadurch am Lungenkreislauf vorbei direkt in den linken Vorhof geleitet.

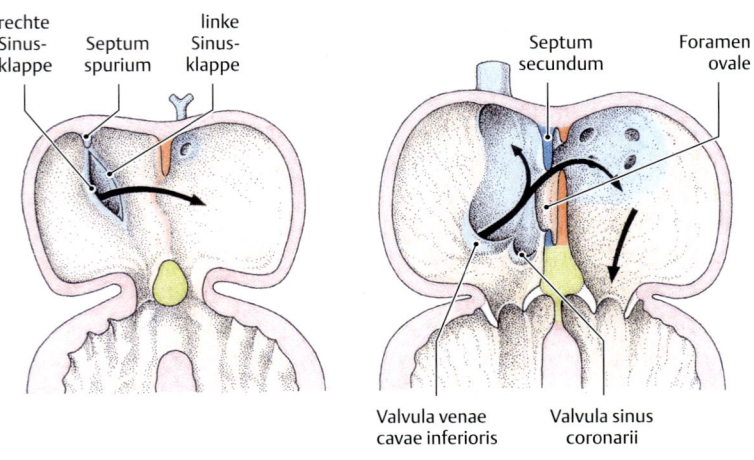

Abb. 5.4 Umgestaltung der Sinusklappen. (a) 4. Woche; (b) 7. Woche

■■I Merke

Das Foramen ovale entsteht durch Degeneration im Septum primum und ist eine Kurzschlussverbindung zwischen rechtem und linkem Vorhof.

5.1.4.3 Die Septierung des Ventrikels

Aus dem Ventriculus primitivum entsteht der linke und aus dem Bulbus cordis der rechte Ventrikel. Es kommt zunächst zu einem starken Wachstum des Myokards an den Außenflächen des Ventriculus primitivum und des Bulbus cordis. Gleichzeitig wird die Innenfläche ausgehöhlt. Diese Aushöhlung erfolgt nicht gleichmäßig, sodass die Innenfläche der Herzkammern später netzförmig verbundene Muskelbälkchen, die Trabeculae carneae, aufweist. Während die zwei Hohlräume sich stark ausdehnen, bleibt ein schmaler Streifen zwischen ihnen im Wachstum zurück. Dadurch entwickelt sich eine Leiste am Boden des Ventrikels. Diese Leiste, die die Anlage des *muskulären* Septum interventriculare darstellt, verlängert sich nach oben. Die Verlängerung erfolgt dann auch durch Proliferation von Muskelgewebe des Septum (Abb. 5.3 c). Zwischen dem Oberrand des Septum interventriculare und den verschmolzenen (oberen und unteren) Endokardkissen verbleibt eine Öffnung, das Foramen interventriculare.

5.1.4.4 Die Septierung der Ausflussbahn

Die Ausflussbahn (Bulbus und Truncus arteriosus) wird durch drei Wulstsysteme septiert (Abb. 5.5):
- Septum aorticopulmonale (unpaar)
- Truncuswülste (vorderer und hinterer Wulst)
- Konuswülste (rechter und linker Wulst).

Dabei entsteht insgesamt eine *spiralig* angeordnete Scheidewand.

■■I Beachte

Die Entstehung der Ausflussbahn-Septierung wird in den Lehrbüchern unterschiedlich dargestellt. So findet sich oft die Beschreibung (anders als in diesem Buch), dass die Konus- und Truncuswülste aufeinander zuwachsen und sich zum Septum aorticopulmonale vereinigen.

Aus der dorsalen Wand des Saccus aorticus (s. Abb. 5.9, S. 89) wächst das Septum aorticopulmonale aus. Darunter vereinigen sich die Truncus- und Konuswülste. Insgesamt sind dadurch Aorta ascendens und Truncus pulmonalis voneinander getrennt. Der Bulbus cordis wird größtenteils in die Wand der rechten Kammer einbezogen; er bildet hier die glattwandige Ausflussbahn, den Conus arteriosus (Infundibulum), der dann über die Pulmonalklappe in den Truncus pulmonalis übergeht. Im linken Ventrikel ist nur ein kurzer Teil unter der Aortenklappe glattwandig.

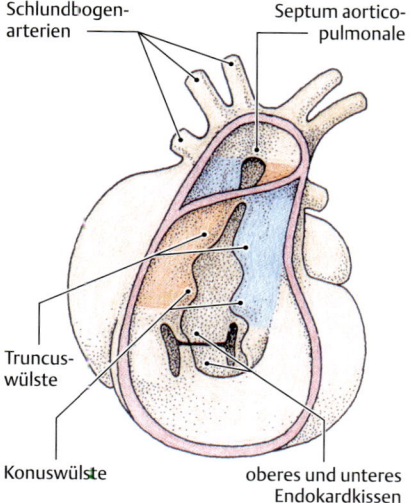

Schlundbogenarterien

Septum aorticopulmonale

Truncuswülste

Konuswülste

oberes und unteres Endokardkissen

a

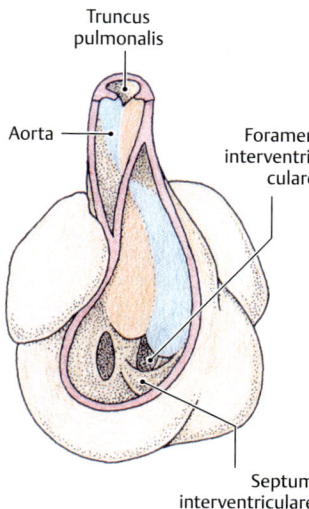

Truncus pulmonalis

Aorta

Foramen interventriculare

Septum interventriculare

b

Abb. 5.5 Septierung des Ventrikels und der Ausflussbahn. (a) 5. Woche; (b) 6. Woche

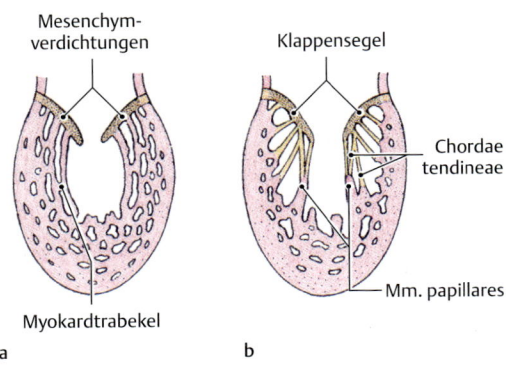

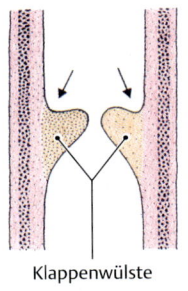

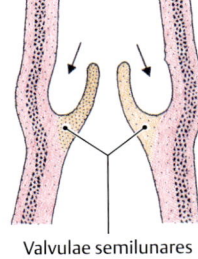

Abb. 5.6   Entwicklung der Atrioventrikularklappen. (a) 7. Woche; (b) 15. Woche

Abb. 5.7   Entwicklung der Semilunarklappen. Die Pfeile deuten die Aushöhlung der Wülste durch den diastolischen Rückfluss an. (a) 6. Woche; (b) 9. Woche

Beachte: Durch den spiraligen Verlauf des Septums in der Ausflussbahn ergibt sich, dass Aorta ascendens und Truncus pulmonalis dann *umeinander gewundene Ausflussrohre* sind. Das bedeutet, dass der Ursprung der Aorta vom Truncus pulmonalis überkreuzt wird.

Als letztes wird das Foramen interventriculare verschlossen. Dieser Verschluss erfolgt durch Wachstum und Vereinigung der Ränder des Septum interventriculare und der verschmolzenen Konuswülste. Der Verschluss ist bindegewebig und wird als **Pars membranacea** des Ventrikelseptums bezeichnet **(Abb. 5.3 d, Abb. 5.5)**.

Beim Erwachsenen besteht das Septum interventriculare größtenteils aus Herzmuskelgewebe, Pars muscularis. Nur ein kleiner Teil des Septums in der Nähe der Vorhof-Kammer-Grenze ist die dünne und bindegewebige Pars membranacea.

5.1.4.5 Die Entwicklung der Herzklappen

Das Herz besitzt 4 Herzklappen, 2 **Segelklappen** und 2 **Taschenklappen**.

- Segelklappen: sind die **Atrioventrikularklappen** zwischen den Vorhöfen und den Ventrikeln
- Taschenklappen: sind die **Semilunarklappen** (Aortenklappe und Pulmonarklappe) an den Ausflussbahnen.

Die Atrioventrikularklappen (Segelklappen)
Sowohl im rechten als auch im linken Atrioventrikularkanal kommt es zu umschriebenen Mesenchymverdichtungen **(Abb. 5.6)**. Auf der Kammerseite liegen unter diesen Verdichtungen Myokardtrabe-

kel. Die segelnahen Abschnitte der Trabekel werden bindegewebig umgewandelt (nach Apoptose des Myokards). Dadurch entstehen die **Chordae tendinae**. Die segelfernen Myokardtrabekel werden zu Mm. papillares, die in der Ventrikelwand verankert sind. Die Mm. papillares sind auf der anderen Seite mit den Segeln (Cuspis anterior,- posterior,- septalis) verbunden. Im linken Ostium atrioventriculare bildet sich so die **Mitralklappe** (oder Bikuspidalklappe) mit zwei Klappensegeln und im rechten Ostium atrioventriculare die **Trikuspidalklappe** mit drei Klappensegeln.

Die Semilunarklappen (Taschenklappen)
Die Semilunarklappen entstehen aus Klappenwülsten (Mesenchymverdichtungen), die von oben (durch den diastolischen Blutrückfluss) ausgehöhlt werden **(Abb. 5.7)**. So entstehen die Taschen (Valvulae semilunares) der Aorten- und Pulmonalklappe.

5.1.5 Die Umgestaltungen im Bereich der Vorhöfe

Beide Vorhöfe weisen im Inneren einen Wandteil mit **glatter** Oberfläche und einen **zerklüfteten** Wandteil auf. Diese gehen aus unterschiedlichen Strukturen hervor (Sinushorn bzw. Pulmonarvenen und Atrium primitivum).

5.1.5.1 Der Sinus venosus und die Umgestaltung im rechten Vorhof

In der 4. Woche besitzt der Sinus venosus ein rechtes und ein linkes Horn, die zunächst etwa gleich groß sind. In jedes Sinushorn münden drei Venen:

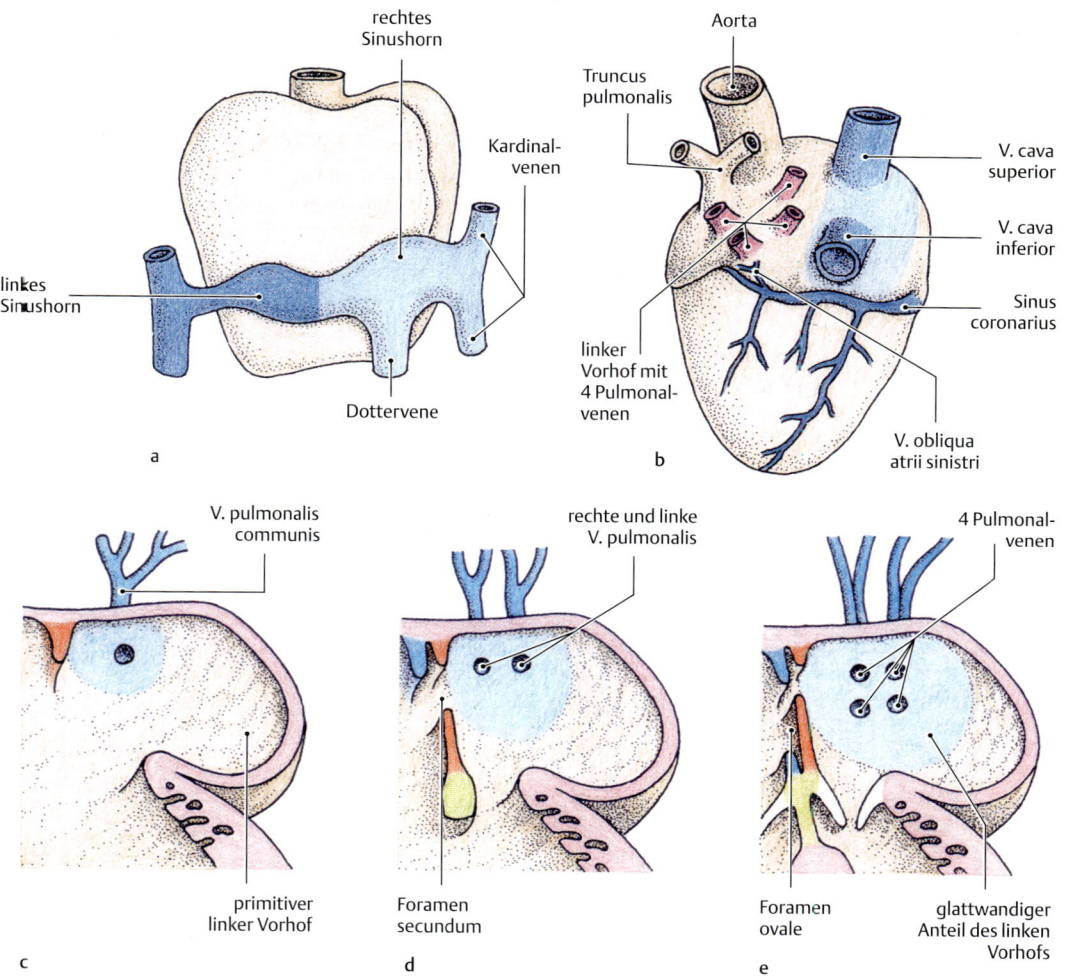

Abb. 5.8 Umgestaltung in den Vorhöfen. (a) und (b) Umbauvorgänge an den Sinushörnern. (a) 24. Tag; (b) 7. Woche. (c)–(e) Einbeziehung der Pulmonalvenen in den linken Vorhof. (c) 5. Woche; (d) 6. Woche; (e) 8. Woche

- die Dottervene **(V. vitellina)**
- die Nabelvene **(V. umbilicalis)**
- der gemeinsame Stamm der oberen und der unteren **Kardinalvene**.

In Folge findet eine Verlagerung des Blutstroms im Venensystem *nach rechts* statt **(Links-Rechts-Shunt)**. Dadurch vergrößert sich das rechte Sinushorn zunehmend, während sich das linke Horn ständig verkleinert. Der Links-rechts-Shunt kommt durch Umbauvorgänge im Venensystem (Dotter,- Nabel,- und Kardinalvenen) zustande:

- Obliteration der linken Dottervene

- Einstrom der linken V. umbilicalis (über den Lebervenenplexus und die rechte V. vitellina) in das rechte Sinushorn.

Die rechte V. cardinalis communis und ihre V. cardinalis superior werden zur **V. cava superior**. Die rechte V. cardinalis inferior wird zur V. azygos. Aus dem Lebervenenplexus entsteht die **V. cava inferior**. Bei diesen Umbauvorgängen wird das rechte Sinushorn in den rechten Vorhof integriert **(Abb. 5.8 a, b)**. Der aus dem rechten Sinushorn entstandene Vorhofteil ist **glattwandig**; während der aus dem Atrium primitivum entstandene Teil **rauwandig trabe-**

kulär ist. Der rauwandig trabekuläre Teil, der im späteren rechten Herzohr liegt, ist durch parallele Muskelbälkchen, die Mm. pectinati, gekennzeichnet. Die Grenze zwischen trabekulärem und glattem Anteil bildet eine Muskelleiste, die Crista terminalis.

Aus dem linken Sinushorn entwickelt sich der Sinus coronarius (Sammelvene für den größten Teil des venösen Blutes der Herzmuskulatur) und die kleine V. obliqua atrii sinistri.

5.1.5.2 Die Umgestaltung im linken Vorhof

Auch im linken Vorhof ist ein glattwandiger und ein trabekulärer Teil zu unterscheiden. Der raue Anteil entstammt wie auf der rechten Seite aus dem Atrium primitivum und ist im linken Herzohr lokalisiert. Der glattwandige Teil entsteht durch Einbeziehung der primitiven Pulmonalvenen in den Vorhof. Zunächst tritt eine V. pulmonalis communis in den Vorhof ein. Die V. pulmonalis communis wird zunehmend in die Wand des Vorhofes integriert (Abb. 5.8 c bis e). Dann werden auch die ersten Äste (Verzweigungen) in den Vorhof aufgenommen, sodass zuerst zwei und dann schließlich vier Pulmonalvenen getrennt in den Vorhof münden.

5.1.6 Die Fallot-Tetralogie

Bei der Fallot-Tetralogie handelt es sich um einen Herzfehlerkomplex, bei dem vier Veränderungen vorliegen:

- Pulmonalstenose
- Ventrikelseptumdefekt
- Dextroposition und Überreiten der Aorta (über Ventrikelseptumdefekt)
- Hypertrophie des rechten Ventrikels.

Die Pulmonalstenose, eine Verengung der Ausflussbahn, führt dazu, dass venöses Blut aus dem rechten Ventrikel über den Ventrikelseptumdefekt in den linken Ventrikel und damit in die Aorta gelangt. Schon intrauterin ist die Aorta erweitert (à Dextroposition und Überreiten). Aufgrund der Pulmonalstenose sind die Pulmonalgefäße unterentwickelt. Die Kinder sind zyanotisch (bläuliche Verfärbung der Haut und Schleimhäute). Dabei arbeitet der rechte Ventrikel gegen einen erhöhten Druck an (à Hypertrophie). Symptome wie Dyspnoe, rasche Ermüdbarkeit und Gedeihstörung treten allmählich im Säuglingsalter auf. Ferner können

nen Anfälle von Bewusstlosigkeit und Krämpfe auftreten.

5.1.7 Klinische Bezüge

5.1.7.1 Ventrikelseptumdefekt

Die häufigsten Ventrikelseptumdefekte sind die hoch sitzenden Defekte im Bereich der Pars membranacea. Es besteht ein Links-Rechts-Shunt, d. h. Blut aus dem linken Ventrikel fließt durch den Septumdefekt in den rechten Ventrikel (und dann weiter in die Lungenstrombahn). Schließlich kann es zu einer Volumenbelastung des linken Ventrikels kommen.

Die Klinik hängt im Wesentlichen von der Defektgröße ab, die das Shuntvolumen bestimmt. Symptome bei einem großen Ventrikelseptumdefekt sind Trinkschwäche, Gedeihstörungen, Dyspnoe (Atemnot), Schwitzen.

5.1.7.2 Defekte des Vorhofseptums

Man kennt Ostium-secundum- und Ostium-primum-Defekte. Beim Ostium-(oder Septu-)primum-Defekt wächst das Septum primum nicht bis auf das Endokardkissen herab; es persistiert also ein Foramen primum. Der untere Teil des Foramen ovale ist dabei ganz offen.

Wenn die Perforationen im Septum primum an falscher Stelle erfolgen oder zu groß sind, können sie nicht oder nicht vollständig vom Septum secundum abgedeckt werden. Die Folge ist eine Persistenz des fehlerhaften Ostium secundum. Auch eine unzulängliche Entwicklung des Septum primum kann zu einem Ostium-secundum-Defekt führen.

Bei Defekten des Vorhofseptums kommt es postnatal zu einem Links-Rechts-Shunt (durch den Defekt hindurch). Dadurch besteht eine Volumenbelastung des rechten Herzens (à Hypertrophie des rechten Herzens) und eine Hypertonie im Lungenkreislauf.

5.1.7.3 Transposition der großen Gefäße

Erfolgt die Septierung von Conus und Truncus arteriosus nicht spiralig, so liegt eine Vertauschung in der Lage, von Truncus pulmonalis und Aorta vor. Das heißt, die Aorta entspringt aus dem rechten Ventrikel und liegt ventral vom Truncus pulmonalis, der aus dem linken Ventrikel entspringt. Nur wenn zusätzliche Missbildungen die beiden Kreisläufe herstellen, ist die Transposition mit dem Leben vereinbar.

5.1.7.4 Angeborene Stenosen der Herzklappen
Bei Stenosen der Pulmonal- und Aortenklappe erscheinen die Klappen klein, deformiert oder partiell verwachsen. Die Pulmonalstenose kommt in allen Schweregraden vor. Es kommt zur Druckerhöhung in der rechten Kammer, die dann hypertrophiert. Die Aortenklappenstenose ruft letztlich eine Hypertrophie des linken Ventrikels hervor.

Check-up
✔ Machen Sie sich nochmals klar, wie die Vorhöfe umgestaltet werden und welche Strukturen an dieser Umgestaltung beteiligt sind.
✔ Rekapitulieren Sie das Schicksal des Sinus venosus während der Vorhofentwicklung.
✔ Wiederholen Sie, was zur Fallot-Tetralogie gehört.

5.2 Die Aortenbögen (Kiemenbogenarterien)

Lerncoach
Die Derivate der Kiemenbögenarterien werden häufig geprüft, Sie müssen sie auswendig kennen.

5.2.1 Die Anordnung der Aortenbögen
Bei der Entwicklung der Schlundbögen (s. S. 69) erhält jeder Bogen eine eigene Arterie (**Schlundbogenarterie, Kiemenbogenarterie** oder **Aortenbogen**). Die Aortenbögen entspringen aus der Aortenwurzel (**Abb. 5.9**, erweiterter Teil des Truncus arteriosus, Saccus arteriosus, auch Aorta ventralis ascendens). Sie münden hinten beidseits in die paarige Aorta dorsalis. Weiter kaudal verschmelzen die paarigen Aorten zur absteigenden Aorta. Es werden beidseits sechs Aortenbögen angelegt, die jedoch nie gleichzeitig vorhanden sind. D.h. zu dem Zeitpunkt, zu dem das 6. Aortenbogenpaar angelegt wird, haben sich das 1. und 2. Paar schon zurückgebildet.

5.2.2 Die Derivate der Aortenbögen (Abb. 5.10)
■ **1. Aortenbogen:** verschwindet größtenteils, nur ein kleiner Abschnitt beteiligt sich an der Bildung der A. maxillaris.
■ **2. Aortenbogen:** bildet sich größtenteils zurück; nur aus dem dorsalen Abschnitt entsteht die A. stapedia.
■ **3. Aortenbogen:** bildet mit seinem proximalen Abschnitt die A. carotis communis, mit seinem distalen Abschnitt die A. carotis interna.
■ **4. Aortenbogen:** bildet links den (definitiven) Arcus aortae, rechts den proximalen Abschnitt der A. subclavia.
■ **5. Aortenbogen:** wird häufig gar nicht angelegt; hat keine Derivate.

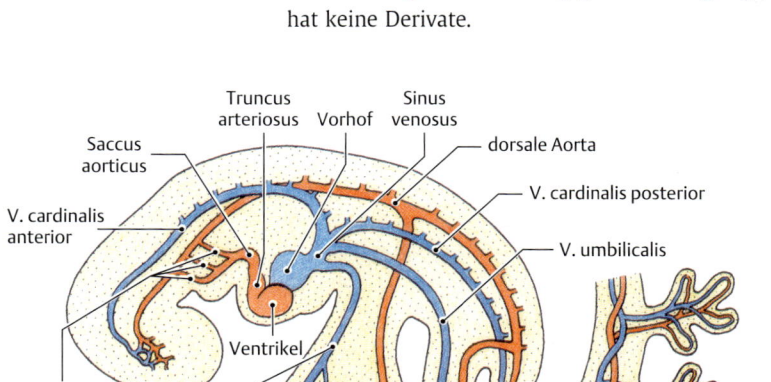

Abb. 5.9 Embryonales Herz-Kreislauf-System in der 5. Woche

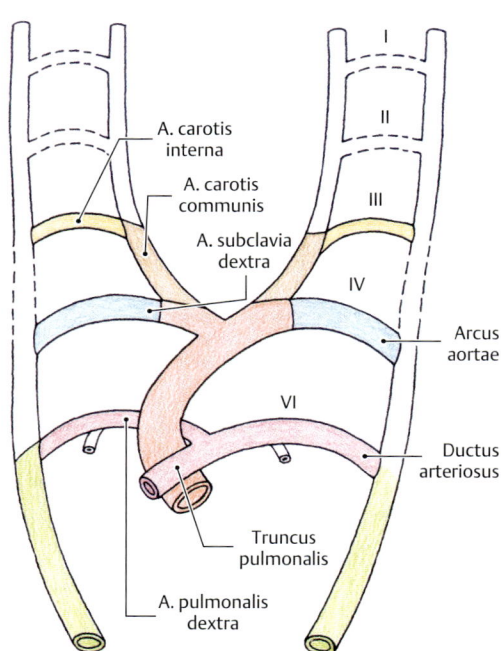

A. carotis interna

A. carotis communis

A. subclavia dextra

I

II

III

IV

Arcus aortae

VI

Ductus arteriosus

Truncus pulmonalis

A. pulmonalis dextra

Abb. 5.10   Die Aortenbögen und ihre Umgestaltungen

■ **6. Aortenbogen:** bildet rechts den Truncus pulmonalis und den proximalen Teil der A. pulmonalis dextra; links den Ductus arteriosus.

■■I Merke
Der Truncus pulmonalis ist ein Derivat des 6. Aortenbogens. Der definitive Aortenbogen stammt aus dem vierten linken Aortenbogen.

5.2.3 Klinische Bezüge
5.2.3.1 Doppelter Aortenbogen
Wenn die Rückbildung der rechten Aorta unterbleibt, entsteht ein doppelter Aortenbogen, der als Gefäßring um Trachea und Ösophagus zu liegen kommt. Dabei kann es durch Komprimierung dieser beiden Strukturen zu Atem- und Schluckbeschwerden kommen.

   Check-up
✔ Wiederholen Sie, wie der definitive Aortenbogen entsteht.

5.3 Der Fetalkreislauf und seine Umstellung

   Lerncoach
Achten Sie beim Aufbau des Fetalkreislaufes darauf, wie er einerseits die Bedingungen des Fetallebens (keine Lungenatmung) erfüllt und andererseits eine rasche Umstellung auf den postnatalen Kreislauf ermöglicht (Schließen von Septen, Gefäßen und „Kurzschlüssen").

5.3.1 Der Aufbau des Fetalkreislaufes
Das sauerstoffreiche Blut der Plazenta fließt über die V. umbilicalis in Richtung Leber **(Abb. 5.11)**. Etwa die Hälfte des Blutes fließt durch die Leber und dann in die V. cava inferior. Die andere Hälfte gelangt über den **Ductus venosus** in die V. cava inferior. Nach einer kurzen Strecke erreicht das Blut den rechten Vorhof. An der Einmündungsstelle der V. cava befindet sich eine Klappe, **Valva venae cava inferioris (Abb. 5.4)**, die das Blut zum offenen Foramen ovale (1. Kurzschluss) geleitet. Damit gelangt das Blut vom linken direkt in den rechten Vorhof, und von dort in die Aorta ascendens. Aus der Aorta gehen die Aa. carotis communis und subclavia beidseits zu Kopf, Hals und Arm ab. Nach der Passage der Kapillargebiete gelangt das venöse Blut aus diesen Regionen in die V. cava superior, die in den rechten Vorhof mündet. Jetzt fließt das Blut weiter durch die Mitralklappe in die rechte Kammer und von dort wird es in den Truncus pulmonalis ausgeworfen. Über einen zweiten Kurzschluss, nämlich den **Ductus arteriosus Botalli**, der von der Teilungsstelle des Truncus pulmonalis abgeht fließt das Blut in den Aortenbogen (Umgehung des Lungenkreislaufs). Über die Aorta descendens gelangt das Blut in die A. iliaca communis, dann in die Aa. iliacae communae internae, von denen die **Aa. umbilicales** abgehen. Die Aa. umbilicales transportieren das Blut in die Plazenta zurück (zum Gasaustausch).

5.3.2 Die Umstellung des Fetalkreislaufes bei der Geburt
Mit der Geburt wird der Fetalkreislauf auf den „bleibenden" Kreislauf umgestellt. Es kommt zur

Abb. 5.11 Fetaler Kreislauf

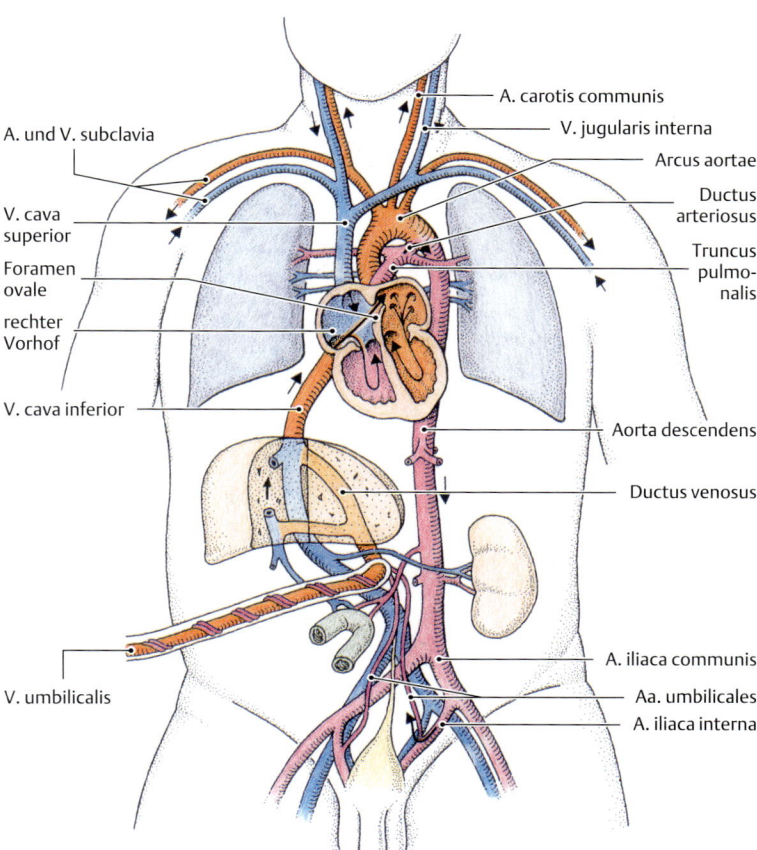

Unterbrechung des Plazentakreislaufs und zum Einsetzen der Lungenatmung. Damit wird jetzt das Gefäßsystem der Lunge durchströmt. Dies hat verschiedene Veränderungen im fetalen Kreislauf zu Folge. Der Kurzschluss zwischen Truncus pulmonalis und Aorta, der **Ductus arteriosus**, muss verschlossen werden. Ebenso müssen sich das **Foramen ovale**, die **Nabelgefäße** und der **Ductus venosus** schließen.

5.3.2.1 Der Verschluss des Ductus arteriosus

Aufgrund der veränderten Druckverhältnisse nach der Geburt kehrt sich die Blutflussrichtung im Ductus arteriosus um. Es fließt sauerstoffreiches Blut aus der Aorta in die Pulmonalgefäße. Der erhöhte Sauerstoffgehalt und die veränderte Flussrichtung bedingen, dass es in wenigen Tagen zum Verschluss des Ductus arteriosus kommt. In das subendothe-

liale Bindegewebe lagern sich Proteoglykane und glatte Muskelzellen (z.T. schon vor der Geburt) ein. Der postnatale Verschluss durch Kontraktion der Muskulatur wird dabei durch den Abfall des Prostaglandins E_2 bedingt. Zurück bleibt das *Lig. arteriosum*, ein Bindegewebsstrang zwischen Teilungsstelle des Truncus pulmonalis und Arcus aortae.

5.3.2.2 Der Verschluss des Foramen ovale

Zur Erinnerung: Das Foramen ovale leitet pränatal den Hauptblutstrom vom rechten direkt zum linken Vorhof; es ist somit ein Shunt zwischen rechtem und linkem Herzen.

Durch den Verschluss des Ductus arteriosus fließt jetzt vermehrt Blut durch die Vv. pulmonales. Dort kommt es zur Drucksteigerung, während im rechten Vorhof infolge der Unterbrechung des Plazentakreislaufs der Druck sinkt. Die Druckdifferenz in den Vorhöfen (links → rechts) führt zunächst zu einem funktionellen Verschluss des Foramen ovale. D.h. das Septum primum wird an den Rand des Septum secundum gepresst. Später verwachsen die beiden Septen und es bleibt die Fossa ovalis (ursprüngliches Septum primum) mit seinem vorspringendem Rand (Limbus fossae ovalis, ursprünglicher Rand des Septum secundum) zurück. Manchmal bleibt das Foramen ovale beim Erwachsenen sondendurchgängig (ohne Verschmelzung von Septum primum und Septum secundum), was aber keine Bedeutung hat. Von einem Vorhofseptumdefekt spricht man erst, wenn ein messbarer Links-Rechts-Shunt auf Vorhofebene besteht.

■■I Merke
Das Foramen ovale wird perinatal zunächst nur funktionell verschlossen. Manchmal bleibt es beim Erwachsenen auch sondendurchgängig.

5.3.2.3 Der Verschluss der Nabelarterien
Durch mechanische und thermische Reize kommt es zur Kontraktion der Muskulatur in der Wand der Nabelarterien. Dadurch wird auch ein Blutverlust durch die Nabelschnur verhindert. Erst nach 2–3 Monaten sind die Arterien dann vollständig obliteriert. Der distale Anteil der A. umbilicalis (Pars occlusa) wird zum *Lig. umbilicale mediale* in der Plica umbilicalis (an der vorderen Bauchwand, in der Ansicht von innen). Der proximale Teil der A. umbilicalis bleibt offen (Pars patens); er bildet den proximalen Teil der A. vesicalis superior.

5.3.2.4 Der Verschluss der V. umbilicalis und des Ductus venosus
Aus der V. umbilicalis wird das Lig. teres hepatis (s.**Tab. 5.1**).
Aus dem Ductus venosus, der besonders sauerstoffreiches Blut aus der Plazenta zur V. cava inferior leitet, entsteht das Lig. venosum (an der Unterfläche, Facies viszeralis, der Leber). Bei der Umstellung vom fetalen auf den postnatalen Kreislauf fällt durch den Verschluss des Ductus venosus im herznahen Abschnitt der V. cava inferior der Sauerstoffgehalt am stärksten ab.

Tabelle 5.1

Überbleibsel	Struktur des Fetalkreislaufs
Lig. teres hepatis	V. umbilicalis
Lig. venosum	Ductus venosus
Fossa ovalis	Septum primum
Limbus fossae ovalis	Rand des Septum secundum
Lig. arteriosum (Bindegewebsstrang, zwischen Teilungsstelle des Truncus pulmonalis und Arcus aortae	Ductus arteriosus
Ligg. umbilicales mediales	Aa. umbilicales (distal)
Aa. vesicales inferiores	Aa. umbilicales (proximal)

5.3.3 Klinische Bezüge
5.3.3.1 Persistenz des Ductus arteriosus
Bei erhöhten Prostaglandin-E_2-Werten im Blut kann es zu einer Persistenz des Ductus arteriosus kommen. Bei einem offenen Ductus arteriosus liegt ein Links-Rechts-Shunt vor, der zu verminderter Lungendurchblutung und erhöhter Volumenbelastung des linken Ventrikels führt. Symptome beim Säugling sind Tachypnoe (gesteigerte Atemfrequenz), Dyspnoe, Trinkschwäche, Gedeihstörungen und vermehrtes Schwitzen. Therapeutisch verabreicht man einen Prostaglandin-Antagonisten (Indomethazin) oder führt operativ eine Ligatur des Ductus arteriosus durch.

5.3.3.2 Aortenisthmusstenose
Der anatomische Isthmus aortae (Aortenenge) liegt am Übergang zur Pars thoracica aortae, d. h. es ist die Endstrecke des Aortenbogens zwischen dem Abgang der linken A. subclavia und der Einmündung des Ductus arteriosus.
Man unterscheidet zwei Formen der Aortenisthmusstenose:
- präduktale Isthmusstenose
- postduktale Isthmusstenose.

Das Leitsymptom der Aortenisthmusstenose ist ein Hypertonus in den oberen Extremitäten und ein verminderter Blutdruck in den unteren.
Bei der präduktalen Form liegt eine Einengung (Stenose) der Aorta *vor* der Einmündung des *offen* gebliebenen Ductus arteriosus. Die untere Körperhälfte erhält (fast) nur sauerstoffarmes Blut (über Truncus pulmonalis und Ductus arteriosus). Kommt es zum Verschluss des Ductus, verschwin-

den die Fermoralispulse, ein Hypertonus in den oberen Extremitäten mit Ausbildung einer Herzinsuffizienz tritt auf. Ohne Frühoperation leben die Kinder nur kurze Zeit.

Bei der postduktalen Form liegt die Einengung der Aorta distal vom Lig. arteriosum (d. h. der Ductus ist geschlossen). Prästenotisch ist der Blutdruck erhöht, poststenotisch erniedrigt (s. Leitsymptom). Die Kinder zeigen kaum Symptome (Kopfschmerzen, Nasenbluten, kalte Füße); sie erleben meist das 3.-4. Lebensjahrzehnt.

Check-up

✔ Rekapitulieren Sie, welche Strukturen nach der Umstellung auf den postnatalen Kreislauf noch an den fetalen Kreislauf erinnern und woraus sie entstanden sind.

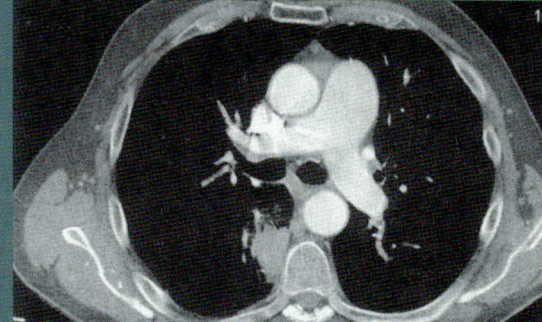

Respirationstrakt

Lunge in Flammen

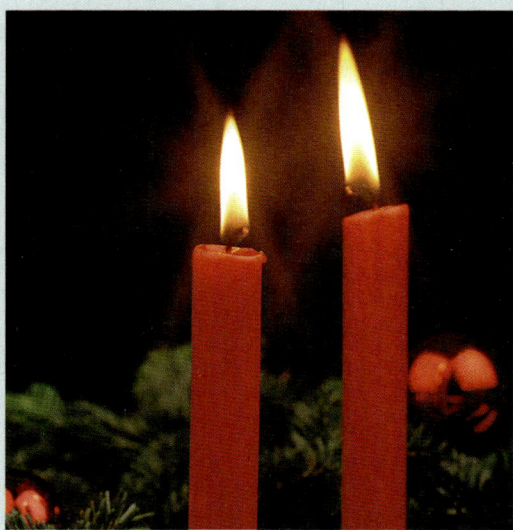

Im hier beschriebenen klinischen Fall sind zwei Kerzen der Auslöser einer schweren Erkrankung: Adult Respiratory Distress Syndrome.

Die Ausbildung der Lungen in der Embryonalphase (siehe folgendes Kapitel) ist von ganz besonderer Bedeutung: Erst wenn die Lunge funktionsfähig ist, hat ein zu früh geborenes Baby eine Überlebenschance. Die Gas austauschenden Teile des Bronchialbaumes sind zwar schon ab der 13. Woche entwickelt, doch erst zwei bis drei Monate später entstehen die Pneumozyten Typ II, die eine oberflächenaktive Substanz namens Surfactant bilden. Dieser Stoff sorgt dafür, dass die Alveolen beim Ausatmen nicht zusammenfallen. Zu wenig Surfactant in der Lunge ist die häufigste Todesursache bei Frühgeborenen. Auch bei Erwachsenen kann ein Mangel an Surfactant schlimme Folgen haben. Wie bei Anna F., deren Fall Sie hier kennen lernen.

Noch zwei Wochen bis Weihnachten. Anna F. hat es sich am Abend mit einem guten Buch auf dem Sofa gemütlich gemacht. Vor ihr auf dem Tisch steht der Adventskranz mit zwei brennenden Kerzen, eine dampfende Tasse Tee und die ersten selbstgebackenen Plätzchen, die sie eigentlich bis Weihnachten nicht anrühren wollte. Um 11 Uhr ist der Tee kalt und die 35-jährige Friseurin friert. Sie beschließt, im Bett weiterzulesen. Gegen Mitternacht fallen ihr die Augen zu.

Offensichtlich vergisst sie jedoch, die Kerzen auszublasen und gegen 2 Uhr nachts fangen erst die Tischdecke und dann das Sofa Feuer. Als Annas Nachbar, ein Schichtarbeiter, nach Hause kommt und den Lichtschein bemerkt, alarmiert er die Feuerwehr. Die halbe Wohnung steht in Flammen! Anna wird bewusstlos ins Krankenhaus eingeliefert.

Glück im Unglück

Anna hat Glück im Unglück: Wäre der Nachbar nicht nach Hause gekommen, hätte leicht das ganze Haus abbrennen können. Für Anna wäre dann wohl jede Hilfe zu spät gekommen. So hat sie „nur" ein Inhalationstrauma, also eine Rauchvergiftung – aber eine solche Erkrankung ist auch keine Lappalie. Anna wird auf die Intensivstation gebracht. Dort verschlechtert sich ihre Lungenfunktion von Stunde zu Stunde. ARDS lautet nun die Diagnose, ein Akronym, das für „Adult Respiratory Distress Syndrome" steht.

Zu wenig Surfactant

Anna F. muss beatmet werden. In der Zeit spielt sich in ihrer Lunge eine Katastrophe nach der anderen ab: Die Blutgefäße werden durchlässig und Flüssigkeit tritt in die Lunge ein. Die Pneumozyten Typ II gehen zugrunde. Es wird nicht mehr genug Surfactant gebildet. Dadurch entstehen in der Lunge Atelektasen, d. h. kollabierte, luftleere Areale, und so genannte hyaline Membranen. Schließlich kommt es zu einer Lungenfibrose. Dabei werden die Alveolen zu Bindegewebe umgebaut, ein Vorgang, der irreversibel ist. Diese Veränderungen spiegeln sich auch im Röntgenbild und in den Blutuntersuchungen wider.

Totraum in der Lunge

Anna, die von den Vorgängen in ihrem Körper keine Ahnung hat, wird in dieser Zeit mit speziellen Beatmungsverfahren behandelt. Dabei wird sie häufig in Bauchlage gebracht: Die Ärzte möchten, dass die Lunge möglichst gleichmäßig belüftet und durchblutet wird. Außerdem erhält sie Medikamente und Flüssigkeit. Ihre Situation ist kritisch: Nur etwa die Hälfte der Patienten überlebt ein ARDS.

Doch Anna hat Glück. Langsam erholt sie sich wieder. Die Beatmung kann beendet werden. Dennoch wird Anna vermutlich ein Leben lang an den Brand in ihrer Wohnung zurückdenken: Etwa ein Fünftel ihrer Lunge ist zerstört und nimmt nicht mehr am Gasaustausch teil. Diese Areale gehören zum so genannten Totraum der Lunge. Das bemerkt Anna F. auch im Alltag, denn wenn sie die Treppen zu ihrer – komplett renovierten – Wohnung im dritten Stock hinaufeilt, kommt sie schneller als früher aus der Puste. Und einen Adventskranz wird sie im nächsten Jahr bestimmt nicht aufstellen.

6 Respirationstrakt

6.1 Die Anlage des Respirationstraktes

Die Entwicklung des Respirationstraktes geht vom embryonalen Darmrohr aus. Im Vorderdarm (im Bereich des späteren unteren Pharynx) stülpt sich die Laryngotrachealrinne nach ventral aus. Aus dieser Rinne entstehen die epithelialen Anteile von Kehlkopf, Trachea und Lunge (vgl. **Abb. 6.2**). Die Laryngotrachealrinne verlängert sich und formt sich in ein Divertikel, die Lungenknospe, um.

Zunächst steht das Lungendivertikel über seine ganze Längsausdehnung in offener Verbindung mit dem Vorderdarm. Diese breite Verbindung wird bald durch das **Septum oesophagotracheale** eingeengt. Nur im Bereich der späteren Kehlkopföffnung bleibt eine Verbindung zwischen der Anlage des Respirationstraktes und dem Vorderdarm. Vom primitiven Pharynx geht jetzt der **Laryngotrachealschlauch** ab.

6.2 Der Kehlkopf und die Trachea

Lerncoach

Um die Entwicklung des Kehlkopfes und der Trachea zu verstehen, ist es wichtig zu wissen, welche Strukturen aus dem 4. und 6. Kiemenbogen hervorgehen (s. S. 70).

6.2.1 Der Kehlkopf

Der Kehlkopf (Larynx) entwickelt sich aus:
- dem Entoderm des kranialen Abschnittes des Laryngotrachealschlauches
- dem Mesenchym des 4. und 6. Kiemenbogens.

Das Mesenchym um die Öffnung zum Vorderdarm proliferiert stark und bildet die paarigen **Arywülste** (Anlage der Stellknorpel, **Cartilago arytaenoidea**) und kranial den unpaaren (queren) **Epiglottiswulst** (Anlage des Kehldeckels). Diese drei Vorwölbungen bedingen das T-förmige Aussehen des **Aditus laryngis** (Kehlkopfeingang).

Die Arywülste können so stark vergrößert sein, dass der Hohlraum des Kehlkopfes durch Verklebungen des Epithels beider Seiten vorübergehend verschlossen wird. Später kommt es dann zur Re-

kanalisation. Dabei bildet sich beidseits eine tiefe Ausbuchtung, der **Ventriculus laryngis**. Seine obere Begrenzung wird zum Taschenband (**Plica vestibularis**), seine untere zum Stimmband (**Plica vocalis**).

Aus dem 4. Kiemenbogen entsteht der Schildknorpel (**Cartilago thyroidea**). Der Ringknorpel (**Cartilago cricoidea**) entstammt dem 6. Schlundbogen. Schildknorpel und Ringknorpel bilden ein Gerüst, das Kehlkopfskelett. Die Knorpel werden durch Kehlkopfmuskeln (z. B. M. cricothyroideus, M. cricoarytaenoideus lateralis und posterior) gegeneinander bewegt. Die Kehlkopfmuskeln entstehen aus dem 4. und 6. Schlundbogen und werden vom N. laryngeus superior und N. laryngeus inferior (aus dem N. vagus) innerviert (s. S. 70).

6.2.2 Die Trachea

Aus dem mittleren Teil des Laryngotrachealschlauches entsteht das Respirationsepithel und die Drüsen der Trachea. Knorpel (→ hufeisenförmige Knorpelspangen), Bindegewebe (→ z. B. Ligg. anularia) und Muskulatur (→ M. trachealis), differenzieren sich aus dem umgebenden Mesenchym.

6.2.3 Klinische Bezüge

6.2.3.1 Ösophagusatresie

Hierbei handelt es sich um einen angeborenen Verschluss des Ösophagus (meist auf Höhe der Bifurcatio tracheae). In den meisten Fällen liegt eine ösophago-tracheale Fistel vor. Die verschiedenen Formen der Ösophagusatresie werden nach Vogt eingeteilt (**Abb. 6.1**). Ursache der Atresie ist eine Entwicklungsstörung des Septum oesophagotracheale. In der Regel besteht pränatal ein Hydramnion (= Polyhydramnion = abnorm vermehrtes Fruchtwasser), da der Fet kein Fruchtwasser trinken kann. Die Diagnose sollte unmittelbar nach der Geburt gestellt werden, bevor es zu Aspiration (Eindringen von Flüssigkeit in die Atemwege) kommt. Es wird eine Sonde in die Speiseröhre eingeführt. Dabei stößt man nach 10–12 cm auf einen unüberwindlichen Widerstand.

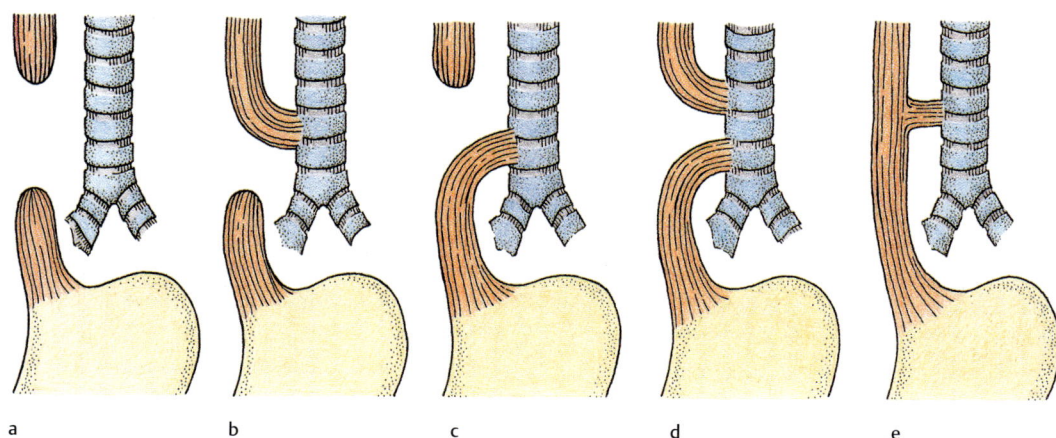

Abb. 6.1 Die Formen der Ösophagusatresie nach Vogt. (a) ohne ösophagotracheale Fistel; (b) mit oberer Fistel; (c) mit unterer Fistel (am häufigsten); (d) mit oberer und unterer Fistel; (e) mit H-Fistel.

 Check-up

✔ Rekapitulieren Sie, welche Strukturen des Kehlkopfes aus den Schlundbögen entstehen und welche aus dem Laryngotrachealschlauch.

✔ Machen Sie sich klar, wie die Kehlkopfmuskeln innerviert werden.

✔ Wiederholen Sie die Entstehung der Trachea.

6.3 Die Lunge

 Lerncoach

Die Entwicklung der Lunge ist erst mit dem 8. Lebensjahr abgeschlossen und wird in drei Phasen eingeteilt. Anhand der Phasen können Sie sich diesen Prozess verdeutlichen.

6.3.1 Der Überblick
Die Lungenentwicklung lässt sich in drei Phasen gliedern:

- **Embryonalperiode:** Entwicklung der Organanlage
- **Fetalperiode:** Differenzierung des Bronchialbaumes und Entstehung von Alveolen zum Gasaustausch
- **Postnatalperiode:** weitere Ausbildung von Alveolen.

Die epitheliale Auskleidung und die Drüsen der Lunge sind entodermalen Ursprungs (aus den Lungenknospen, s. u.). Die Knorpel, die glatte Muskulatur, das lockere Bindegewebe und die Gefäße stammen vom Mesoderm ab, in das die Lungenknospen hineinwachsen.

▄▄▌ Merke
Die Lunge entsteht aus einem entodermalen und einem mesodermalen Anteil.
Entodermal: Epithelien und Drüsen
Mesodermal: Knorpel, glatte Muskeln, Bindegewebe und Gefäße.

6.3.2 Die Embryonalperiode
In der Embryonalperiode (4.-7. Woche) entwickelt sich zunächst am unteren Ende des Laryngotrachealschlauches die Lungenknospe, die sich bald in zwei Knospen teilt **(Abb. 6.2)**. Diese beiden Lungenknospen, die sich zu den beiden Hauptbronchien entwickeln, sind jetzt schon unterschiedlich groß. Die linke ist etwas kleiner als die rechte Knospe und stärker nach lateral ausgerichtet. Die weitere Entwicklung erfolgt nach einem **dichotomen Verzweigungsmuster**. Aus der Anlage der **Hauptbronchien** entstehen die **Lappenbronchien**, aus denen dann die späteren Anlagen der **Segmentbronchien** hervorgehen.

6.3.3 Die Fetalperiode
Bei der Histogenese der Lunge in der Fetalperiode lassen sich drei Stadien unterscheiden, die sich z. T. überlappen **(Abb. 6.3)**:

Abb. 6.2   Entwicklung der Lungenknospen, der Trachea und der
Bronchien (a) 3. Woche; (b) und
(c) 4. Woche; (d) 5. Woche;
(e) 6. Woche; (f) 7. Woche

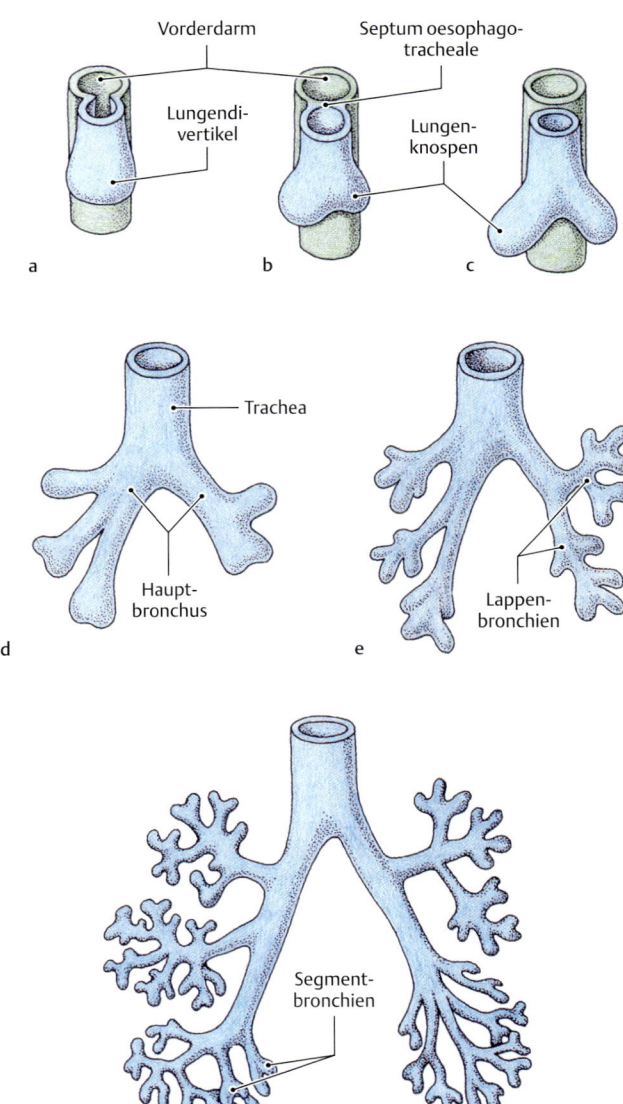

Vorderdarm

Septum oesophago-
tracheale

Lungendi-
vertikel

Lungen-
knospen

a   b   c

Trachea

Haupt-
bronchus

Lappen-
bronchien

d   e

Segment-
bronchien

f

6.3.3.1 Das pseudoglanduläre Stadium (5.–16. Woche)

In diesem Stadium werden die luftleitenden **Bron-chiolen** (bis zu den **Bronchioli terminales**) angelegt. Dabei finden ca. 20 dichotome Teilungen statt. Das histologische Bild ähnelt einer tubulo-azinösen Drüse (deshalb pseudoglanduläres Stadium, s. auch Lehrbuch der Histologie).

6.3.3.2 Das kanalikuläre Stadium (13.–26. Woche)

In diesem Stadium entstehen die ersten gasaustau-schenden Anteile des Bronchialbaumes. Dabei sprossen aus den Bronchioli terminales Kanälchen (Canaliculi) aus, aus denen sich später die **Bron-chioli respiratorii** und die **Ductus alveolares** diffe-renzieren.

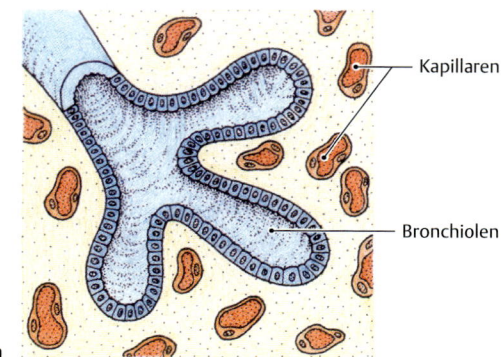

a

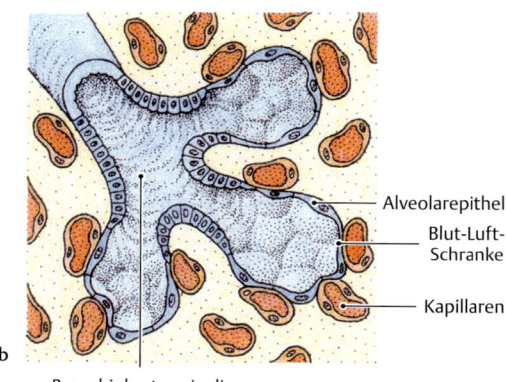

b

Bronchiolus terminalis

Abb. 6.3　Die Fetalentwicklung der Lunge. (a) pseudoglanduläres Stadium; (b) beginnendes alveoläres Stadium

6.3.3.3 Das alveoläre Stadium (24. Woche – Geburt)

Es entstehen die ersten Alveolen, um die herum sich dichte Kapillarnetze anlagern. Epithelzellen flachen sich zu Pneumozyten-Typ-I (= Alveolarepithelzellen I) ab; es entsteht die dünne Blut-Luft-Schranke. Auch Pneumozyten-Typ-II (= Alveolarepithelzellen II, Nischenzellen) werden nachweisbar; sie produzieren den Surfactant, eine oberflächenaktive Substanz aus Phospholipiden, die ein Zusammenfallen der Alveolen verhindert.

6.3.4 Das postnatale Stadium

In dieser Zeit nach der Geburt ist ein starkes Längenwachstum der Bronchioli respiratorii und Ductus alveolares zu beobachten. Die Mehrzahl der Alveolen entsteht in diesem Stadium, das etwa bis zum 8. Lebensjahr dauert. Dann ist die Lunge voll ausgereift.

6.3.5 Klinische Bezüge

6.3.5.1 Das Atemnotsyndrom Frühgeborener

Dieses Syndrom stellt die häufigste Todesursache bei Frühgeborenen dar. Bis zu 60 % der Frühgeborenen unter der 30. Woche entwickeln ein Atemnotsyndrom. Wesentliche Ursache ist der Mangel an Surfactant. Folglich kommt es zum Kollabieren von Alveolen (= Atelektasen). Nach Schädigung des Alveolarepithels und des Kapillarendothels tritt eine intraalveoläre Akkumulation von Plasmaproteinen (hyaline Membranen) auf, die die Surfactantbildung dann direkt beeinträchtigen.

 Check-up

✔ Machen Sie sich nochmals klar, welche Strukturen sich aus dem entodermalen bzw. dem mesodermalen Anteil der Lungenanlage entwickeln.

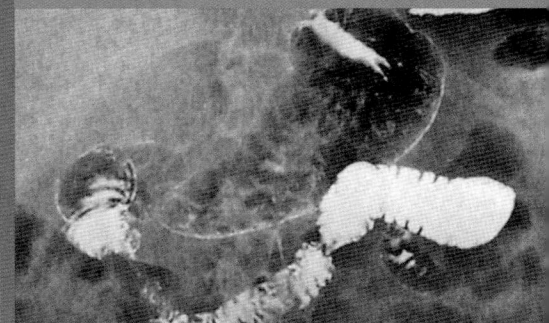

Verdauungsapparat

Der zweite Blinddarm

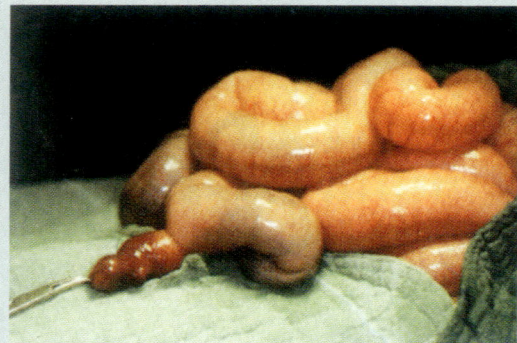

Links im Bild ist deutlich das entzündete Meckel-Divertikel zu erkennen, das ähnliche Beschwerden wie ein entzündeter Blinddarm hervorruft.

Der Magen-Darm-Trakt des Embryos (siehe folgendes Kapitel) weist einige Besonderheiten auf. So führt vom so genannten Mitteldarm auch ein Darmrohr zum Dottersack, der Dottergang. In der 6. Woche bildet sich dieser normalerweise zurück. Bei etwa 2% der Menschen bleibt dieser Gang als Aussackung des Ileums erhalten. Dieses so genannte Meckel-Divertikel verursacht in der Regel keine Beschwerden. Aber keine Regel ohne Ausnahme: Beim sechsjährigen Manuel entzündet sich das Divertikel und verursacht heftige Schmerzen.

Zustand nach Mohrenkopf-Wettessen

Am Sonntagabend um 8 Uhr kehrt Manuel nach Hause zurück. Er hat das Wochenende bei seinem Vater verbracht. Während der Sechsjährige die Treppe hinaufrennt, überlegt Sandra, was ihr Ex-Mann Volker diesmal für einen Blödsinn angestellt hat. Kaum hat Manuel den Treppenabsatz erreicht, sprudelt er schon los: „Mama, wir haben ein Mohrenkopf-Wettessen gemacht und ich habe gewonnen! Ich habe zwölf Mohrenköpfe gegessen und Papa nur zwei!" Sandra seufzt und beeilt sich, den Jungen ins Bett zu bringen. Gegen halb zehn steht Manuel in der Wohnzimmertür. „Mama, ich hab so Bauchweh ..." „Kein Wunder", denkt Sandra, gibt dem Jungen noch ein Glas Wasser zu trinken und bringt ihn wieder ins Bett. In der Nacht erbricht Manuel zweimal und klagt weiter über Bauchschmerzen. Auch am Morgen geht es ihm nicht besser. Sandra ruft Volker an und verpflichtet ihn, bei Manuel zu bleiben. Schließlich sei er für den Zustand des Kindes verantwortlich. Wütend und übermüdet verlässt Sandra das Haus, um zur Arbeit zu gehen.

Am frühen Nachmittag erreicht sie Volkers Anruf: Manuel habe hohes Fieber, sei apathisch und nicht ansprechbar. Die Schmerzen seien so stark, dass Manuel kaum laufen könne. Er fahre jetzt mit dem Jungen zum Kinderarzt.

Druckschmerz im rechten Unterbauch

Dr. Schneidewind, Manuels Kinderarzt hat sofort einen Verdacht: Manuel hat eine Appendizitis, eine Blinddarmentzündung. Als er den Bauch des Jungen abtastet, hat dieser überall starke Schmerzen – nicht nur im rechten Unterbauch, wo der entzündete Wurmfortsatz, die Appendix, lokalisiert ist. Auch als der Arzt loslässt, heult Manuel kurz auf: Dieser so genannte Entlastungsschmerz ist typisch für eine Appendizitis. Für eine Blinddarmentzündung spricht auch, dass Manuel bei der Temperaturmessung im Mund 38,2 °C Fieber hat, es bei rektaler Messung jedoch 39,1 °C sind. Kein Zweifel: Manuel muss sofort in die Klinik.

Blinddarm-OP mit Überraschung

Als Sandra abgehetzt im Krankenhaus eintrifft, wird Manuel gerade von Assistenzärztin Dr. Walbaum untersucht. Auch sie kommt zu der Diagnose Appendizitis. Manuel muss so schnell wie möglich operiert werden: Der entzündete Blinddarm muss raus. Manuels Eltern sehen der Operation mit ein wenig Sorge entgegen – Dr. Walbaum ist gespannt darauf, denn sie darf heute zum ersten Mal einen Blinddarm operieren. Eine knappe Stunde später setzt sie unter Aufsicht des Oberarztes das Skalpell an. Kurze Zeit später liegt die Appendix vor ihr. Sie ist nicht gerötet und nicht geschwollen – von einer Entzündung keine Spur. „Das ist gar nicht so selten", erläutert der Oberarzt. „Mal sehen, ob wir sonst was finden."
Vorsichtig untersucht Dr. Walbaum die Darmschlingen. Und siehe da: Das Meckel-Divertikel ist entzündet! Eine solche Divertikulitis macht ähnliche Beschwerden wie eine Appendizitis – und auch die Therapie ist die gleiche. Dr. Walbaum entfernt das entzündete Divertikel und beendet die Operation.
Wenige Tage später ist Manuel wieder gesund und kann auch alles essen – mit einer Ausnahme: Von Mohrenköpfen lässt der Junge erst mal die Finger. Auch wenn das Wettessen mit der Erkrankung im Grunde gar nichts zu tun hatte.

7 Verdauungsapparat

7.1 Die Bauchfellverhältnisse

Lerncoach

Die Kenntnis der Bauchfellverhältnisse und deren Entwicklung kann Ihnen das Verständnis des Bauchsitus beim Erwachsenen erleichtern.

7.1.1 Die Bauchhöhle

Die Wand der Bauchhöhle ist innen vom **Peritoneum parietale** (paraxiales Blatt des Peritoneums) ausgekleidet. Das **Peritoneum viscerale** (viszerales Blatt des Peritoneums) überzieht Organe. Solche vom Bauchfell bedeckten Organe liegen **intraperitoneal**. Die intraperitoneal gelegenen Organe besitzen ein Aufhängeband, über das sie mit dem Peritoneum parietale verbunden sind. Diese Aufhängebänder sind Bindegewebsplatten, die von beiden Seiten mit Serosa bedeckt sind. Aufgrund dieser beidseitigen Bedeckung werden sie auch als **Duplikatur** bezeichnet. Die Duplikatur ist dann das **Meso-** der verschiedenen Organe: Mesogastrium, Mesocolon, Mesoappendix.

Im Bereich der Jejunum- und Ileumschlingen heißt das Meso Mesenterium (im engeren Sinne). Häufig wird der Begriff Mesenterium auch allgemein im Sinne von „Meso" benutzt.

Für einige Mesos ist auch die Bezeichnung **Ligamentum** gebräuchlich (z. B. Lig. falciforme hepatis,

Lig. hepatogastrium, Lig. hepatoduodenale). In den Mesos verlaufen Gefäße und Nerven.

Ursprünglich stehen Vorder-, Mittel- und Enddarm über ein **dorsales Meso** (auch dorsales Mesenterium genannt) mit dem dorsalen parietalen Blatt in Verbindung **(Abb. 7.1)**. Ein **ventrales Meso** (ventrales Mesenterium) ist nur im Bereich des unteren Ösophagusabschnittes, des Magens und des oberen Duodenum ausgebildet.

7.1.2 Der Retroperitonealraum

Der **Retroperitonealraum** liegt hinter der Bauchhöhle, d. h. zwischen dem dorsalen Peritoneum parietale und der hinteren Bauchwand. Im Retroperitonealraum liegen die **Nieren**, die **Nebennieren**, der **Harnleiter** und **große Gefäße**. Diese Organe haben sich im Retroperitonealraum entwickelt und werden deshalb als **primär retroperitoneal** bezeichnet. Ihre vordere Oberfläche ist nur teilweise vom Peritoneum parietale bedeckt.

Als **sekundär retroperitoneal** gelegen bezeichnet man Organe, die während der Entwicklung zunächst intraperitoneal liegen, dann aber durch Verlagerung der Organanlage in eine retroperitoneale Lage kommen **(Abb. 7.1)**. Dabei kommt es zur Verschmelzung von Peritonealblättern; so verschmilzt dabei das Meso mit dem dorsalen Teil des Peritoneum parietale. Sekundär retroperitoneal liegen: **Pankreas**, größter Teil des **Duodenum**, **Colon ascendens** und **Colon descendens**.

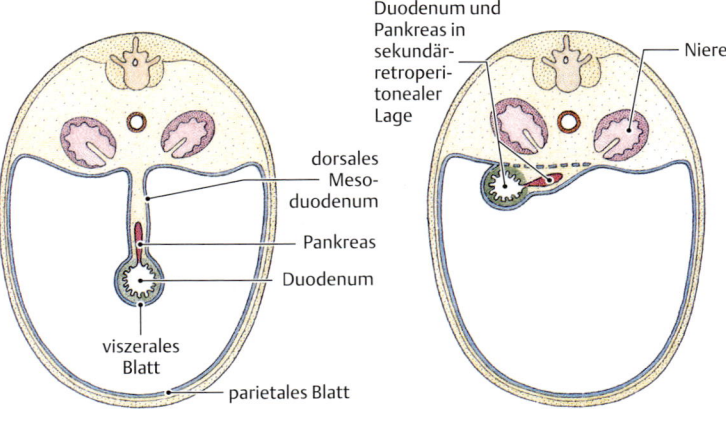

Abb. 7.1 Querschnitte durch den oberen Bauchsitus auf Höhe der Duodenalanlage. (a) vor und (b) nach Verlagerung des Duodenums und des Pankreas in deren sekundär retroperitoneale Lage

Check-up
✔ Machen Sie sich noch einmal den Unterschied zwischen intraperitonealen, primär retroperitonealen und sekundär retroperitonealen Organen klar.

7.2 Der Darmkanal

Lerncoach
Die Entstehung des Darmkanals hängt eng mit der kraniokaudalen und lateralen Abfaltung des Embryonalkörpers zusammen. Wiederholen Sie ggf. diesen Vorgang aus der Allgemeinen Embryologie (s. S. 29).

7.2.1 Die Gliederung des Darmrohres
Der Darmkanal, der sich insgesamt von der Rachenmembran bis zur Kloakenmembran erstreckt, gliedert sich in vier Abschnitte (Abb. 7.2):

■ **Schlunddarm** (= Anlage des Pharynx): Dieser kraniale Teil des Vorderdarms reicht von der Rachenmembran bis zum Abgang der Lungenknospe.

■ **kaudaler Abschnitt des Vorderdarms:** erstreckt sich von der Lungenknospe bis zur Leberknospe.

■ **Mitteldarm**: reicht von der Leberknospe (an der vorderen Darmpforte) bis zur hinteren Darmpforte. Der Bereich der hinteren Darmpforte entspricht beim Erwachsenen dem Canon-Böhm-Punkt. Er liegt an der Grenze zwischen den rechten beiden Dritteln und dem hinteren Drittel des Colon transversum.

■ **Enddarm:** erstreckt sich vom Cannon-Böhm-Punkt (hintere Darmpforte) bis zur Kloakenmembran.

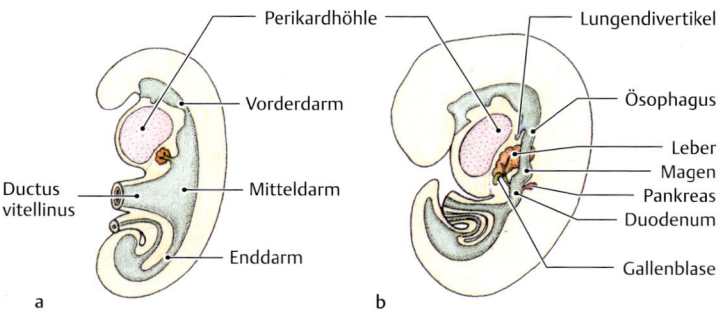

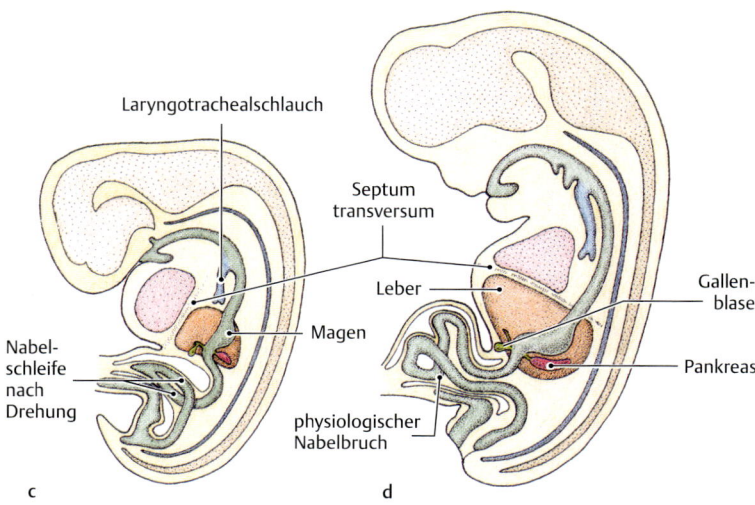

Abb. 7.2 Anlage und Entwicklung des Darmrohres (physiologischer Nabelbruch in der 8. Woche)

7.2.2 Die Speiseröhre, der Magen und das Duodenum

Die Speiseröhre (Ösophagus), der Magen und das Duodenum entstehen aus dem Vorderdarm.

7.2.2.1 Die Speiseröhre

Die Anlage des Ösophagus ist zunächst nur ein kurzes Rohr, das sich durch die Streckung der oberen Körperhälfte und den Descensus der Brusteingeweide dann verlängert. Das umgebende Mesenchym bildet um das Epithelrohr dann zwei Muskelschichten.

Beachte: Mit der Ösophagusentwicklung ist die Entstehung der Lungenknospe eng verbunden (s. S. 98).

7.2.2.2 Der Magen

👁
◀ Der Magen erreicht seine endgültige Form und Ausrichtung durch unterschiedlich schnelles Wachstum seiner Wände und einer Dreh- und Kippbewegung. Verschaffen Sie sich anhand von Abb. 7.3 eine räumliche Vorstellung von diesen Vorgängen.

Die Magenanlage wird als spindelförmige Erweiterung im unteren Abschnitt des Vorderdarms in der 5. Woche sichtbar. Die hintere Wand der Magenanlage wächst schneller als die vordere. Dadurch entsteht hinten die große konvexe Krümmung (Ausbuchtung, Curvatura major) und vorn die kleine konkave Krümmung (Curvatura minor) des Magens (Abb. 7.3). Dann dreht sich die Magenanlage um 90° um ihre Längsachse im Uhrzeigersinn (Magendrehung). Das bedeutet, dass die große Kurvatur nach links und die kleine nach rechts verlagert werden. Durch diesen Vorgang gelangt der rechte N. vagus als Truncus vagalis anterior auf die Vorderwand des Magens, der linke als Truncus vagalis posterior auf die Hinterwand.

Anschließend kommt es zur Magenkippung, die man auch als zweite Magendrehung, jetzt um eine sagittale Achse, auffassen kann. Dadurch wird der Mageneingang (Cardia) nach links und etwas nach unten verlagert und der Magenausgang nach rechts oben. Damit ist die große Kurvatur nach unten und die kleine nach rechts-oben gerichtet. Jetzt hat der Magen seine endgültige Form und Ausrichtung (Lage) erreicht.

7.2.2.3 Das Duodenum

Das Duodenum (Zwölffingerdarm) entsteht aus dem Endabschnitt des Vorderdarms und dem Anfangsteil des Mitteldarms. Die Grenze zwischen Vorder- und Mitteldarm liegt in Höhe des Abgangs der Leberknospe (s. S. 109).

◼◼▌ Beachte

Aufgrund seiner Herkunft (aus Vorder- und Mitteldarm) wird das Duodenum aus Ästen des Truncus coeliacus und der A. mesenterica superior versorgt.

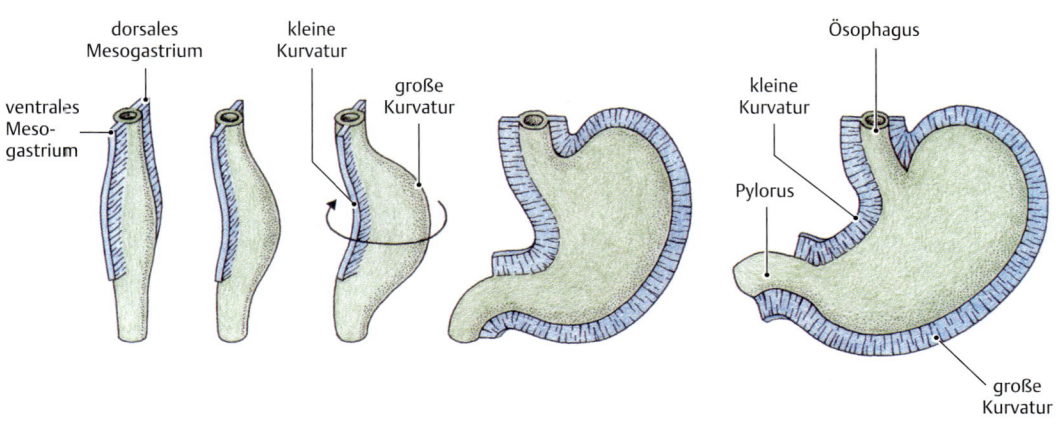

Abb. 7.3 Drehung und Kippung des Magens

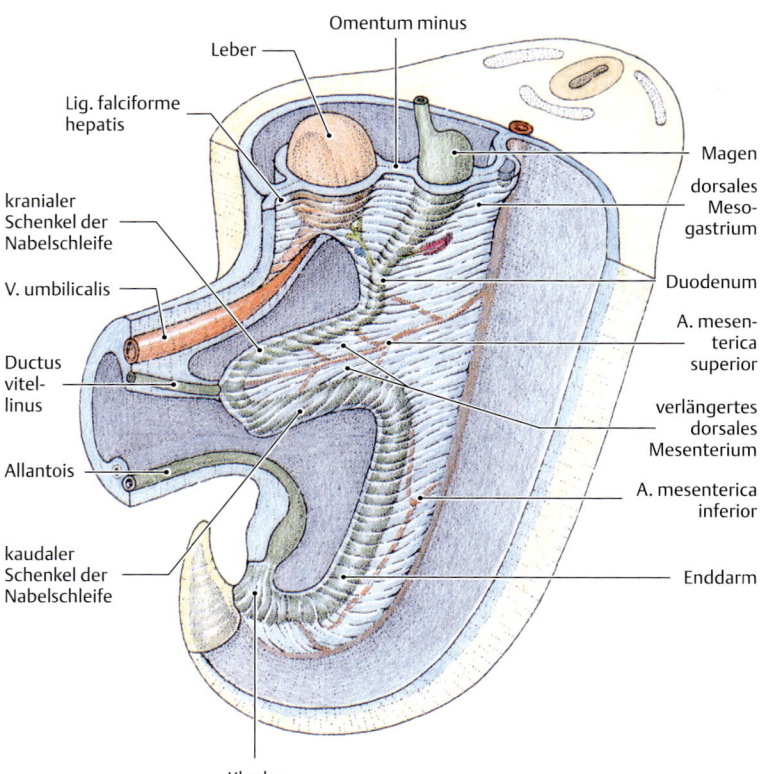

Abb. 7.4   Nabelschleife vor der Drehung

Omentum minus

Leber

Lig. falciforme hepatis

kranialer Schenkel der Nabelschleife

V. umbilicalis

Ductus vitel-linus

Allantois

kaudaler Schenkel der Nabelschleife

Kloake

Magen

dorsales Meso-gastrium

Duodenum

A. mesen-terica superior

verlängertes dorsales Mesenterium

A. mesenterica inferior

Enddarm

Durch ein starkes Längenwachstum der Duodenalanlage bildet sich eine C-förmige Schlinge, die zunächst nach vorne gerichtet ist. Nach der Magendrehung weist die C-förmige Schlinge (d. h. ihre konvexe Wölbung) nach rechts. Der obere Schenkel des C wird zur **Pars superior**, die konvexe zur **Pars descendens** und der untere Schenkel zur **Pars horizontalis**. Das C-förmige Duodenum umfasst dann den Kopf der Bauchspeicheldrüse (s. S. 111). In der Pars descendens münden der Gallengang und der Ausführungsgang des Pankreas.

Zu Beginn des 2. Monats proliferieren die Epithelzellen des Duodenums so stark, dass das Lumen zeitweise obliteriert ist. Gegen Ende des 2. Monats ist das Lumen dann wieder ganz rekanalisiert.

Teile des Duodenums werden sekundär retroperitonal verlagert, wenn sich die Bursa omentalis entwickelt (s. S. 114 und **Abb. 7.1** und **7.10**).

7.2.3 Der Mitteldarm

Der auf das Duodenum folgende Darmabschnitt, d. h. der größte Teil des Mitteldarms ist durch ein besonders rasches Längenwachstum gekennzeichnet. Dadurch entsteht die **Nabelschleife**, eine (von lateral betrachtet) haarnadelförmige Struktur **(Abb. 7.4)**; an ihrer Spitze (Scheitelpunkt) geht der **Ductus vitellinus** ab. Die Achse der Schleife wird von der A. mesenterica gebildet, die den Mitteldarm versorgt. Aus dem **kranialen Schenkel** (Dünndarmschenkel) der Schleife gehen der untere Anteil des Duodenums, das Jejunum und ein Teil des Ileums hervor. Aus dem **kaudalen Schenkel** (Dickdarmschenkel) wird der untere Teil des Ileums, das Zäkum (mit Appendix vermiformis), Colon ascendens und die proximalen zwei Drittel des Colon transversum.

Abb. 7.5   Nabelschleife nach der Drehung

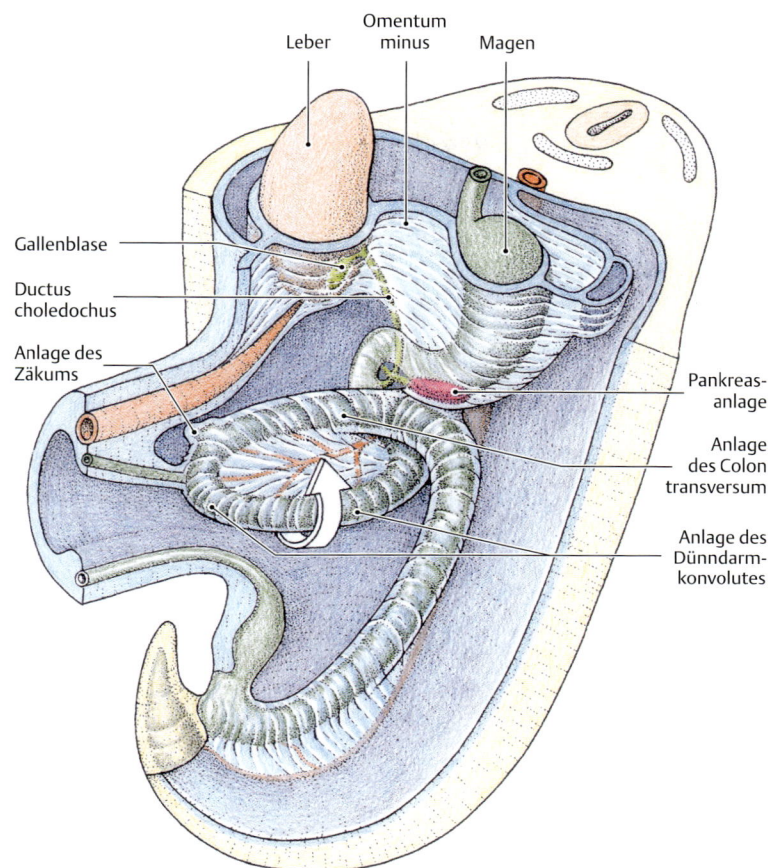

Leber
Omentum minus
Magen
Gallenblase
Ductus choledochus
Anlage des Zäkums
Pankreas-anlage
Anlage des Colon transversum
Anlage des Dünndarm-konvolutes

■■▌ Beachte

- Wenn sich der Ductus vitellinus nicht vollständig zurückbildet, bleibt eine kleine Ausbuchtung des Ileums, das sog. Meckel-Divertikel am Scheitel der Nabelschleife zurück.
- Durch die Verlängerung der Nabelschleife wird das Mesenterium lang ausgezogen. Im Mesenterium verläuft die A. mesenterica superior.

7.2.3.1 Der physiologische Nabelbruch

Im weiteren Verlauf der Entwicklung ist das Längenwachstum der Nabelschleife (insbesondere im Bereich der späteren Dünndarmabschnitte) derartig ausgeprägt, dass die Darmschlingen in der (zu engen) Bauchhöhle keinen Platz mehr finden und vorübergehend in das Nabelzölom verlagert werden. Man sprich dann vom „physiologischen Nabelbruch" (6. Woche, vgl. S. 40). In der 8. Woche enthält der physiologische Nabelbruch dann Dünn- und Dickdarmschenkel der Nabelschleife, Mesenterium und A. mesenterica superior. In der frühen Fetalzeit (10. Woche) werden diese Strukturen dann nach und nach wieder in die Bauchhöhle zurückverlagert.

■■▌ Merke

Der physiologische Nabelbruch (in der 8. Woche) enthält Dünn- und Dickdarmschenkel der Nabelschleife, Mesenterium und A. mesenterica superior.

7.2.3.2 Die Darmdrehung

Während des Wachstums der Nabelschleife vollzieht die Schleife eine Drehung um die Achse, die

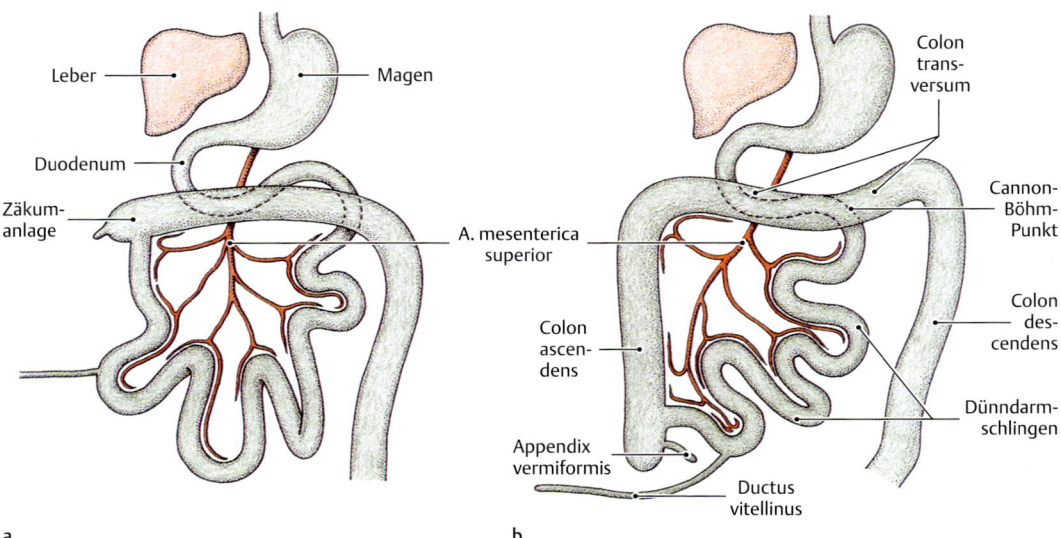

Abb. 7.6 (a) Dünndarmschlingen und Dickdarmanlage nach Drehung um 270°; (b) Dünn- und Dickdarm nach dem Auswachsen des Zäkums (mit Bildung des Colon ascendens)

von der A. mesenterica superior gebildet wird. Dabei erfolgt die Drehung, von ventral gesehen, um insgesamt 270° gegen den Uhrzeigersinn. Die ersten 90° dieser Drehung erfolgen, während die Darmschlingen im Nabelzölom liegen, die weitere 180°-Drehung findet nach Zurückverlagerung (Reposition) der Darmschlingen statt (Abb. 7.5).

Durch die Drehung der Nabelschleife verlagert sich der kaudale Schenkel nach oben, wobei die Zäkum-Anlage dann unter der Leberanlage liegt. Durch weiteres Längenwachstum gelangt das Zäkum (mit Appendix-Anlage) nach unten (in die Fossa iliaca); dadurch entsteht gleichzeitig das Colon ascendens (Abb. 7.6).

Beachte: Die Appendix vermiformis kann hinter dem Zäkum (retrocaecal) oder hinter dem Colon ascendens (retrokolisch) oder auch im kleinen Becken (pelvin-deszendierend) zu liegen kommen.

Die Bauchfellverhältnisse des Zäkums sind variabel. Man unterscheidet deshalb:

- **Caecum fixum:** Das Caecum liegt sekundär retroperitoneal.
- **Caecum mobile:** Ein Mesocaecum ist nur unvollständig ausgebildet.
- **Caecum liberum:** Ein Mesocaecum ist vorhanden.

■■I Merke

Die Darmdrehung

- **ist durch ein unterschiedliches Längenwachstum der Darmabschnitte bedingt**
- **erfolgt, von vorne gesehen, gegen den Uhrzeigersinn**
- **hat zur Folge, dass die Anlage des Zäkums zeitweilig unter der Leber liegt**
- **geht mit dem physiologischen Nabelbruch einher.**

7.2.4 Der Enddarm

Aus dem Enddarm entstehen:

- das distale Drittel des Colon transversum
- das Colon descendens
- das Sigmoideum
- das Rektum
- der obere Abschnitt des Analkanals.

Die Versorgung des Enddarms erfolgt durch Äste der A. mesenterica superior. Der Enddarm mündet in die Kloake. In der 5. Woche wird die Kloake durch eine Scheidewand, Septum urorectale, in einen ventralen Teil, den Sinus urogenitalis, und einen dorsalen Teil, den Anorektalkanal, unterteilt. Das Septum wächst auf die Kloakenmembran herab, sodass die Kloakenmembran dann in ventrale

Urogenital- und dorsale Analmembran unterteilt wird. An der Verschmelzungsstelle von Septum urorectale und Kloakenmembran entsteht der **primitive Damm** (primitives Perineum).

Am Ende der 8. Woche reißt die Analmembran ein. Die oberen 2 Drittel des Analkanals entstammen dem Enddarm und werden aus der A. rectalis superior, Ast der A. mesenterica inferior, versorgt. Das untere Drittel erhält arteriellen Zufluss aus der A. rectalis media, Ast der A. pudenda interna, und aus der A. rectalis inferior, Ast der A. iliaca interna.

7.2.5 Klinische Bezüge

7.2.5.1 Duodenalatresie

Durch ausbleibende Rekanalisierung des Duodenallumens kommt es zur Duodenalatresie (mit Lumenverschluss). Die Symptome sind: meist galliges Erbrechen (Lumenverschluss unterhalb der Einmündung des Gallengangs) in den ersten Lebenstagen, aufgetriebener Oberbauch bei eher eingefallenem Unterbauch.

7.2.5.2 Anal- und Rektumatresie

Bei der **Analatresie** wird die Persistenz der Analmembran angenommen. Bei den Rektumatresien soll eine gestörte Septumbildung (Septum urorectale) eine ursächliche Rolle spielen. Bei den **Rektumatresien** unterscheidet man noch eine intermediäre und eine hohe Rektumatresie. Sehr häufig bestehen Fisteln zum Urogenitaltrakt (z. B. eine recto-urethrale Fistel bei Jungen).

Bei einer hohen Rektumatresie ist die Prognose nach operativer Therapie durch Kontinenzprobleme beeinträchtigt.

Check-up

✔ Wiederholen Sie die verschiedenen Drehungen, durch die Magen und Darm ihre endgültige Lage erreichen.

✔ Machen Sie sich noch einmal klar, was man unter dem physiologischen Nabelbruch versteht und welche Strukturen daran beteiligt sind.

7.3 Die Leber, die Gallenblase, das Pankreas und die Milz

Lerncoach

Beim Lernen des folgenden Kapitels kann es hilfreich sein, sich mit Hilfe eines Anatomieatlas nochmals die Lage der Organe und der Mesos beim Erwachsenen in Erinnerung zu rufen.

7.3.1 Der Überblick

Die **Leber** und das **Pankreas** entstehen aus epithelialen Knospen der Vorderdarmwand. Diese proliferieren und differenzieren sich zu den reifen Organen. Die **Gallenblase** entwickelt sich dabei kaudal aus der Leberknospe und Teilen des Mesenchyms des Mesogastriums. Die **Milz** entstammt dem Mesenchym zwischen den beiden Peritonealblättern des dorsalen Mesogastriums.

Durch die Drehungen von Magen und Darm werden die Anlagen dieser Organe während ihrer Entwicklung in ihre endgültige Lage gebracht. Das Pankreas verlagert sich dabei retroperitoneal, während die anderen Organe intraperitoneal bleiben.

7.3.2 Die Leber

In der ventralen Wand des unteren Vorderdarms (dort wo später das Duodenum entsteht) ist bereits in der 3. Woche das sog. **Leberfeld**, eine Zone aus entodermalen Epithelzellen, erkennbar. Dieses Leberfeld vertieft sich schnell zur **Leberknospe** (oder epithelialen **Leberbucht**, oder **Leberdivertikel**). Die Leberknospe wächst strangförmig in das Septum transversum, das Mesoderm zwischen Perikardhöhle und Dottersackstiel, aus dem ein großer Teil des Zwerchfells und das ventrale Mesogastrium entstehen.

Die Epithelzellen der Leberknospe proliferieren und bilden **Zellstränge**, die sich schließlich zu den Leberläppchen anordnen. Zwischen den Leberzellsträngen (Hepatozytensträngen) bilden sich die weitlumigen **Lebersinusoide**, deren Endothel aus dem Mesenchym des Septum transversum stammt. Die Sinusoide stehen einerseits mit den Vv. vitellinae (Zufluss, späteres Portalvenensystem) und den Sinushörnern (Abfluss, späteres V.-cava-System) in Verbindung **(Abb. 7.7)**. Sie erhalten außerdem Zu-

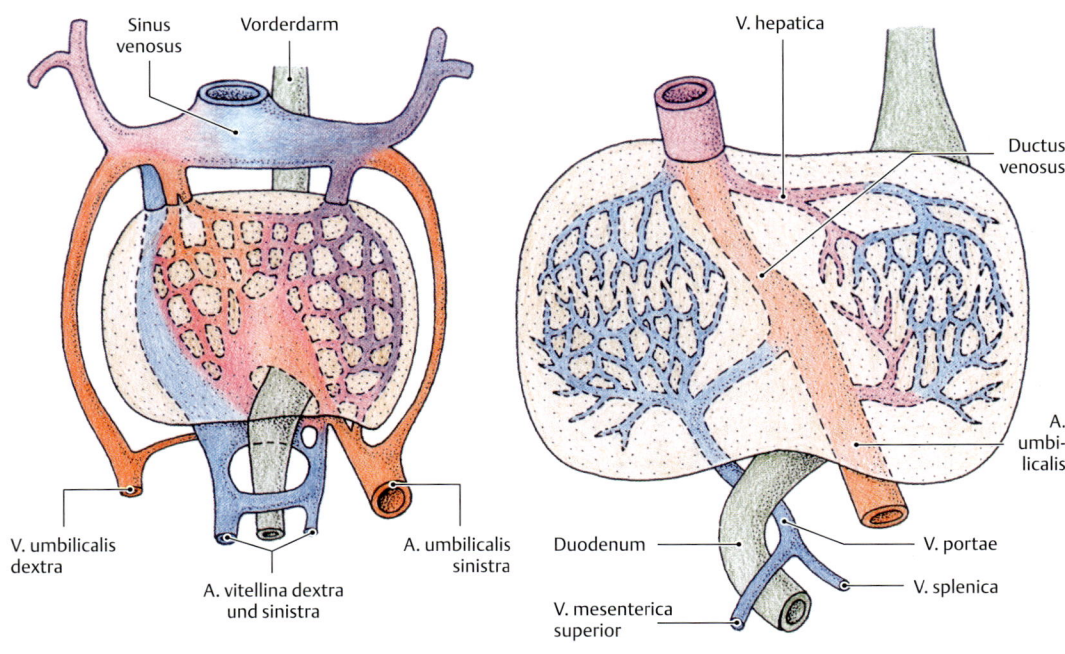

Abb. 7.7 Gefäßentwicklung im Bereich der Leber. (a) 4. Woche; (b) 6. Woche

fluss (sauerstoffreiches Blut) aus den Ästen der V. umbilicalis. Das Blut der Lebersinusoide fließt in eine zentral im Leberläppchen gelegene Vene, die V. centralis, die schon zum V.-cava-System gehört. Die bindegewebigen Anteile der Leber sowie die Zellen der Blutbildung (s. u.) stammen auch aus dem Mesoderm des Septum transversum.

7.3.2.1 Die Untergliederung des ventralen Mesogastriums

Das ventrale Mesogastrium, das sagittal ausgerichtet ist, spannt sich zwischen der ventralen Leibeswand einerseits und dem Magen und dem oberen Abschnitt des Duodenums andererseits aus. Die Leber wächst in das ventrale Mesogastrium hinein. Dadurch gliedert sich das ventrale Mesogastrium in zwei Teile (**Abb. 7.8**):
- **Lig. falciforme hepatis:** zwischen ventraler Leibeswand und der Leber. An seinem freien unteren Rand verläuft die V. umbilicalis.
- **Omentum minus:** zwischen Leber und Magen sowie Anfangsteil des Duodenums.

Dementsprechend unterscheidet man
- **Lig. hepatogastrium:** Omentum minus zwischen Leber und Magen
- **Lig. hepatoduodenale:** Omentum minus zwischen Magen und Duodenum.

Die Leberanlage gelangt nur größtenteils in das ventrale Mesogastrium. Ein oberer Abschnitt wird nicht in die Peritonealhöhle mit einbezogen und wird mit dem Zwerchfell verhaftet. Dieser Bereich ist die **Area nuda** der erwachsenen Leber; sie ist bauchfellfrei und mit dem Zwerchfell verwachsen (vgl. **Abb. 7.10**).

Beim Fetus ist die Leber relativ *größer* als beim Erwachsenen. Das wird u. a. durch die Blutbildung in der Leber bedingt (s. u.).

7.3.2.2 Die Blutbildung in der Leber

Schon früh während der Leberentwicklung differenzieren sich im Mesenchym (aus Septum transversum) der Leber Inseln der Blutbildung. Im 6. und 7. Monat erreicht die **Blutbildung** in der Leber ihren Höhepunkt. Danach bilden sich die Inseln

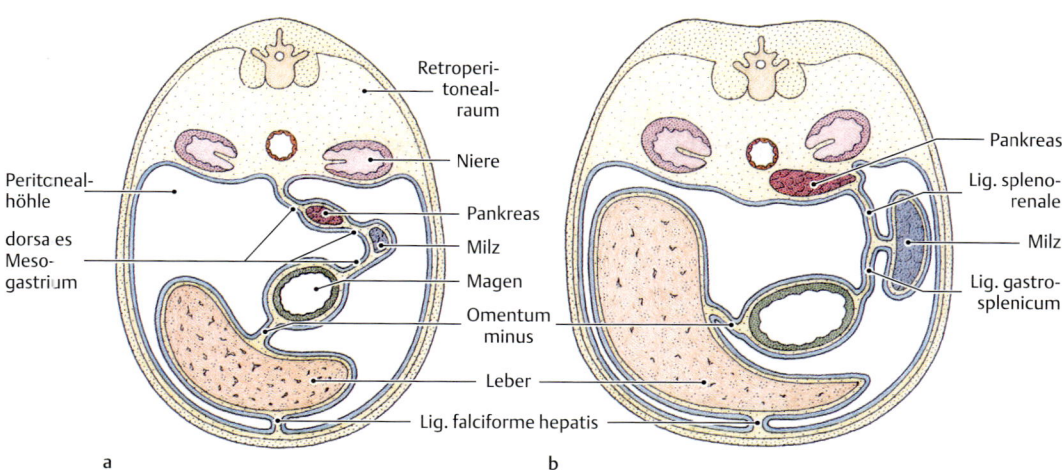

Abb. 7.8 Querschnitte durch den oberen Bauchsitus auf Höhe der Magenanlage. Verlagerung des Pankreas aus seiner zunächst intra- in die retroperitoneale Lage (a). Beachte die Ligamenta, die aus dem ventralen Mesogastrium entstehen (b), und die intraperitoneale Lage der Milz (und ihrer Bänder, vgl. S. 112).

schnell zurück und die Blutbildung wird ins Knochenmark verlegt.

7.3.3 Die Gallenblase

Kaudal vom Leberdivertikel wächst das **Gallenblasendivertikel (Pars cystica)** aus. Es ist die epitheliale Anlage von **Ductus cysticus und Gallenblase** (vgl. **Abb. 7.5**). Die bindegewebigen und muskulären Anteile der Gallenblase stammen aus dem Mesenchym des Mesogastrium ventrale.

7.3.4 Das Pankreas

Im unteren Vorderdarm entwickeln sich außer der Leberanlage zwei weitere Ausbuchtungen des entodermalen Epithels (**Abb. 7.9**): die ventrale und dorsale Pankreasanlage (**Pankreasknospe**).

▆▌ Merke

Leber und Pankreas gehen beide aus epithelialen Knospen hervor.

Die ventrale Anlage des Pankreas entwickelt sich in enger Beziehung zum Gallengang (Ductus choledochus). Die dorsale Anlage wächst in das Mesogastrium dorsale ein. Durch die Magendrehung (s. S. 105) gelangt die dorsale Pankreasanlage an die linke Seite des Duodenums. Gleichzeitig verlagert sich auch die ventrale Pankreasanlage; sie liegt dann unterhalb der dorsalen Anlage. Die ventrale

und dorsale Anlage verschmelzen miteinander (6.–7. Woche). Aus der *ventralen* Anlage stammt der untere Teil der **Caput pancreatis** und der **Processus uncinatus**, aus der größeren *dorsalen* Anlage der obere Teil des **Caput**, das **Corpus** und die **Cauda pancreatis**.

Beachte: Der Processus uncinatus umgreift beim Erwachsenen den Gefäßstiel der A. und V. mesenterica superior.

Ebenso wie Teile des Duodenums wird das Pankreas während der Entwicklung der Bursa omentalis (s. S. 114 und **Abb. 7.10**) nach retroperitoneal verlagert.

7.3.4.1 Die Ausführungsgänge des Pankreas

Auch die Ausführungsgänge der ventralen und dorsalen Anlage vereinigen sich. Der Hauptausführungsgang, **Ductus pancreaticus major**, entstammt im Körper und im Schwanz der dorsalen Anlage sowie im Kopf der ventralen Anlage. Er mündet auf der Papilla duodeni major (in der Pars descendens des Duodenums).

Der mündungsnahe Abschnitt des ursprünglich selbstständigen Ganges der dorsalen Anlage bildet sich zurück. Er kann aber auch erhalten bleiben: Als (kleiner) **Ductus pancreaticus minor** mündet er dann eigenständig auf der Papilla duodeni minor, die oberhalb von der Papilla duodeni major liegt.

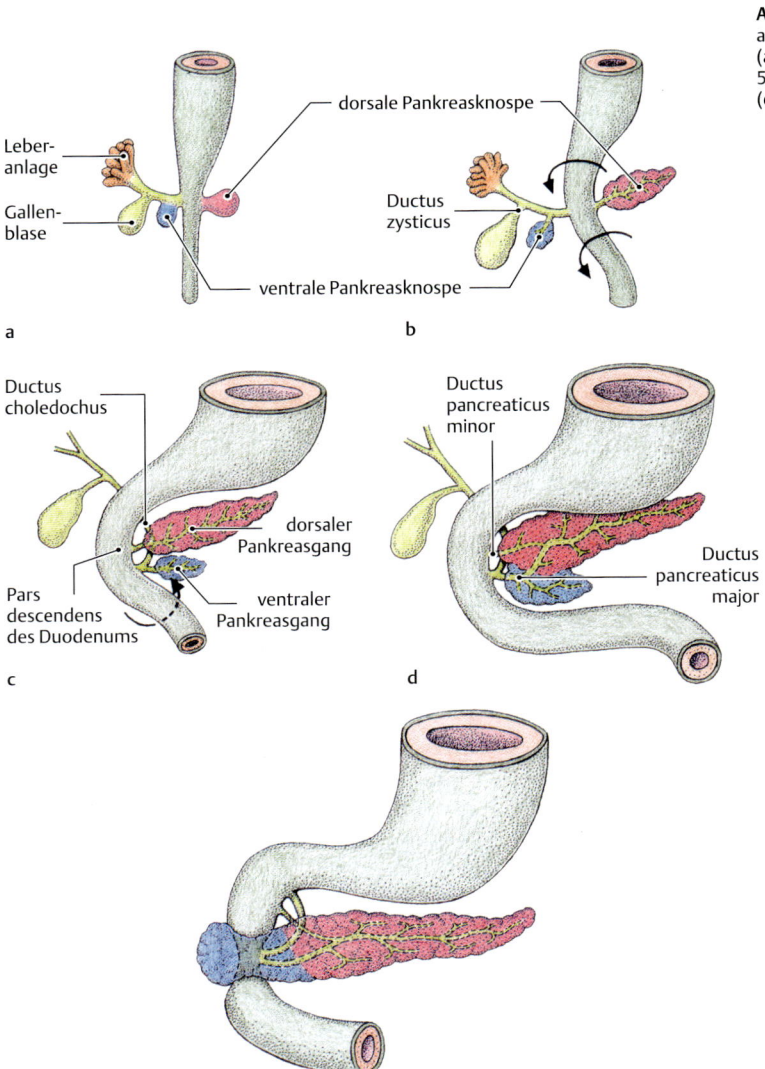

Abb. 7.9   Entwicklung des Pankreas aus dorsaler und ventraler Anlage. (a) Anfang 5. Woche; (b) Ende 5. Woche; (c) 6. Woche; (d) Adult; (e) Pancreas anulare

Hinweis: In 10 % der Fälle ist der Ductus pancreaticus minor der Hauptausführungsgang. In diesen Fällen ist die Vereinigung der Ausführungsgänge der ventralen und dorsalen Anlage unterblieben.

7.3.4.2 Das endokrine und das exokrine Pankreas

Histologisch erkennt man im 2. und 3. Monat ein sich dichotom verzweigendes System von Gängen. An den Spitzen der Gänge entwickeln sich dann die **Azini** (exokrines Pankreasgewebe). Aus den Pankreasgängen wachsen Zellen aus, die sich dann zu **Langerhans-Inseln** weiter differenzieren (endokrines Pankreas). Bereits in der 9. Woche lassen sich endokrine Zellen, die Insulin und Glukagon produzieren, nachweisen.

7.3.5 Die Milz

Die Anlage der Milz entsteht durch Mesenchymproliferation zwischen den beiden Peritonealblättern des dorsalen Mesogastriums. Durch die Magendrehung wird die Milz in den linken Oberbauch

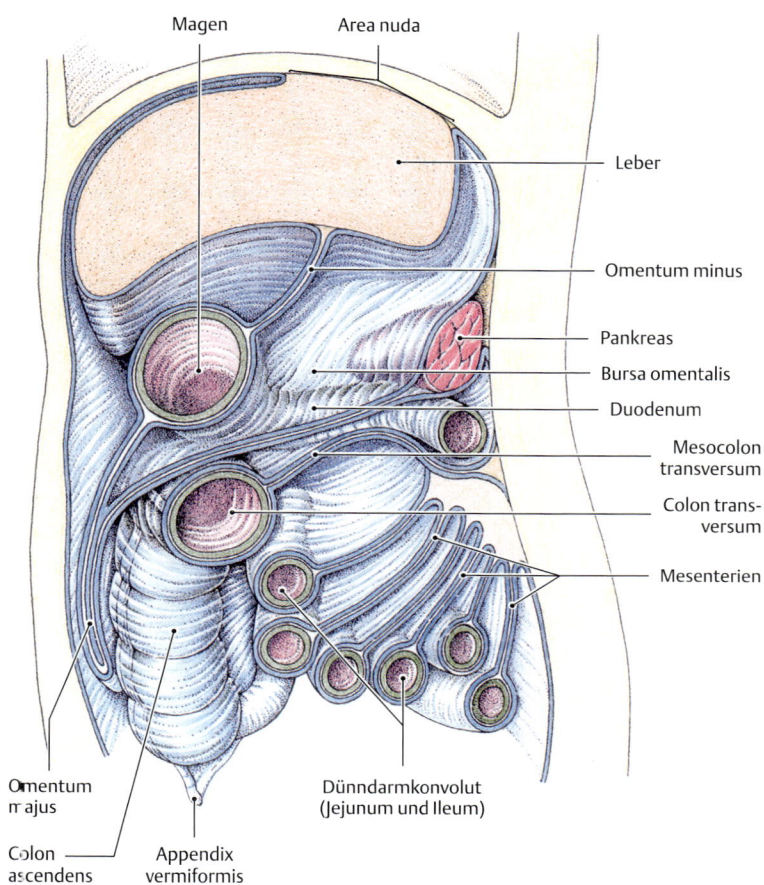

Magen Area nuda

Leber

Omentum minus

Pankreas

Bursa omentalis

Duodenum

Mesocolon transversum

Colon trans-versum

Mesenterien

Omentum majus

Colon ascendens Appendix vermiformis

Dünndarmkonvolut (Jejunum und Ileum)

Abb. 7.10 Bauchsitus mit Bursa omentalis (Frontalschnitt, erwachsen).

verlagert. Im Gegensatz zum Pankreas bleibt die Milz jedoch in ihrer intraperitonealen Lage. Das Mesogastrium wird ventral von der Milz zum **Lig. gastrosplenicum** und dorsal von der Milz zum **Lig. splenorenale** (von der Milz zur dorsalen Wand der Bauchhöhle). Vergleiche dazu auch die Begrenzungen der Bursa omentalis S. 114.

7.3.6 Klinische Bezüge
7.3.6.1 Pancreas anulare
Hierbei wird das Duodenum ringförmig durch Pankreasgewebe ummauert und eingeengt (**Abb. 7.9 e**). Als Ursache wird die Weiterentwicklung einer sonst rudimentären zweiten Knospe der ventralen Pankreasanlage diskutiert. Erste Symptome infolge der Duodenalstenose treten im Kleinkindalter auf; charakteristisch ist ein galliges Erbrechen.

7.3.6.2 Pancreas divisum
Diese Anomalie beruht auf einer ausbleibenden Vereinigung der dorsalen und ventralen Pankreasanlage (d. h. geteilter Kopfabschnitt). Der Defekt bleibt oft unentdeckt und die Patienten sind symptomfrei. In manchen Fällen treten Symptome einer Pankreatitis auf.

7.3.6.3 Ektopisches Pankreasgewebe
Verlagertes Pankreasgewebe kann überall im Gastrointestinaltrakt vorkommen: Magen, Dünndarm (meist Duodenum), Meckel-Divertikel. Solche Heterotopien können Ausgangspunkt für eine ektope Pankreatitis oder eine Blutung sein.

Check-up
✔ Wiederholen Sie, wie das Lig. falciforme hepatis und das Omentum minus entstehen.
✔ Machen Sie sich nochmals klar, wie das Pankreas entsteht.

7.4 Die Bursa omentalis

Lerncoach
Auch im folgenden Kapitel kann es hilfreich sein, sich vorab nochmals die Anatomie der Bursa omentalis beim Erwachsenen zu vergegenwärtigen.

Die Bursa omentalis (Netzbeutel), ein spaltförmiger Nebenraum der Bauchhöhle, entsteht durch die Verlagerung der Bauchorgane und ihrer Mesos. Durch die Drehung und Kippung des Magens wird das Mesogastrium dorsale verlängert und nach links ausgebuchtet. Dadurch entsteht die Bursa omentalis.

Am Vorderrand der großen Kurvatur des Magens entsteht eine wulstförmige Mesenchymproliferation, die nach vorne über das Colon transversum und die Dünndarmschlingen hinweg nach unten wächst. So entsteht das Omentum majus (großes Netz). Es besteht zunächst aus zwei Blättern, das Lumen dazwischen steht (nach hinten oben) mit der Bursa omentalis in Verbindung. Später verschmelzen die beiden Blätter **(Abb. 7.10)**. Die Rückwand des Omentum majus verwächst mit dem Colon transversum. Daher wird der oberer Teil des Omentum majus, zwischen großer Kurvatur und Colon transversum, als Lig. gastrocolicum gesondert bezeichnet. Beim Erwachsenen grenzt die Bursa omentalis u. a. an das Pankreas, den Magen, das Omentum minus und das Lig. gastrocolicum.

Beachte: Der Recessus gastrosplenicus der Bursa omentalis wird durch die Milzbänder (Lig. gastrosplenicum und splenorenale, s. o.) begrenzt. Das Lig. gastrosplenicum kann als seitliche Fortsetzung des Omentum majus angesehen werden.

Bei der Entwicklung der Bursa omentalis verlagern sich das Pankreas und der untere Teil des Duodenums aus ihrer intraperitonealen Lage in eine sekundär retroperitoneale Lage **(Abb. 7.8)**.

Check-up
✔ Wiederholen Sie, wie die Bursa omentalis entsteht und wie sich das Omentum majus entwickelt.

Urogenitalsystem

Eine Zeitbombe, die noch nicht tickt

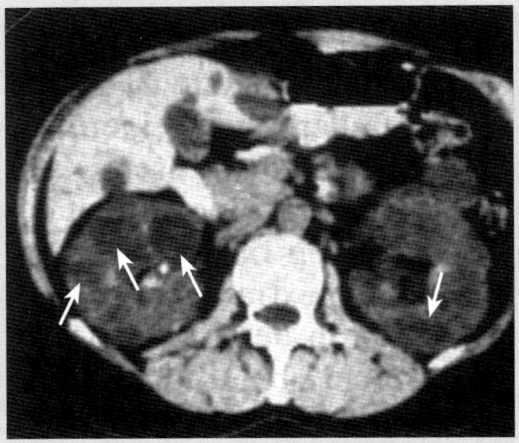

In diesem Computertomogramm einer Zystenniere sind die multiplen Zysten als dunkle Stellen zu erkennen (Pfeile).

Im folgenden Kapitel können Sie lesen, wie aus Vorniere und Urniere die Niere entsteht. Dabei bilden sich Glomeruli und Tubuli. Gelegentlich erweitern sich die Tubuli zu dünnwandigen Blasen. Solche einzelnen Nierenzysten sind nicht selten und in der Regel harmlos. Bei so genannten Zystennieren sieht die Sache ganz anders aus: Es bilden sich immer mehr Zysten in der Niere, bis die Niere nicht mehr funktionsfähig ist. Wie bei Roland.

Philipp hat die Weingläser schon auf den Tisch gestellt und die Flasche entkorkt. Er wartet auf seinen Bruder Roland, der vor zwei Tagen angerufen und seinen Besuch angekündigt hat. Philipp ist gespannt, was Roland auf dem Herzen hat. Nicht, dass es ungewöhnlich wäre, dass Roland ihn besucht. Philipp hat stets ein sehr gutes Verhältnis zu seinem zehn Jahre älteren Bruder gehabt. Roland ist immer so etwas wie ein Ersatzvater für ihn gewesen, da ihr Vater mit Anfang Dreißig bei einem Autounfall ums Leben gekommen war. Aber diesmal hatte Rolands Stimme am Telefon irgendwie anders geklungen. Irgendetwas musste passiert sein.

Endstation Dialyse

Eine halbe Stunde später sitzen die beiden am Couchtisch. Roland ist in gedrückter Stimmung und erzählt seinem Bruder, was vorgefallen ist: Seit einem halben Jahr habe er immer Schmerzen im Rücken verspürt. Dann habe er dreimal eine Harnwegsentzündung ge-

habt. Seinem Hausarzt sei das komisch vorgekommen und er habe ihn daher zum Nephrologen geschickt. Dort sei er in den letzten Wochen gründlich untersucht worden – sogar eine Computertomographie habe man gemacht. Nun stehe das Ergebnis fest: Er leide an Zystennieren.

Philipp sieht den Bruder verständnislos an. „Und was bedeutet das?" Roland erzählt, dass sich in seiner Niere Zysten, eine Art Blasen bildeten, die das gesunde Nierengewebe verdrängten. Im Laufe der Zeit würden es immer mehr Zysten werden. Das habe Folgen: An einem leichten Bluthochdruck leide er jetzt schon. Irgendwann, vielleicht in fünf oder zehn Jahren würde er möglicherweise niereninsuffizient werden, das heißt, seine Nieren würden nicht mehr funktionieren. „Und das bedeutet Dialyse oder Nierentransplantation", beendet Roland seinen kleinen Vortrag.

Der Knoten im Hals

„Aber nun kommt der eigentliche Grund, warum ich heute hier bin", fährt Roland nach einer Pause fort: „Die Erkrankung ist erblich. Vermutlich hat Papa mir das kranke Gen vererbt. Er selbst ist zu früh gestorben, um an Zystennieren zu erkranken, denn normalerweise bekommt man erst mit etwa 35 Beschwerden. Und angeblich ist ja auch Opa an einer Nierenkrankheit gestorben." Philipp denkt eine Weile darüber nach, bevor ihm bewusst wird, dass auch er das kranke Gen geerbt haben könnte. Ein dicker Knoten bildet sich in seinem Hals. „Die Erkrankung wird autosomal dominant vererbt", erklärt Roland, als hätte er seine Gedanken geahnt. Philipp weiß, was das bedeutet: Die Wahrscheinlichkeit, dass er ebenfalls an Zystennieren leidet, beträgt 50 %.

Entwarnung – vorläufig

In den folgenden Wochen denkt Philipp oft darüber nach, ob er zum Arzt gehen soll. Will er überhaupt jetzt schon wissen, dass er an dieser Krankheit leidet? So könnte er vielleicht noch einige Jahre unbeschwert leben. Schließlich geht er doch. Der Nephrologe untersucht seinen Urin und betrachtet die Nieren mit dem Ultraschallgerät. Es lassen sich keine Zysten nachweisen. Doch dies ist noch keine Entwarnung: Da Philipp erst 28 Jahre alt ist, könnte es durchaus sein, dass sich in nächster Zeit noch Zysten bilden. Philipp ist dennoch ein wenig beruhigt. Wenn es eine Art Zeitbombe in seinem Körper gibt, so hat sie zumindest noch nicht angefangen, zu ticken.

8 Urogenitalsystem

8.1 Die Niere

 Lerncoach
Achten Sie beim Lernen der Nierenentwicklung darauf, wie sich die Strukturen der definitiven Niere aus zwei ursprünglichen Anlagen (metanephrogenes Blastem und Ureterknospe) zusammensetzen.

8.1.1 Der Überblick
Die Niere entwickelt sich beim Menschen als dreiteiliges System aus dem intermediären Mesoderm. Zuerst entsteht die Vorniere, die aber keine Funktion hat. Im Anschluss an die Vorniere (sowohl zeitlich als auch räumlich) entsteht die Urniere. Die Urniere ist im 2. Monat der Embryonalperiode relativ groß und bildet zeitweilig Harn. Ab der 6. Woche beginnt die Urniere sich zurückzubilden. Beim Mann spielt jedoch der Urnierengang eine wichtige Rolle bei der Entwicklung der Genitalorgane. Während sich die Urniere zurückbildet, beginnt sich die Nachniere zu entwickeln. Diese wird schließlich zur definitiven Niere.

8.1.2 Die Vorniere und die Urniere
8.1.2.1 Die Vorniere
Die Vorniere (Pronephros) entwickelt sich im intermediären Mesoderm des Halsbereichs (zwischen der 3. und der 5. Woche, **Abb. 8.1**). Es entstehen segmental angeordnete Gewebeblöcke, Nephrotome, in denen sich solide Stränge oder Kanälchen ausbilden. Die Strukturen sind jedoch funktionslos und nur rudimentär angelegt.

8.1.2.2 Die Urniere
Ohne scharfe Grenze zur Vorniere entwickelt sich im intermediären Mesoderm des Thorakal- und Lumbalbereichs die Urniere (Mesonephros) von kranial nach kaudal (ab Mitte der 4. Woche). Histologisch besteht die Urniere aus:
- den Urnierenkanälchen (Mesonephros-Tubuli)
- Kapillarschlingen mit einer Kapsel und
- dem Urnierengang.

Innerhalb von mesonephrogenen Bläschen entstehen S-förmige Kanälchen, Urnierenkanälchen (Tubuli), an deren medialem Ende ein Nierenkörperchen entsteht. Dieses Nierenkörperchen besteht aus einem Kapillarknäuel (Glomerulus) und der Bowmankapsel, die aus dem blinden Ende der Urnierenkanälchen entsteht und aus einem inneren

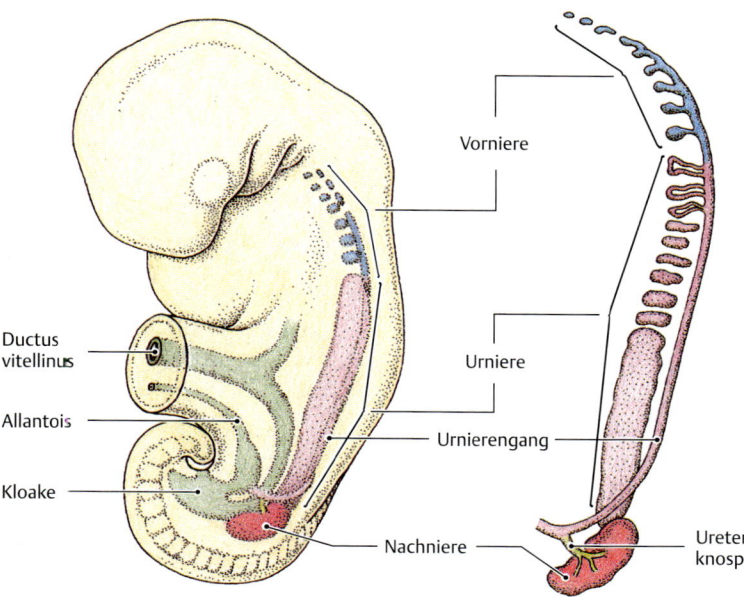

Abb. 8.1 Das intermediäre Mesoderm und die Entwicklung von Vor-, Ur- und Nachniere (5. Woche)

Vorniere

Urniere

Urnierengang

Nachniere

Ureterknospe

Ductus vitellinus

Allantois

Kloake

a

b

und äußeren Blatt besteht. Ein Nierenkörperchen und das dazugehörige Tubulussystem (ableitende Kanälchen) bilden ein **Nephron**. Vorübergehend entstehen insgesamt 40–42 Nephrone, die auch über kurze Zeit funktionstüchtig sind. Die Urnierenkanälchen münden in den **Urnierengang**.

Der Urnierengang (**Wolff-Gang**, primitiver Harnleiter) entsteht zunächst kranial in den Vornierenanlagen. Er wächst dann weit nach kaudal aus und mündet unten in die Kloake.

Aus Abschnitten der Urnierenkanälchen entstehen beim Mann die **Ductuli efferentes** (Verbindungskanälchen zwischen Hoden und Nebenhoden), aus dem Urnierengang entwickelt sich der Nebenhodengang und der Samenleiter (s. S. 128).

Im 2. Embryonalmonat weist die Urniere eine erhebliche Größe auf. Sie wölbt das Zölomepithel in die primitive Leibeshöhle vor; dadurch entstehen die Urnierenleisten (von thorakal bis auf Höhe der Kloake). Schon am Ende des 2. Monats ist der größte Teil der Nierenkörperchen und ein Teil der Urnierenkanälchen verschwunden.

8.1.3 Die Nachniere und die Ureterknospe

Unterhalb der Urniere entsteht schon während deren Rückbildung (ab 6. Woche) die dritte Nierengeneration, die Nachniere (**Metanephros**, Anlagematerial der definitiven Niere). Sie entwickelt sich aus dem **metanephrogenen Blastem**, das aus dem kaudalen Teil des intermediären Mesoderm hervorgeht. In das metanephrogene Blastem wächst die Ureterknospe (s. u.) hinein, wobei beide Organe sich durch gegenseitige Induktion weiter differenzieren und schließlich die **definitive Niere** bilden.

◼◼▌ Merke

Die Niere geht aus der Nachniere (metanephrogenes Blastem) und der Ureterknospe hervor.

8.1.3.1 Die Nachniere

Als erster Schritt bei der Entwicklung des Nephrons entsteht ein **Nierenbläschen** (**Nierenvesikel**, **Abb. 8.2 a**), an dem dann zwei Differenzierungsprozesse erkennbar werden:

- Aussprossen eines Ganges (Entstehung des Tubulussystems)
- Bildung einer Kontaktzone mit einem Kapillarnetz.

Aus dem Bläschen sprosst ein **S-förmiger Gang** aus (**Abb. 8.2 b**), dessen Abschnitte sich dann weiter verlängern. So entsteht das **Tubulussystem** des Nephrons (proximaler Tubulus, Intermediärtubulus und distaler Tubulus). Der distale Tubulus mündet über ein Verbindungsstück in ein Sammelrohr (s. u.).

Das proximale Ende des sich entwickelnden Tubulussystems weist eine napfartige Eindellung auf, hier entsteht der Kontakt mit den Kapillarschlingen (späterer Glomerulus, **Abb. 8.2 c**). Aus der Eindellung entwickelt sich die **Bowmansche Kapsel**. Sie besteht aus einem viszeralen und einem parietalen Blatt mit einem dazwischen gelegenen Hohlraum. Das viszerale Blatt (bestehend aus **Podozyten**) legt sich auf die Endothelzellen des Glomerulus. Zwischen den Podozyten und den Endothelzellen entsteht dann die **glomeruläre Basalmembran** (**Abb. 8.2 d** und **8.2 e**).

◼◼▌ Merke

Die definitiven Nephrone und das Nierenstroma entstehen aus dem metanephrogenen Blastem.

8.1.3.2 Die Ureterknospe

In der 6. Wochen entsteht am Wolffschen Gang kurz vor seiner Einmündung in die Kloake eine nach dorsal gerichtete Ausstülpung, die **Ureterknospe** (**Abb. 8.3**). Die Ureterknospe wächst nach oben und dringt in das metanephrogene Blastem ein, das dann wie eine Kappe der Knospe aufliegt. Die Spitze der Ureterknospe ist erweitert (**Ampulle**), sie verzweigt sich **dichotom** und induziert das metanephrogene Blastem zur Proliferation (**Abb. 8.4**). Die Ampulle wird zum **Nierenbecken**; durch die ersten 3 bis 5 dichotomen Aufteilungen entstehen die großen Nierenkelche (**Calices majores**). Die nachfolgenden Teilungen führen zur Ausbildung von 10 bis 25 kleinen Nierenkelchen (**Calices minores**). Durch einen weiteren Schub an 3 bis 5 dichotomen Aufteilungen entstehen 10 bis 25 Papillargänge (**Ductus papillares**), die auf einer Nierenpapille (ragen in Nierenkelche hinein) münden. Die nächsten bis zu 8 dichotomen Verzweigungen der Ductus papillares führen schließlich zur Ausbildung der Verästelungen des **Sammelrohrsystems** (**Abb. 8.5**). Über Verbindungsstücke werden die Nephrone an die Sammelrohre ange-

Abb. 8.2 Histologische Entwicklung der Nephrone in der Nachniere

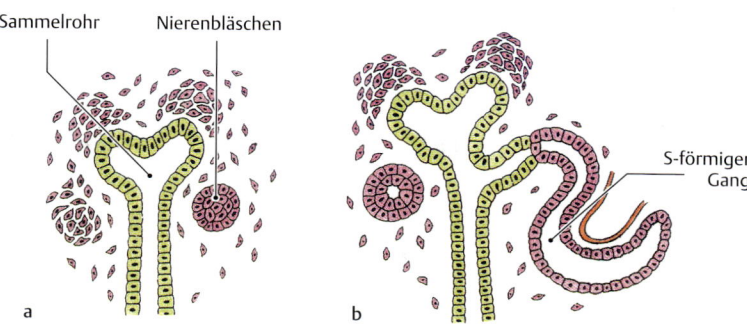

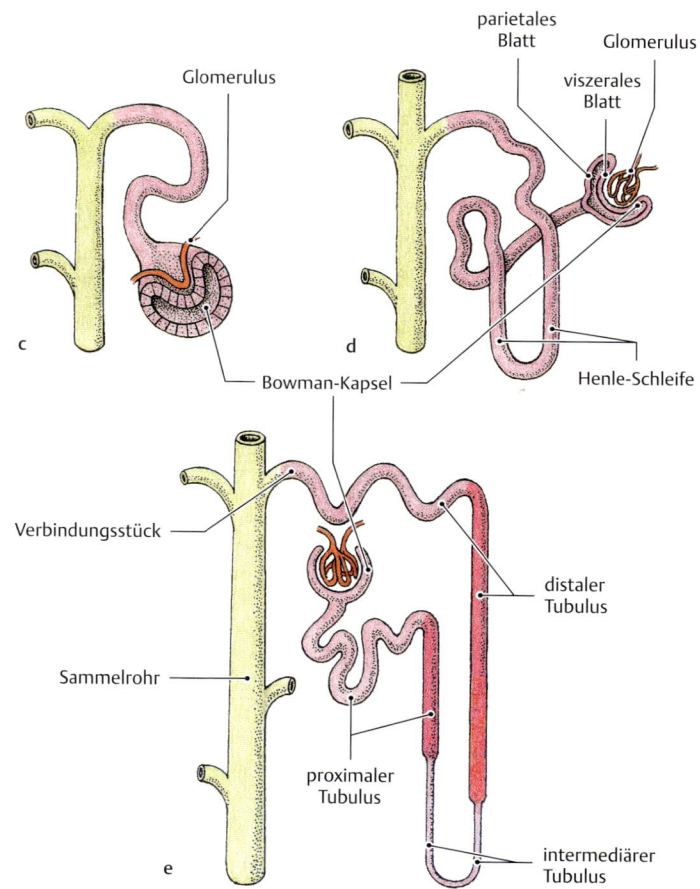

schlossen. Die Tubulussysteme mehrerer Nephrone münden dabei jeweils in ein Sammelrohr.

Der unter der Ampulle gelegene Stiel der Ureterknospe streckt sich und wird zum Ureter, der mit seinem unteren Ende in die Blase und seinem oberen Ende in das Nierenbecken führt.

Bei der Entwicklung des Ureters kann es zu Missbildungen in Form von Verdopplungen kommen. Beim **Ureter fissus** ist die Verdopplung inkomplett und auf den oberen Teil des Ureters beschränkt. Die zwei Ureterteile führen in zwei Nierenbecken. Beim **Ureter duplex** liegt eine komplette Verdopp-

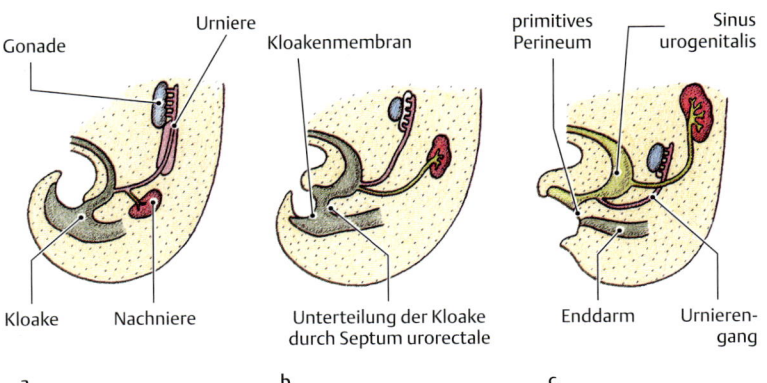

Gonade — Urniere — Kloakenmembran — primitives Perineum — Sinus urogenitalis

Kloake — Nachniere — Unterteilung der Kloake durch Septum urorectale — Enddarm — Urnierengang

a   b   c

Abb. 8.3 Unterteilung der Kloake in Sinus urogenitalis und Anorektalkanal

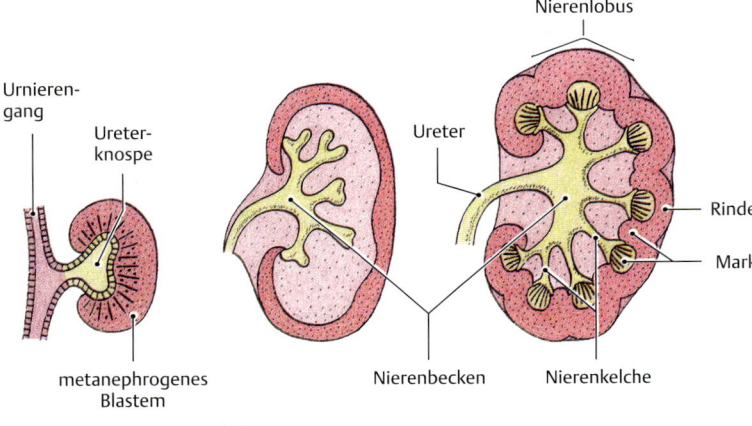

Urnierengang — Ureterknospe — Ureter — Nierenlobus — Rinde — Mark

metanephrogenes Blastem — Nierenbecken — Nierenkelche

a   b   c

Abb. 8.4 Entwicklung der Nachniere aus metanephrogenem Blastem und Ureterknospe. (a) 5. Woche; (b) 7. Woche; (c) beim Neugeborenen

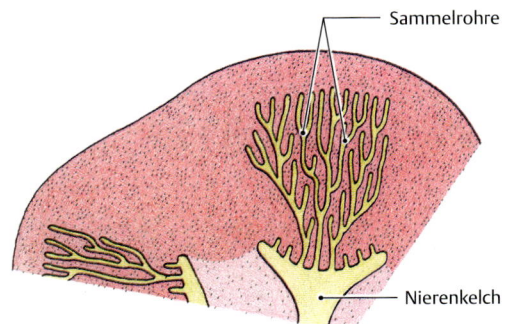

Sammelrohre — Nierenkelch

Abb. 8.5 Ausschnitt aus einer Niere beim Neugeborenen

lung von der Harnblase (zwei Ureterostien) bis zur Niere (zwei Nierenbecken) vor. Ein Ureter kann dabei am Blasenhals oder in die Urethra münden. Deshalb sind dann Harninkontinenz und Infektionen der Harnwege die führenden Symptome.

▉▌ Merke
Aus der Ureterknospe entwickeln sich das Nierenbecken, die Nierenkelche und das Sammelrohrsystem. Der Stiel der Ureterknospe wird zum Ureter.

8.1.4 Der Aszensus der Niere
Im Wesentlichen bedingt durch das Längenwachstum des Embryos, kommt es zu einem relativen *Aszensus der Niere*. Sie verlagert sich dabei vom 1. bis 3. Sakralsegment auf die definitive Höhe vom

12. Thorakalsegment bis 4. Lumbalsegment. Bei diesem Aszensus dreht sich die Niere so, dass das zunächst nach vorne gerichtete Nierenhilum (Nierenpforte, mit A. und V. renalis und Ureter) schließlich nach medial zeigt.

Während des Aszensus wechselt die Gefäßversorgung der Nierenanlage: Anfangs wird sie aus Ästen der Aa. iliacae, dann aus segmentalen Ästen der unteren Aorta versorgt. Die definitive **A. renalis** ist ein segmentales Gefäß auf Höhe des 2. Lumbalsegmentes. Persistieren Arterien der wechselnden Gefäßversorgung, so liegen akzessorische Gefäße (z. B. eine untere Polarterie) vor.

■■I Merke
Akzessorische Nierengefäße sind persisitierende Arterien des Ascensus der Niere.

8.1.5 Klinische Bezüge
8.1.5.1 Beckenniere und Hufeisenniere
Wenn bei der Nierendystrophie (Verlagerung) die Niere nicht aus der Beckenregion aufsteigt, spricht man von einer **Beckenniere**; die Ureteren bleiben kurz; die Blutversorgung erfolgt meist durch Äste der A. iliaca.

Zur Ausbildung einer **Hufeisenniere** kommt es, wenn die unteren Abschnitte des (rechten und linken) metanephrogenen Blastems miteinander fusionieren. Ihr Aszensus wird durch die A. mesenterica inferior behindert.

Die Hufeisenniere als auch die Beckenniere können ein mechanisches Geburtshindernis sein.

8.1.5.2 Nierenaplasie (Nierenagenesie)
Dabei handelt es sich um das ein- oder doppelseitige Fehlen der Nieren, Nierenarterien und Ureteren (wohl infolge frühzeitiger Degeneration der Ureterknospe). Das Fehlen beider Nieren ist mit dem Leben nicht vereinbar. Die einseitige Aplasie (Kompensation der Funktion durch die gesunde Niere) ist häufig mit Fehlbildungen der Genitalorgane kombiniert.

8.1.5.3 Zystische Nierenerkrankungen
Unterbleibt der Anschluss von Nephronen an die Sammelrohre, so entstehen kongenitale Zystennieren. Auch andere Mechanismen der Zystenentwicklung werden beschrieben. Die Tubuli von Nephro-

nen können sich zu zentimetergroßen dünnwandigen Blasen erweitern. Angeborene Zysten zerstören die Niere bis hin zur vollständigen Niereninsuffizienz.

Man unterscheidet im Wesentlichen zwei Formen von zystischen Nierenerkrankungen:
- adulter Typ: autosomal-dominant, Manifestation im Erwachsenenalter, Auftreten einer Niereninsuffizienz im 5. Lebensjahrzehnt
- infantiler Typ: autosomal-rezessiv, Auftreten einer Niereninsuffizienz im ersten Lebensjahrzehnt

Check-up
✔ Rekapitulieren Sie die Stadien der Nierenentwicklung, auch im Hinblick auf ihre zeitliche Abfolge und ihre Funktionalität.
✔ Wiederholen Sie die Derivate der Ureterknospe.
✔ Machen Sie sich noch einmal klar, wie beim Aszensus der Niere die Gefäßversorgung wechselt.

8.2 Die Blase und die Urethra

Lerncoach
Für das Verständnis des folgenden Kapitels ist es wichtig zu wissen, dass sich die männliche Urethra in drei Teile gliedert (Pars prostatica, Pars membranacea und Pars spongiosa).

8.2.1 Die Entwicklung der Harnblase
Die Harnblase und die Harnröhre entstehen aus dem Sinus urogenitalis (s. S. 108), der aus dem ventralen Teil der Kloake hervorgeht.

Aus dem oberen (und größten) Teil des Sinus urogenitalis entsteht die Harnblase. Der mittlere Teil des Sinus urogenitalis (Beckenanteil, **Pars pelvina**) bildet beim Mann die Pars prostatica und die Pars membranacea der Urethra, bei der Frau die gesamte Urethra. Der untere (oder äußere) Abschnitt **(Pars phallica)**, der auch als **definitiver Sinus urogenitalis** bezeichnet wird, ist von der Urogenitalmembran verschlossen. Er ist für die Entwicklung des Ure-

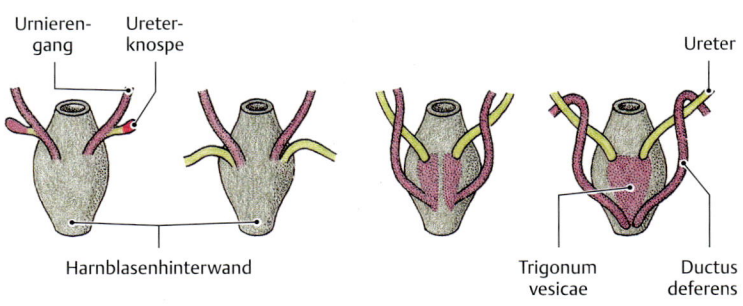

Urnieren-   Ureter-
gang   knospe

Ureter

Harnblasenhinterwand

Trigonum   Ductus
vesicae   deferens

Abb. 8.6   Trennung des Ureters (Ureterknospe) vom Urnierengang (Ductus deferens)

thraabschnittes des Penis (s. S. 130) bzw. des Vestibulum vaginae (s. S. 131) bedeutsam.

Aus der Kloake zieht die Allantois nach ventral in die Nabelschnur (Haftstiel, s. S. 24). Da aus dem vorderen oberen Teil der Kloake (= oberer Teil des Sinus urogenitalis) die Harnblase entsteht, verläuft die obliterierte Allantois **(Urachus)** dann vom Apex der Harnblase zum Nabel. Der Urachus, ein Bindegewebsstrang, bleibt als Falte, **Plica umbilicalis mediana**, an der vorderen Rumpfwand innen erkennbar.

8.2.2 Die Entstehung des Trigonum vesicae

Zur Erinnerung: Das Trigonum vesicae ist der dreieckige Bezirk am Boden der Harnblase zwischen den Einmündungen des Harnleiters und dem Abgang der Urethra.

Während der Unterteilung der Kloake wird der untere Teil des Urnieranges (unterhalb der Abgangsstelle des Ureters) in die Wand der Harnblase einbezogen **(Abb. 8.6)**. Dadurch mündet jetzt der Ureter direkt in die Harnblase. Der Wolff-Gang (Urnierengang) wandert dabei an der Hinterwand des Sinus urogenitalis herab. Bei dieser Trennung des Ureters vom Wolff-Gang entsteht an der Hinterwand der Blase durch die Einbeziehung des unteren Teils des Wolff-Gangs (beidseits) das **Trigonum vesicae**. Beim Mann mündet der Urnierengang (entspricht dem **Ductus deferens**) schließlich (beidseits) in die **Pars prostatica** der Urethra (vgl. S. 130). Bei der Frau bilden sich die Wolff-Gänge fast vollständig zurück (s. S. 129).

Das Trigonum vesicae ist somit zunächst mesodermaler Herkunft (aus den Wolff-Gängen). In der Folge wird dieser mesodermale Teil der Harnblase durch entodermales Epithel (aus dem Sinus urogenitalis) ersetzt.

Beachte: Die Trennung von Wolff-Gang und Ureter bedingt die Lagebeziehung beim Erwachsenen: Der Ureter unterkreuzt den Samenleiter, bevor er in die Harnblase mündet. Bei der Frau unterkreuzt der Ureter die A. uterina (A. uterina entspricht der A. ductus deferentis).

8.2.3 Klinische Bezüge
8.2.3.1 Blasenekstrophie

Hierbei handelt es sich um eine Hemmungsfehlbildung der vorderen Blasen- und Bauchwand. Dadurch liegt die Schleimhaut der hinteren Blasenwand mit dem Trigonum vesicae frei. Aus den Uretermündungen tropft Urin. Auch die Symphyse ist gespalten. Ferner findet sich ein Kryptorchismus (Bauchhoden, s. S. 132) und eine Epispadie (s. S. 131). Als Ursache wird diskutiert, dass die Genitalhöckeranlage nach kaudal verschoben ist. Dies bedingt, dass sich das Mesenchym im vorderen Teil der Kloakenmembran, also zwischen Ektoderm und Vorderwand des Sinus urogenitalis, unzureichend entwickelt. Wenn dieser Teil der Kloakenmembran dann einreißt, liegt die Hinterwand des Sinus urogenitalis frei.

 Check-up

✔ **Machen Sie sich noch einmal klar, wie die Kloake unterteilt wird (vgl. Abb. 8.3).**

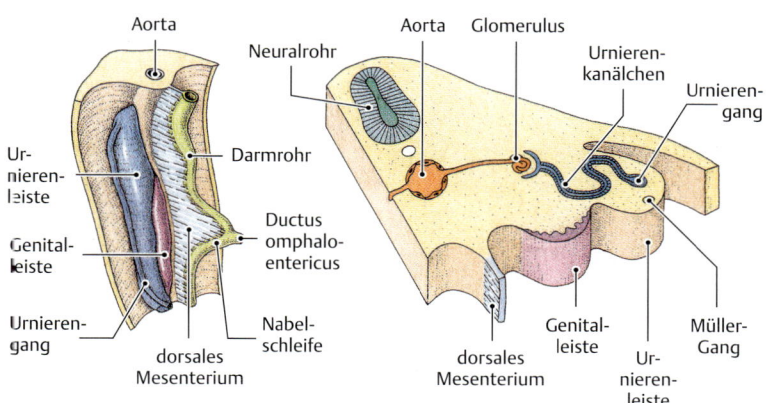

Abb. 8.7 (a) Die Urnierenleiste mit Urnierengang und die Genitalleiste; (b) Querschnitt durch die Urnierenleiste und Genitalleiste

a b

8.3 Die Genitalorgane

Lerncoach
Zwischen Urnieren und Gonaden besteht entwicklungsgeschichtlich ein enger Zusammenhang. Deshalb spricht man auch vom Urogenitalsystem.

8.3.1 Der Überblick
Die frühe Anlage der Geschlechtsorgane ist indifferent, d.h. es ist zunächst nicht möglich zwischen männlich und weiblich zu unterscheiden. In beiden Fällen entwickeln sich Genitalleisten, die sich dann je nach der genetischen Disposition (XY oder XX) in Hoden bzw. Ovar differenzieren. Auch die verschiedenen Genitalwege (Wolff-Gang und Müller-Gang) werden zuerst bei beiden Geschlechtern angelegt. Durch unterschiedliche Rückbildung dieser Gänge entstehen dann die endgültigen Genitalwege. Die äußeren Genitalien werden ebenfalls indifferent angelegt und entwickeln sich erst ab der 6. Woche geschlechtsspezifisch.
Die Gechlechtszellen entstehen in der 4. Woche in der Dottersackwand und wandern von dort in der 6. Woche in die Gonadenanlagen ein. In den Gonaden sind sie in ein System von somatischen Zellen eingebettet. Die Entwicklung der Keimzellen aus den Urkeimzellen getrennt von den somatischen Zellen wird auch als Keimbahn bezeichnet.

8.3.2 Die Gonaden
8.3.2.1 Das indifferente Stadium
Die indifferente Gonadenanlage entsteht beidseits zwischen Urnierenleiste und Mesenterialansatz, indem das Zölomepithel hier proliferiert und sich das darunter gelegene Mesenchym verdichtet (Abb. 8.7). Die so entstandenen Genitalleisten wölben sich in die Leibeshöhle vor; sie enthalten vor der 6. Woche noch keine Keimzellen.
Die Urkeimzellen finden sich in der Wand des Dottersackes (im extraembryonalen Mesoderm) nahe der Allantois; sie stammen aus dem Entoderm. In der 6. Woche wandern die Urkeimzellen über die Wand des Hinterdarms und über das dorsale Mesenterium in die Genitalleisten ein (Abb. 8.8).
Das Zölomepithel wächst strangförmig in das darunter liegende Mesenchym hinein; so entstehen die primären Keimstränge. Die Gonaden enthalten die Urkeimzellen und verschiedene somatische Zellen: Zölomepithelzellen, Mesenchymzellen sowie aus dem Mesonephros eingewanderte Zellen.

8.3.2.2 Der Hoden

Um die histologische Differenzierung des Hodens zu verstehen, ist es wichtig in groben Zügen mit der Histologie des Hodens vertraut zu sein. Vergleichen Sie dazu auch den Überblick zu den männlichen Geschlechtsorganen auf S. 9.

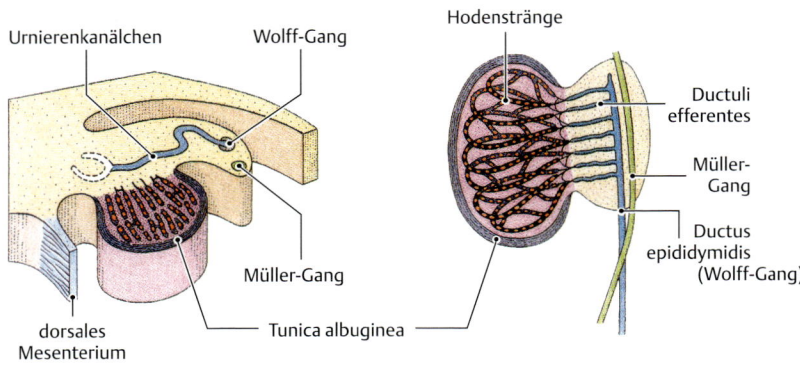

Abb. 8.9 Hodenentwicklung: Schnitte durch den Hoden. (a) in der 8. Woche; (b) im 4. Monat

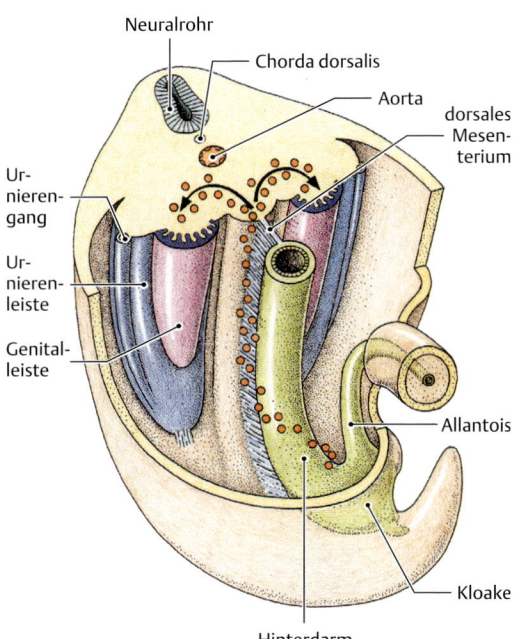

Abb. 8.8 Einwanderung der Keimzellen in die Genitalleiste

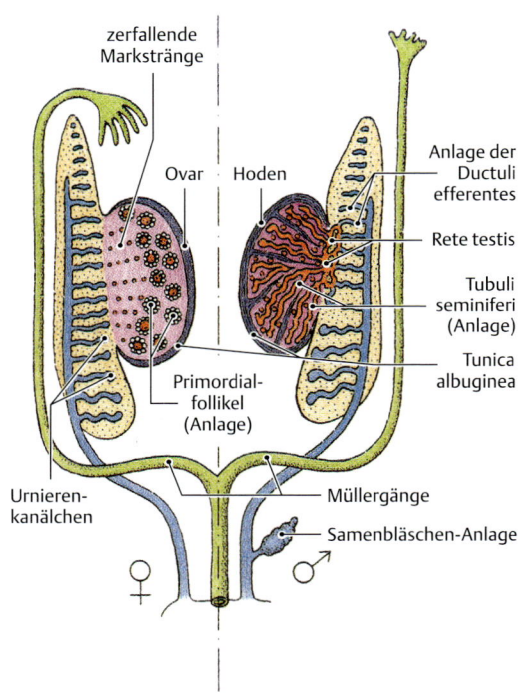

Abb. 8.10 Vergleichende Darstellung der Gonaden und der Genitalwege

Der Hoden entwickelt sich aus der indifferenten Gonade unter dem Einfluss des **Testis-determinierenden Faktors** des Y-Chromosoms. Die primären Keimstränge proliferieren, dringen in die Tiefe ein und die Verbindung mit dem Oberflächenepithel geht verloren **(Abb. 8.9)**. Sie werden dadurch zu **Hodensträngen (Marksträngen)** und sind die Vorläufer der **Hodenkanälchen** (Tubuli seminiferi). Vom Oberflächenepithel werden die Hodenstränge durch eine Bindegewebsschicht, die **Tunica albuginea**, ge-

trennt **(Abb. 8.10)**. Die Hodenstränge bestehen aus eingewanderten Urkeimzellen und somatischen Stützzellen. Diese **Stützzellen**, die **Sertoli-Zellen**, entstehen aus dem Zölomepithel sowie aus Zellen des Mesonephros. Die Urkeimzellen vermehren sich mitotisch und werden zu **Präspermatogonien**, die ab dem 10. bis 12. Lebensjahr zu Spermatogonien heranreifen. Bis zu diesem Zeitpunkt bleiben die Hodenstränge kompakt, danach entwickelt sich ein Lumen.

Abb. 8.11 Descensus testis.
(a) 2. Monat; (b) 3. Monat
(c) 7. Monat; (d) beim Neugeborenen

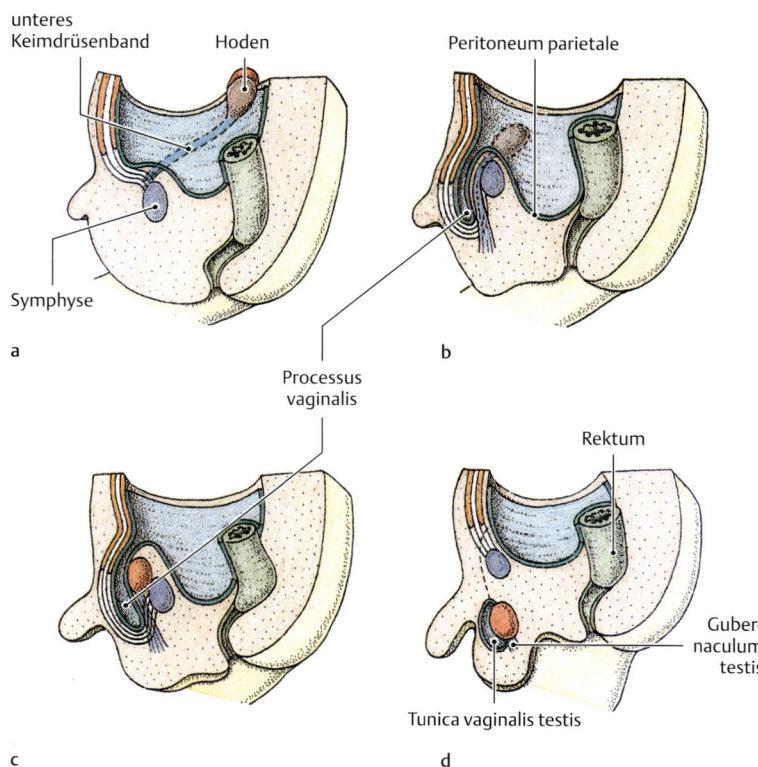

unteres
Keimdrüsenband   Hoden

Peritoneum parietale

Symphyse

a   b

Processus
vaginalis

Rektum

Gubernaculum
testis

Tunica vaginalis testis

c   d

Die **Zwischenzellen (Leydig-Zellen)** entwickeln sich im Mesenchym oder wandern aus dem Mesonephros ein. Sie liegen zwischen den Hodensträngen und bilden ab der 8. Woche Testosteron. Die Testosteronbildung wird durch HCG aus der Plazenta beeinflusst. Durch das Testosteron wird die Differenzierung der Genitalwege und der äußeren Genitalien induziert.

Beachte: Die fetalen Leydig-Zellen stellen nach Wegfall des HCGs ihre Testosteronproduktion ein (ab dem 5. Monat). Erst zu Beginn der Pubertät werden sie wieder aktiv und bilden Testosteron (vgl. S. 10).

Der Descensus testis

Die Verlagerung des Hodens aus der Bauchhöhle ins Skrotum ist der Descensus testis **(Abb. 8.11)**.

Die Hodenanlage ist über eine peritoneale Umschlagsfalte **(Mesorchium)** mit der Urniere verbunden. Diese Umschlagsfalte setzt sich nach oben als kraniales Keimdrüsenband bis zur Zwerchfellanlage

fort. Nach unten erstreckt sich entsprechend das untere Keimdrüsenband. Während sich das obere Keimdrüsenband zurückbildet, wird das untere zum **Gubernaculum testis,** dem Leitband des Hodens. Es besteht aus einem Bindegewebsstrang mit glatter Muskulatur. Das Gubernaculum setzt sich nach unten in die Leistenregion, dann schräg durch die untere Bauchwand (späterer Leistenkanal) bis in die Labioskrotalwülste fort.

Bedingt durch das Körperwachstum wird der Hoden zunächst in das kleine Becken bis vor den Eingang in den Leistenkanal nach kaudal verlagert **(transabdominelle Phase)**. Ab dem 7. Monat wird der Hoden durch den Leistenkanal, der schräg in der vorderen Bauchwand verläuft, bis ins Skrotum verlagert **(transinguinale Phase)**. Dort ist der Hoden zum Zeitpunkt der Geburt in der Regel angekommen.

Beim transinguinalen Deszensus spielt das Gubernaculum testis eine wesentliche Rolle. Dabei kommt es zuerst zu einem Anschwellen des unteren Teils des Gubernaculum testis, dann zu einer Verkürzung. Noch bevor der Hoden durch den Leistenkanal absteigt, entsteht eine Ausstülpung des parietalen Peritoneums, die die Form eines Fingerlings annimmt. Dieser Processus vaginalis schiebt sich am Gubernaculum testis entlang durch den Leistenkanal bis in die Skrotalanlage vor. Beim später stattfindenden Deszensus liegt der Hoden *außerhalb* des Processus vaginalis.

Um den Zeitpunkt der Geburt obliteriert der Processus vaginalis fast vollständig. Nur dort, wo er dem Hoden anliegt, bleibt er erhalten. Seine zwei Blätter bilden hier:

- das Epiorchium = Lamina visceralis der Tunica vaginalis testis und
- das Periorchium = Lamina parietalis der Tunica vaginalis testis.

Zwischen den beiden Blättern liegt ein Cavum serosum testis.

Beim Durchtritt durch die Bauchwand (am Ausgang des Leistenkanals) wölbt der Processus vaginalis sich auch in die übrigen Schichten der Leibeswand vor. Dadurch wird der Hoden von Schichten der Leibeswand umhüllt:

- Epiorchium + Periorchium entsprechen dem Peritoneum parietale
- Fascia spermatica interna: ist eine Fortsetzung der Fascia transversalis
- M. cremaster (Hodenheber) mit Fascia cremasterica: ist die Fortsetzung der Fasern des M. obliquus internus abdominis (mit Faszie)
- Fascia spermatica externa: ist eine Fortsetzung der Fascia abdominalis
- dann folgen die Tunica dartos (= Tela subcutanea) und Skrotalhaut. Die Tunica dartos entspricht der Subkutis anderer Körperregionen.

Das heißt, der Schichtenaufbau des Skrotums ist im Wesentlichen der gleiche wie der der Bauchwand.

■■I Merke
Die Tunica vaginalis testis entstammt dem Peritoneum.

Beim Deszensus des Hodens werden der Samenstrang, Gefäße und Nerven „mitgezogen". Sie bilden den Samenstrang (Funiculus spermaticus), der den Leistenkanal ausfüllt. Beim Deszensus des Ho-

dens wechselt die Gefäßversorgung *nicht*, sodass die A. testicularis aus der Aorta abdominalis entspringt, retroperitoneal abwärts zieht und dann durch den Leistenkanal zum Hoden verläuft. Die A. testicularis verläuft ohne bindegewebige Umhüllung, da sich das kraniale Keimdrüsenband, in dem sie zunächst verlief, zurückbildet (s. auch Deszensus des Ovars, s. S. 127).

8.3.2.3 Das Ovar

👁
🔖 Erinnern Sie sich an dieser Stelle noch einmal daran, dass sich die verschiedenen Stadien der Eifollikel in der Rinde des reifen Ovars (Cortex ovarii) befinden (s. S. 12).

Bei weiblichen Embryonen verlagern sich die primären Keimstränge in die Tiefe und gehen hier als Markstränge zugrunde. An ihre Stelle tritt eine bindegewebige Medulla ovarii (ca. 7. Woche). Gleichzeitig proliferiert das Zölomepithel und bildet eine zweite Generation von (sekundären) Keimsträngen, die Rindenstränge, die nur in das oberflächennahe Mesenchym (spätere Rinde) eindringen (**Abb. 8.10**). Dann zerfallen die Rindenstränge in Zellhaufen, die jeweils eine oder mehrere Urkeimzellen umhüllen (Eiballen). Die Urkeimzellen durchlaufen eine Proliferationsphase und treten dann in die Meiose ein. Die dann als Oogonien (auch Oozyten) bezeichneten Keimzellen verharren im Diktyotän (vgl. S. 8). Die Oogonien werden von einer Schicht flacher Follikelepithelzellen umgeben: Primordialfollikel in der Rinde des Ovars. Die Follikelepithelzellen stammen z. T. auch aus dem Mesonephros.

■■I Merke
Unterschied zwischen Hoden- und Ovarentwicklung:
- **männlich: Primäre Keimstränge werden zu Marksträngen = Hodensträngen = spätere Hodenkanälchen.**
- **weiblich: Primäre Keimstränge gehen als Markstränge zugrunde; sekundäre Rindenstränge bilden Zellhaufen mit Eizellen (→ Primordialfollikel).**

Abb. 8.12 Anlage der weiblichen Genitalwege. (a) Ende 2. Monat; (b) beim Neugeborenen

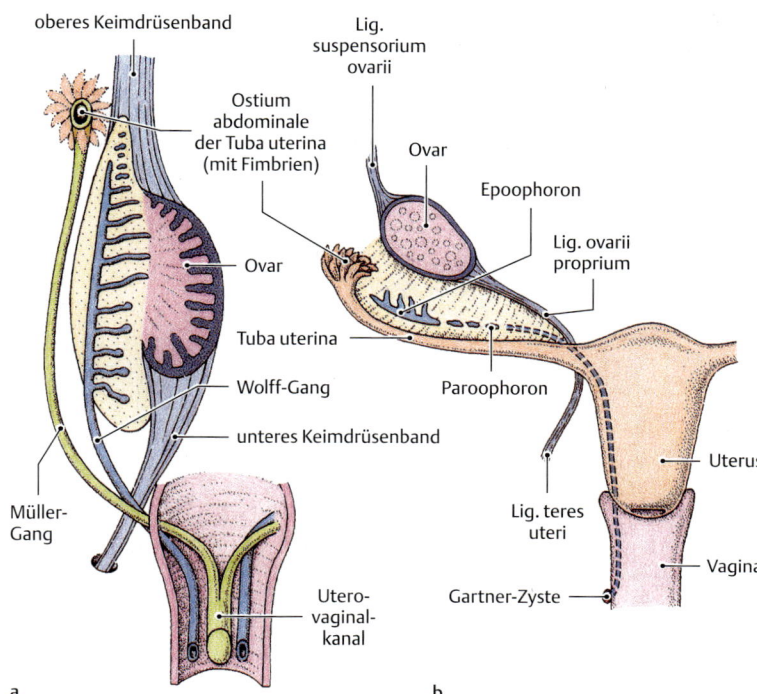

Der Deszensus des Ovars

Auch das Ovar macht einen geringfügigen Deszensus durch. Das untere Keimdrüsenband wird zum **Lig. ovarii proprium** (zwischen Ovar und Tubenwinkel des Uterus) und zum **Lig. teres uteri** (vom Tubenwinkel des Uterus, durch den Leistenkanal ziehend in die großen Schamlippen). Das obere Keimdrüsenband bleibt als **Lig. suspensorium ovarii** erhalten; in ihm verlaufen die A. und V. ovarica **(Abb. 8.12)**.

■■I **Merke**
Lig. ovarii proprium und Lig. teres uteri sind Überreste des unteren Keimdrüsenbandes.

8.3.3 Die Genitalwege

8.3.3.1 Das indifferente Stadium

Die Genitalwege entstehen aus dem Wolff- und dem Müller-Gang. Beim männlichen Geschlecht bleibt nur der Wolff-Gang erhalten, beim weiblichen Geschlecht nur der Müller-Gang. Achten Sie beim Lernen darauf, wie die Rückbildung des jeweils anderen Ganges unterschiedlich über Hormone gesteuert wird.

Die Genitalwege entstehen aus zwei paarigen Gängen: dem **Urnierengang (Wolff-Gang,** Ductus mesonephridicus) und dem **Müller-Gang** (Ductus paramesonephridicus).
Der Müller-Gang entwickelt sich, wahrscheinlich induziert durch den Wolff-Gang, durch eine Proliferation und Einstülpung des Zölomepithels *lateral* des Wolff-Ganges. An seiner Entstehungsstelle hat er eine Öffnung zum Zölom.

■■I **Merke**
Der Müller-Gang hat an seiner Entstehungsstelle eine Öffnung zum Zölom.

Der Müller-Gang wächst parallel zum Wolff-Gang nach unten bis zur Kloake aus. Dann (ca. 8. Woche) fusionieren die unteren Abschnitte der beiden Müller-Gänge. Deshalb lassen sich drei Abschnitte des Müller-Ganges unterscheiden (vgl. **Abb. 8.10**):

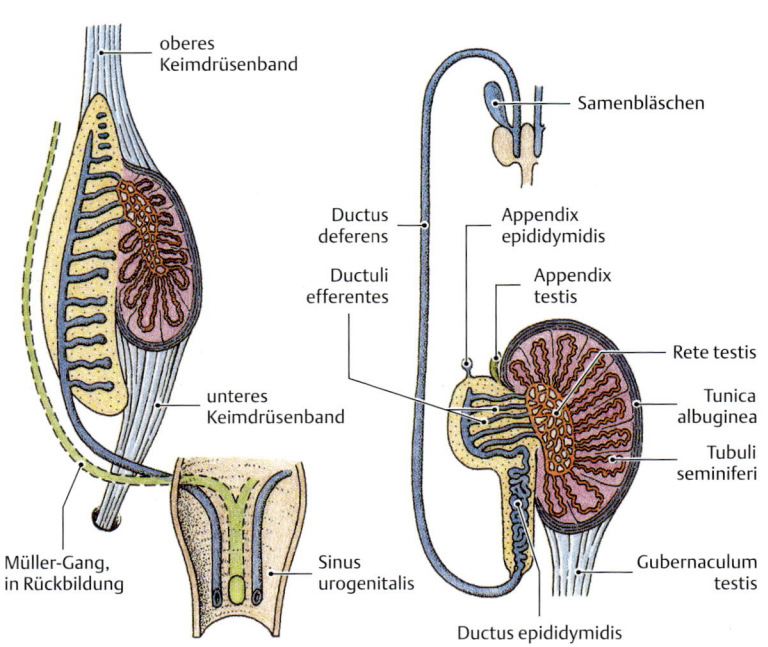

Abb. 8.13 Entwicklung der männlichen Genitalwege. (a) vor und (b) nach Deszensus des Hodens.

Bildbeschriftungen:
- oberes Keimdrüsenband
- Samenbläschen
- Ductus deferens
- Appendix epididymidis
- Ductuli efferentes
- Appendix testis
- unteres Keimdrüsenband
- Rete testis
- Tunica albuginea
- Tubuli seminiferi
- Müller-Gang, in Rückbildung
- Sinus urogenitalis
- Gubernaculum testis
- Ductus epididymidis

a   b

- Der kraniale, vertikal verlaufende Abschnitt öffnet sich an seinem Beginn trichterförmig in die Zölomhöhle.
- Der mittlere, horizontal verlaufende Abschnitt überquert den Wolff-Gang.
- Der kaudale, vertikal verlaufende Abschnitt (jetzt medial vom Wolff-Gang) vereinigt sich mit dem der Gegenseite. Der vereinigte Gang trifft auf die Hinterwand des Sinus urogenitalis und induziert dort den **Müller-Hügel**.

8.3.3.2 Die männlichen Genitalwege

Beim männlichen Embryo differenziert sich der Wolff-Gang zum Nebenhodengang **(Ductus epididymidis)** und zum Samenleiter (**Ductus deferens**, einschließlich Ductus ejaculatorius). Einige der Urnierenkanälchen (Epigenitalis), die in der Nähe des Hodens lokalisiert sind, werden zu den **Ductuli efferentes** (Verbindungskanälchen zwischen Rete testis und Nebenhodengang, **Abb. 8.13**).
Die Entwicklung der männlichen Genitalwege aus dem Wolff-Gang wird durch **Testosteron** (aus den Leydigschen Zwischenzellen des Hodens) stimuliert. Der Müller-Gang wird unter dem Einfluss des

Anti-Müller-Hormons (AMH, aus den Sertoli-Zellen der Hodenanlage) zurückgebildet.
Ein Überrest des Müller-Ganges, nämlich ein kleiner Teil des kranialen Abschnittes, ist die **Appendix testis**. Der kaudale Teil des Müller-Ganges wird wohl zum **Utriculus prostaticus** (Uterus masculinus). Auch vom Wolff-Gang gibt es beim männlichen Geschlecht ein Überbleibsel, die **Appendix epididymidis**. Hierbei handelt es sich um den obersten Teil des Wolff-Ganges; die zugehörigen oberen Urnierenkanälchen werden jedoch vollständig zurückgebildet.

Die Bläschendrüse und die Prostata
Die **Bläschendrüse** (Glandula vesiculosa oder Vesicula seminalis) entsteht aus einer Ausstülpung des Wolff-Gangs, die dorsal kurz vor der Einmündung des Ganges in den Sinus urogenitalis liegt.
Die Wand des Sinus urogenitalis (d. h. der Urethraanlage) stülpt sich in das umliegende Mesenchym vor. Das sind dann die Anlagen der **Prostata-Drüsen**. Das Mesenchym wird zum fibromuskulären Stroma der Prostata. Das homologe weibliche Organ ist die Glandula paraurethralis **(Skene-Drüse)**.

Ähnlich wie die Prostata entwickelt sich beim männlichen Geschlecht die Glandula bulbourethralis (Cowper-Drüse), beim weiblichen Geschlecht die Glandula vestibularis (Bartholini-Drüse).

8.3.3.3 Die weiblichen Genitalwege

👁
🔧 **Achten Sie im Folgenden darauf, wie sich die Anordnung des Lig. latum und die Lage der Tuba uterina aus der Entwicklung des Uterovaginalkanals ergeben.**

Im weiblichen Embryo werden der kraniale und der mittlere Abschnitt des Müller-Ganges zum Eileiter. Aus dem kaudalen (vereinigten) Abschnitt entsteht der **Uterovaginalkanal** (Abb. 8.10). Bei der Annäherung der unteren Abschnitte des Müller-Ganges wird das Bauchfell (Peritoneum) zu einer frontal stehenden Platte ausgezogen, dem **Lig. latum uteri** (Abb. 8.14). Am Oberrand des Lig. latum uteri verläuft die **Tuba uterina**. Durch die Entwicklung des Lig. latum uteri entstehen die Excavatio rectouterina und vesicouterina.

■■I Hinweis

Die Vagina entsteht nicht vollständig (nicht direkt) aus dem Uterovaginalkanal. Ihre Entwicklung wird z. T. etwas unterschiedlich in den Lehrbüchern beschrieben.

Das untere Ende der vereinigten Müller-Gänge induziert die Entstehung zweier Knospen (Ausstülpungen) in der Hinterwand des Sinus urogenitalis (Abb. 8.15). Diese **Sinuvaginalhöcker** proliferieren und vereinigen sich zur **Vaginalplatte**.
Zwischen der 12. und 20. Woche bildet sich in der Vaginalplatte (von kaudal) ein Lumen, das mit dem Lumen des Uterus kommuniziert. Zum Sinus urogenitalis ist die Vagina durch eine dünne Platte, dem **Hymen**, verschlossen.
Der obere Abschnitt der Vagina, das Scheidengewölbe, könnte auch aus dem unteren Teil der vereinigten Müller-Gänge entstehen.
Aufgrund des Fehlens von Testosteron bildet sich der Wolff-Gang fast vollständig zurück. Persistierende Reste (Residuen) des Wolff-Ganges und der Urnierentubuli sind:

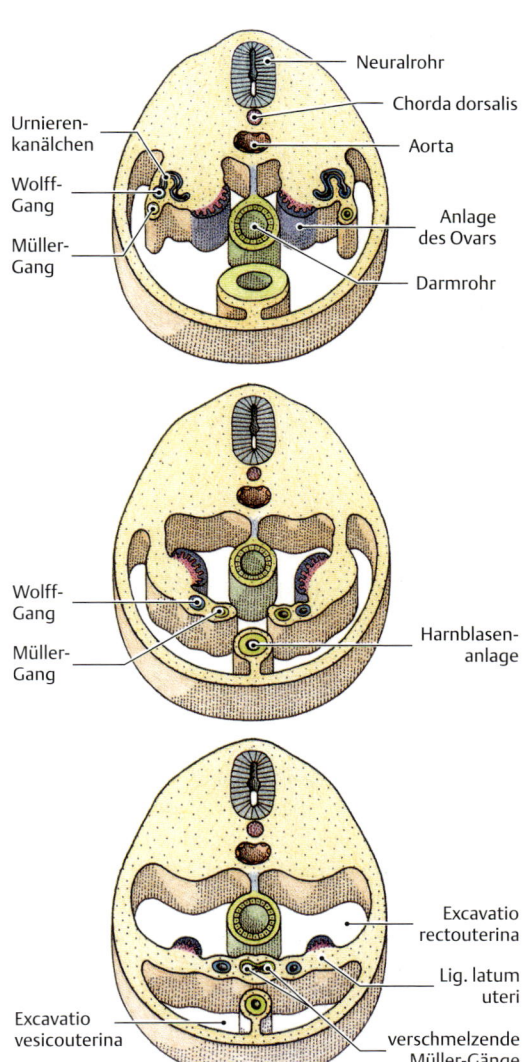

Abb. 8.14 Entstehung des Lig. latum uteri: drei Querschnitte, von kranial nach kaudal, durch die Anlagen der Gonaden und Genitalwege. Beachte die Annäherung und Verschmelzung der Müller-Gänge.

- **Epoophoron** (obere Urnierentubuli und kleinere Teile des Wolff-Ganges)
- **Appendix vesiculosa** (kranialer Abschnitt des Wolff-Ganges)
- **Paroophoron** (untere Urnierentubuli)
- **Gartner-Gang** (Endabschnitte des Wolff-Ganges neben der Vagina).

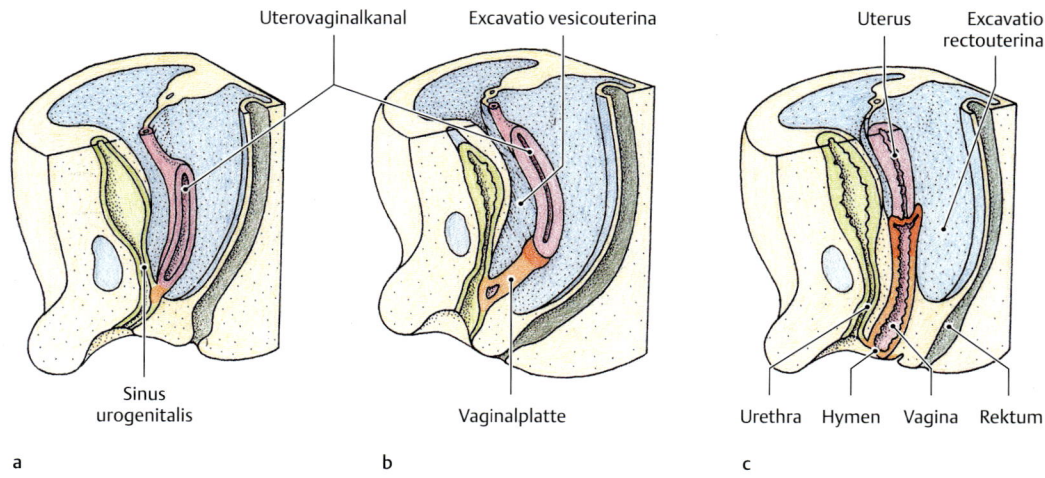

Uterovaginalkanal   Excavatio vesicouterina

Uterus   Excavatio rectouterina

Sinus urogenitalis

Vaginalplatte

Urethra   Hymen   Vagina   Rektum

a   b   c

Abb. 8.15   Die Bildung der Vagina. (a) 10. Woche; (b) 12. Woche; (c) bei der Geburt

Im Gartner-Gang können sich Zysten bilden. Diese sind dünnwandig und enthalten klare Flüssigkeit.

8.3.4 Die äußeren Genitalorgane
8.3.4.1 Das indifferente Stadium
In der 4. Woche ist die Kloake noch durch die Kloakenmembran verschlossen **(Abb. 8.16)**. Um die Kloakenmembran herum bilden sich durch subepitheliale Mesenchymverdichtungen Falten und Wülste. Ventral der Kloakenmembran erhebt sich der **Genitalhöcker** (Tuberculum genitale). Seitlich bilden sich beidseits der Kloakenmembran die **Urethralfalten** (= Genitalfalten = Urogenitalfalten). Lateral von den Urethralfalten liegen dann die **Labioskrotalwülste** (= Genitalwülste).

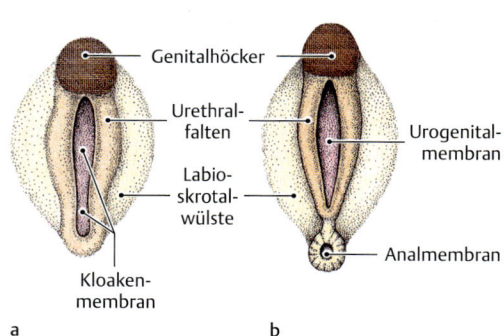

Genitalhöcker

Urethralfalten

Labioskrotalwülste

Urogenitalmembran

Analmembran

Kloakenmembran

a   b

Abb. 8.16   Indifferentes Stadium der äußeren Genitalorgane. (a) 4. Woche; (b) 6. Woche

Die Kloake wird dann durch das **Septum urorectale** in **Sinus urogenitalis** und **Anorektalkanal** unterteilt (vgl. Abb. 8.3, S. 120). Durch die Verschmelzung des Septum urorectale mit der Kloakenmembran wird diese in eine dorsale Analmembran und eine ventrale Urogenitalmembran unterteilt. Genitalhöcker, Uretherfalten und Labioskrotalwülste liegen jetzt um die Urogenitalmembran; es besteht dann eine Öffnung zwischen Sinus urogenitalis und Amnionhöhle. Entodermzellen des Sinus urogenitalis wachsen dann strangförmig auf der Unterseite des Genitalhöckers nach ventral und bilden hier die Urethralplatte. Die Urethralplatte vertieft sich zur Urethralrinne, die aber nicht bis an die Spitze des Genitalhöckers reicht.

8.3.4.2 Die äußeren männlichen Genitalorgane
Bei der Entwicklung der äußeren männlichen Genitalorgane wächst der Genitalhöcker stark in die Länge. Er wird zum Phallus und zu seiner Spitze entwickelt **(Abb. 8.17 a)**. Beim Auswachsen des Genitalhöckers werden die Genitalfalten mit nach vorne gezogen. Die Urethralrinne, die zwischen den beiden Genitalfalten liegt, schließt sich zur Urethra und auch die Genitalfalten vereinigen sich **(Abb. 8.17 b** und **8.17 c)**. Damit entsteht aus den Genitalfalten das **Corpus spongiosum penis** (Schwellkörper), das die Harnröhre umgibt und auf der Unterseite der **Corpora cavernosa** (Penisschwellkörper) liegt. Die Labioskrotalwülste wer-

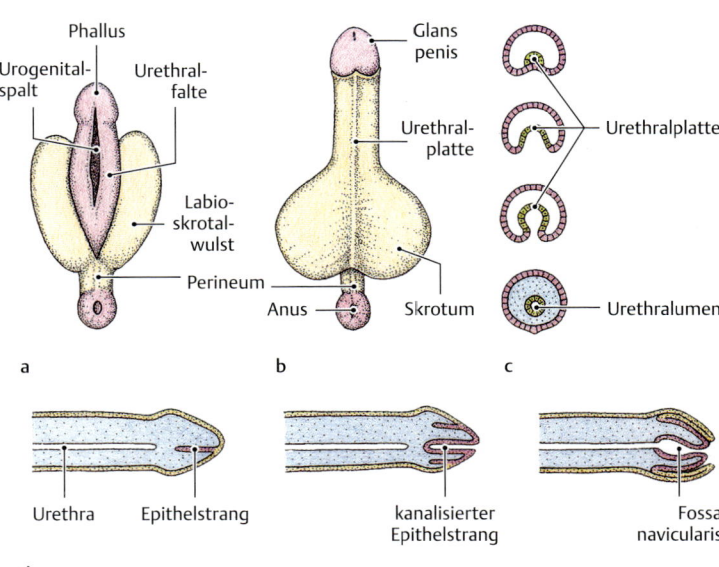

Abb. 8.17 Entwicklung der äußeren männlichen Genitalorgane. (a) 10 Wochen; (b) bei Geburt; (c) Bildung der Urethra aus der Urethralplatte; (d) Bildung des Glans-Abschnittes der Urethra

den größer und vereinigen sich zum Skrotum, eine Verwölbung von Haut und Unterhautbindegewebe, in die der Hoden deszendiert.

Die Urethra erreicht zunächst nicht die Spitze des Penis. Der distale Teil der Urethra wird dadurch gebildet, dass Ektodermzellen von der Spitze des Penis wandern und so einen Epithelstrang bilden, der auf die Urethra im Corpus spongiosum zuwächst. Der Strang wird kanalisiert und somit liegt das Ostium urethrae an der Spitze der Glans penis (8.17 d).

In den hinteren Teil der Urethra münden die **Glandulae bulbourethrales (Cowper-Drüsen)**, die sich aus dem entodermalen Harnröhrenepithel entwickeln.

8.3.4.3 Missbildungen der Urethramündung

Durch Hemmungsmissbildungen kann es dazu kommen, dass die Urethra nicht an der Penisspitze mündet. Bei der relativ häufigen **Hypospadie** liegt eine Fehlmündung der Urethra an der Unterseite des Penis vor. Ursache ist ein Unterbleiben der Verschmelzung der Urethralfalten. Die Lage der Fehlmündung spiegelt den Zeitpunkt des Abbruchs der Verschmelzung wider. Es werden unterschieden:

- Hypospadia glandis
- Hypospadia penis
- Hypospadia perinealis (am Damm).

Meist liegt zudem eine urethralwärts gerichtete Penisverkrümmung vor.

Bei der seltenen **Epispadie** mündet die Urethra auf der oberen (dorsalen) Seite des Penis. Sie ist oft mit einer Blasenekstrophie (s. S. 122) kombiniert.

8.3.4.4 Die äußeren weiblichen Genitalorgane

Die indifferente Anlage der äußeren weiblichen Genitalien ändert sich im Wesentlichen nicht so stark wie beim männlichen Geschlecht. Aus dem Genitalhöcker, der nur eine geringe Größenzunahme erfährt, entsteht die Klitoris. Die Genitalfalten bleiben getrennt; sie werden zu den kleinen Schamlippen (**Labia minora**). Die kleinen Schamlippen umrahmen die offene Urogenitalspalte (= Pars phallica des Sinus urogenitalis, s. S. 120), die zum Vestibulum vaginae wird. Der Schwellkörper des Vorhofs (**Bulbus vestibuli**) entspricht dem Corpus spongiosum des Penis. Die Labioskrotalwülste zeigen eine deutliche Größenzunahme und werden zu den großen Schamlippen (**Labia majora**). In das Vestibulum vaginae münden die Urethra, die Vagina und die **Bartholini-Drüsen (Glandulae vestibulares)**. Die Bartholini-Drüsen sind Epithelderivate des Sinus urogenitalis und entsprechen den Cowper-Drüsen.

8.3.5 Klinische Bezüge

8.3.5.1 Maldeszensus testis

Durch ein Ausbleiben der regelrechten Wanderung des Hodens kann es zu verschiedenen Formen von Lageanomalien des Hodens kommen:

- **Bauchhoden:** Kryptorchismus; Hoden nicht tastbar
- **Gleithoden:** Hoden lässt sich ins Skrotum herabschieben, gleitet aber wieder in den Leistenkanal zurück
- **Pendelhoden:** Hoden wird z. B. bei mechanischem Reiz aus dem Skrotum zum äußeren Leistenring gezogen (durch M. cremaster); er lässt sich jedoch problemlos ins Skrotum zurückverlagern
- **Hodenektopie:** Hoden ist an eine Stelle verlagert, die nicht auf dem Weg des normalen Hodendeszensus liegt, z. B. am Oberschenkel.

Bösartige Tumoren kommen in nicht deszendierten Hoden 2- bis 3-mal häufiger vor. Bei nicht deszendierten Hoden tritt auch häufiger eine **Hodentorsion** auf. Bei der Hodentorsion handelt es sich um eine Drehung des Hodens und des Samenstranges um die Längsachse infolge abnormaler Beweglichkeit. Es kann dabei zur Abklemmung der abführenden Venen kommen. Leitsymptom, meist bei Jugendlichen, ist der akute, heftige Schmerz im Bereich eines Hodens. Infolge der Lageanomalie (erhöhte Umgebungstemperatur) kann es zu einem Spermatogonienschwund und somit zur Infertilität kommen.

8.3.5.2 Hydatiden-Torsion

Die Appendix testis heißt auch Morgagni-Hydatide. Unter einer **Hydatiden-Torsion** versteht man die mehrfache Drehung der Hydatide um die eigene Achse. Diese Torsion führt zu akutem einseitigen Hodenschmerz, eventuell mit Übelkeit und Erbrechen.

8.3.5.3 Fehlentwicklungen des Uterus

Durch mangelhafte Aneinanderlagerung der Müller-Gänge können Doppelbildungen des Uterus entstehen: **Uterus bicornis bicollis** = Uterus mit zwei Hörnern und zwei Cervices, **Uterus bicornis unicollis** = Uterus mit zwei Hörnern aber nur einer Cervix.

Durch teilweise Atresie eines Müller-Ganges kann es zum **Uterus unicornis** kommen.

Bleibt das Septum zwischen den verschmolzenen Müller-Gängen vollständig oder unvollständig erhalten, liegt ein **Uterus septus** oder **subseptus** vor.

Symptome der Fehlentwicklung des Uterus können sein: Schmerzhafte Regelblutung, Störungen beim Geschlechtsverkehr, blutiges Sekret im Eileiter, Infertilität, Gefahr von Frühgeburten.

Check-up

- ✔ Wiederholen Sie den Wanderungsweg der Urkeimzellen.
- ✔ Rekapitulieren Sie, wie Testosteron die Entwicklung der Genitalwege steuert.
- ✔ Wiederholen Sie, welche Bänder bei der Frau Überreste des unteren Keimdrüsenbandes sind.
- ✔ Machen Sie sich nochmals klar, welche Organe des Mannes und der Frau aus den gleichen Anlagen entstanden sind (z. B. Skrotum – Labia majora; Corpus cavernosum penis – Klitoris).

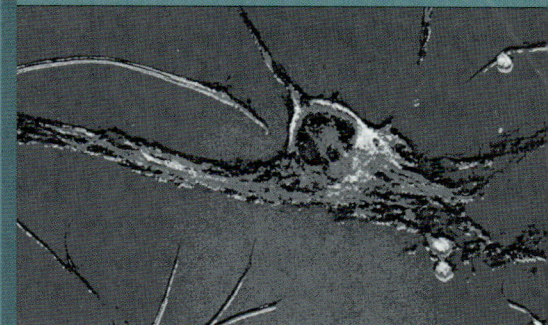

Nervensystem

Ein Indianer kennt keinen Schmerz

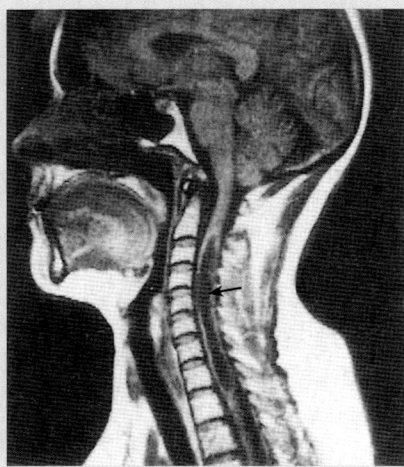

In diesem Kernspintomogramm des Zervikalkanals erkennt man deutlich eine Höhle (Syrinx) im Halsmark (Pfeil).

Der Sage nach rettete der Römer Mucius Scaevola im 6. Jahrhundert v. Chr. seine belagerte Heimatstadt: Er hielt als Beweis seiner Furchtlosigkeit seine Hand ins Feuer, ohne Zeichen des Schmerzes zu zeigen. Beeindruckt und verängstigt zog der Etruskerkönig Porsenna von dannen. Viele Jahrhunderte später spekulieren Mediziner, dass Mucius Scaevola möglicherweise an einer Krankheit litt, die zu Analgesie (Unempfindlichkeit gegen Schmerzen) und Thermanästhesie (Störung der Temperaturempfindung) führt: der Syringomyelie. Eine Erkrankung, die ihren Ursprung in einer Fehlbildung während der embryonalen Entwicklung von Gehirn und Rückenmark hat (siehe folgendes Kapitel).

Die Grillabende im Wohnheim waren Kult. Uli war seit jeher für das Grillfeuer zuständig. Egal, wie nass das Holz war oder wie stark der Wind blies, bei Uli brannte jedes Feuer. Nun hat der Romanistikstudent sein Magisterexamen bestanden – und auch das muss gefeiert werden. Uli heizt den Grill an, dreht Würstchen und legt Fleisch auf. „Hast Du Dich verbrannt?" fragt seine Freundin Aylin plötzlich besorgt. Tatsächlich, es sieht fast so aus, als ob das an seiner rechten Hand Brandblasen wären. Dabei hat Uli gar keinen Schmerz verspürt. Später, als die meisten Gäste gegangen sind und Uli mit ein paar guten Freunden um die glühende Asche des Grillfeuers sitzt, wird er nachdenklich. In letzter Zeit ist ihm häufig aufgefallen, dass er gegenüber Schmerzen unempfindlich geworden ist. Er hat es bisher auf die leichte Schulter genommen und sich gedacht, dass „ein echter Indianer

keinen Schmerz kennt". Was sollte auch schon sein? Es geht ihm ja gut – bis auf die ständigen Verspannungen und Schmerzen im Schultergürtel, die er auf das Sitzen am Schreibtisch zurückführt. Nun, da das Examen vorüber ist, wird sich das sicher geben.

Zerstörerische Flüssigkeit

Doch die Schulterschmerzen bessern sich nicht – und sie sind auch der Grund dafür, dass Uli einen Orthopäden aufsucht. Dieser diagnostiziert ein „Schulter-Arm-Syndrom", doch keine der verordneten Therapien ist erfolgreich. Bei einem seiner Besuche erkundigt sich der Orthopäde beiläufig nach dem Verband, den Uli an der rechten Hand trägt. Dieser erzählt, er habe sich geschnitten – ein ziemlich tiefer Schnitt, der zum Glück nicht sehr schmerze. Plötzlich wird der Orthopäde hellhörig. Er fragt nach und überweist Uli zum Neurologen.

Der Neurologe bestätigt die Vermutung seines Kollegen: Uli leidet an einer so genannten dissoziierten Sensibilitätsstörung – Ulis Schmerz- und Temperaturempfinden in den Händen ist gestört, Berührungsempfindung und Tiefensensibilität sind noch erhalten. Dies deutet auf eine Störung im Rückenmark hin. Einige Wochen später, nach Röntgen- und Kernspinuntersuchungen steht die Diagnose fest: Uli leidet an Syringomyelie. In seinem Rückenmark befindet sich eine flüssigkeitsgefüllte Höhle, die die Nervenbahnen zerstört. Entstanden ist dieser Hohlraum vermutlich schon in der Embryonalzeit: Das Neuralrohr hat sich fehlerhaft verschlossen. Dass die Ursache für Ulis Beschwerden nun schon 25 Jahre zurückliegt, ist typisch für die Erkrankung: Die ersten Beschwerden bekommen die Betroffenen zwischen dem 20. und 40. Lebensjahr.

Eine Diagnose mit Konsequenzen

Zunächst erhält Uli Medikamente gegen seine zunehmenden Schulterschmerzen, die auch ein Symptom der Syringomyelie sind. Er geht regelmäßig zur Physiotherapie und achtet sorgfältig auf seine Hände. Gemeinsam mit seinen Ärzten hat er sich zunächst gegen eine Operation entschieden, bei der eine Art Drainage in den Hohlraum eingelegt werden könnte, da diese OP mit Komplikationen verbunden sein kann. Doch die Erkrankung hat noch mehr Konsequenzen für Uli: Die Syringomyelie wird fortschreiten. Lähmungen der Arme und Beine werden hinzukommen. Ulis einziger Trost bei dieser schockierenden Diagnose ist, dass dieser Prozess oft nur sehr langsam fortschreitet und manchmal sogar ganz zum Stillstand kommen kann.

9 Nervensystem

9.1 Das Rückenmark, die Ganglien des peripheren Nervensystems und die Nebenniere

 Lerncoach
Schauen Sie sich zuerst die Differenzierung des Neuralrohres an und erarbeiten Sie sich dann die Entstehung der motorischen und sensiblen Gebiete im Rückenmark.

In der 4. und 5. Woche besteht die Wand des Neuralrohres aus einer Schicht hochprismatischer **Neuroepithelzellen**, die sich durch Mitosen vermehren. Die Neuroepithelzellen sind teilungsfähige Stammzellen, aus denen dann **Neuroblasten** (oder Proneurone) hervorgehen.

9.1.1 Die drei Schichten des Neuralrohres
Nach Schluss des Neuralrohres (s. S. 31) entstehen aus dem Neuroepithel zunehmend mehr Neuroblasten, die radial auswandern und eine zweite Zellschicht bilden, die **Mantelschicht**. Aus der Mantelschicht entsteht die graue Substanz des Rückenmarks.
Schon bald gliedert sich das Rückenmark in drei Schichten (vom Zentralkanal zur Oberfläche):
- **Neuroepithelschicht** = Ventrikulärzone. Hierbei handelt es sich um einen mehrschichtigen Zellverband, der den Zentralkanal auskleidet. Nachdem die Bildung von Neuro- und Glioblasten abgeschlossen ist, entstehen aus der Ventrikulärschicht die Ependymzellen.
- **Mantelschicht** (→ graue Substanz). In dieser Schicht entstehen die Grund- und Flügelplatte (s. u.).
- **Marginalzone** (Randschleier). Diese Zone nimmt wie die Mantelzone an Dicke zu. In die Marginalzone wachsen zunehmend mehr Fortsätze (Axone) ein (aus Neuronen der Mantelschicht, aus Spinalganglien, aus dem Gehirn). Die Marginalzone wird also die weiße Substanz des Rückenmarks.
Der Hohlraum des Neuralrohres wird zum Zentralkanal (Canalis centralis) des Rückenmarks.

■■I Merke
Die graue Substanz entsteht aus der Mantelschicht, die weiße Substanz aus der Marginalzone.

9.1.2 Die Differenzierung der motorischen und sensiblen Gebiete
Die Mantelschicht wird durch die Einwanderung und Differenzierung der Neurone immer dicker. Diese Verdickungen bezeichnet man als Seitenplatten (ventrale Seitenplatten = **Grundplatten**, dorsale Seitenplatten = **Flügelplatten**). Aus den Grundplatten entstehen die motorischen Vorderhörner (somatoefferent), aus den Flügelplatten die sensiblen Hinterhörner (somatoafferent). Zwischen den Grund- und Flügelplatten liegt an der inneren Oberfläche des Neuralrohres der **Sulcus limitans**.
Zwischen Vorder- und Hinterhorn liegt das kleine Seitenhorn mit (vorn gelegenen, viszeroefferenten) viszeromotorischen und (hinten gelegenen) viszerosensiblen (viszeroafferenten) Kernarealen. Der Sulcus limitans liegt genau zwischen den viszeromotorischen und viszerosensiblen Arealen. In der Mittellinie bleibt der Wandabschnitt des Neuralrohres auf der Ventral- und Dorsalseite dünn: Diese Abschnitte heißen **Bodenplatte** und **Deckplatte** und enthalten nur Nervenfasern, die von einer Seite des Rückenmarks zur anderen kreuzen. In diesen Platten liegen keine Neuroblasten (**Abb. 9.1**).
Beachte: Im Rückenmark sind Proliferation und Migration deutlich früher beendet als im übrigen Teil des ZNS.

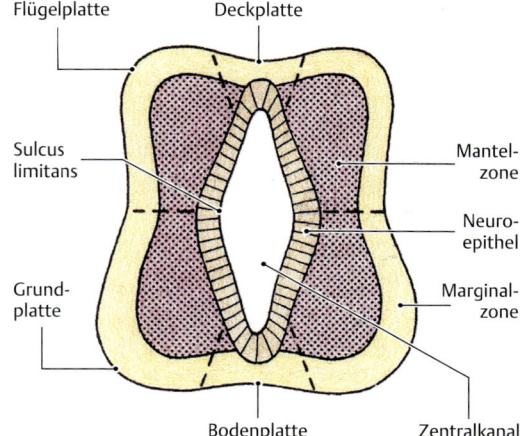

Abb. 9.1   Die Anlage des Rückenmarks (schematisch)

9.1.3 Die Bildung der Cauda equina

Während der Fetalentwicklung wächst die Wirbelsäule schneller als das Rückenmark. Deshalb liegt bei der Geburt das untere Ende des Rückenmarks auf Höhe des 3. Lendenwirbels, beim Erwachsenen auf Höhe des 2. Lendenwirbels.

Das unterschiedliche Wachstum von Rückenmark und Wirbelsäule bedingt, dass beim Erwachsenen die unteren Nervenwurzeln, die das Rückenmark verlassen, erst eine Strecke im Wirbelkanal nach unten verlaufen müssen (bis zu den zugehörigen Foramina intervertebralia). Dieser Strang von Nervenfasern heißt Cauda equina.

9.1.4 Die Ganglien des peripheren Nervensystems

Alle Ganglien entstehen durch Einwanderung von Zellen aus der Neuralleiste.

Die Ganglien des somatischen peripheren Nervensystems sind die Spinalganglien (Perikarya der sensiblen Nervenfasern, pseudounipolaren Nervenzellen). Im Kopfbereich liegen pseudounipolare Nervenzellen im Ganglion semilunare des N. trigeminus.

Die efferente Leitungsbahn des vegetativen Nervensystems besteht aus zwei Neuronen. Das erste (präganglionäre) Neuron liegt im Hirnstamm oder Rückenmark. Sein Axon zieht zum korrespondierenden vegetativen Ganglion; hier erfolgt die Umschaltung auf das zweite (postganglionäre) Neuron. Sein Axon zieht dann zum Erfolgsorgan. Bei den vegetativen Ganglien sind sympathische und parasympathische Ganglien zu unterscheiden.

9.1.4.1 Die sympathischen Ganglien

Die sympathischen Ganglien enthalten noradrenerge Neurone. Dazu gehören:

- die paravertebralen Ganglien (Ganglia cervicalia, thoracica, lumbalia und sacralia; sie bilden den Grenzstrang)
- die prävertebralen Ganglien (Ganglia coeliaca, aorticorenalia, mesenterica).

9.1.4.2 Die parasympathischen Ganglien

Die parasympathischen Ganglien enthalten Neurone mit dem Transmitter Acetylcholin. Zu ihnen gehören:

- die Ganglien der Hirnnerven III, VII, IX (Ganglion ciliare, Ganglion submandibulare und pterygopalatinum, Ganglion oticum)
- der Plexus cardiacus
- die intramuralen Ganglien
- die Ganglia pelvica.

9.1.5 Die Nebenniere

Die Nebenniere (Glandula suprarenalis) gliedert sich in Rinde und Mark, zwei funktionell unterschiedliche Anteile, die sich aus zwei verschiedenen Anlagen entwickeln. Die Rinde ist der mesodermale, das Mark der ektodermale Anteil.

9.1.5.1 Die Nebennierenrinde

Die Nebennierenrinde entsteht durch Proliferation des Zölomepithels beidseits der Aorta (zwischen der Mesenterialwurzel und der Gonadenanlage). Die proliferierenden Zellen wandern in das darunterliegende Mesenchym ein und differenzieren sich zu den großen (polygonalen) Zellen der fetalen Nebennierenrinde. Die fetale Rinde ist auffällig dick, dadurch sind die fetalen Nebennieren ein relativ großes Organ. Die steroidproduzierenden Zellen der Rinde bilden eine Östrogen-Vorstufe, die in der Plazenta in Östrogen umgewandelt wird (fetoplazentare Einheit). Am Ende der Schwangerschaft kommt es zu einem deutlichen Anstieg der Östrogenproduktion, der für die Einleitung der Geburt von Bedeutung ist. Postnatal findet eine Transformation der Nebennierenrinde statt, es bilden sich die drei Zonen der Rinde aus (Zona glomerulosa, Zona fasciculata und Zona reticularis).

9.1.5.2 Das Nebennierenmark

Die Zellen des Nebennierenmarks gehen wie die Sympathikoblasten aus den Neuralleisten hervor; sie sind also neuroektodermaler Herkunft. Die Sympatikoblasten dringen in die (früher entstandene) fetale Rinde ein; sie werden zum großen Teil nicht zu Nervenzellen, sondern differenzieren sich zu chromaffinen Zellen. Die chromaffinen Zellen, die sich mit Chromsalzen kräftig anfärben lassen, sind also modifizierte sympathische Neurone. Sie besitzen Granula, die Adrenalin oder Noradrenalin (also Katecholamine) enthalten.

9.1.6 Klinische Bezüge
9.1.6.1 Syringomyelie
Hierunter versteht man eine Höhlenbildung im Rückenmark, die neben dem Zentralkanal liegt, aber mit ihm oder dem 4. Ventrikel in Verbindung steht. Die Syringomyelie tritt häufig zusammen mit dem Arnold-Chiari-Syndrom (s. S. 144) oder anderen Fehlbildungen auf.

Check-up

✔ Wiederholen Sie, was man unter dem Sulcus limitans versteht.

✔ Rekapitulieren Sie, wie sich die Neuralschicht entwickelt und welche Strukturen davon übrig bleiben.

9.2 Das Gehirn

Lerncoach

In diesem Kapitel erfahren Sie, wie aus einer relativ einfachen Organanlage (dem Neuralrohr) das wohl komplizierteste Organssystem des menschlichen Körpers entsteht.

9.2.1 Die Formentwicklung des Gehirns
9.2.1.1 Die Hirnbläschen
Die Anlage des Gehirns unterscheidet sich bereits in der 4. Woche von der des Rückenmarks (s. o.). Am kranialen Ende des Neuralrohres treten bauchige Vorwölbungen als frühe Hirnanlage auf (**Abb. 9.2**, **Abb. 9.3**). Dabei werden zwei bläschenförmige Auftreibungen (Hirnbläschen) sichtbar: vorne das **Prosencephalon-Bläschen** und hinten das **Rhombencephalon-Bläschen**, das ins Rückenmark übergeht. Dazwischen entsteht das **Mesencephalon-Bläschen**. Diese drei Bläschen werden auch primäre Gehirnbläschen genannt.
Gleichzeitig beugt sich die Hirnanlage nach ventral. Dabei entstehen zunächst zwei Krümmungen: die **Nackenbeuge** (Flexura cervicalis) zwischen Rhombencephalon und Rückenmark und die **Scheitelbeuge** (Mittelhirnbeuge, Flexura mesencephalica), im Bereich des Mittelhirns, also zwischen Prosencephalon und Rhombencephalon. Später kommt es noch im Bereich des Rhombencephalons zu einer starken Abknickung nach ventral: die **Brückenbeu-**

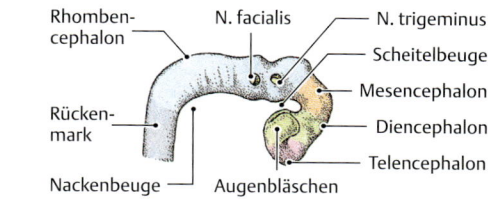

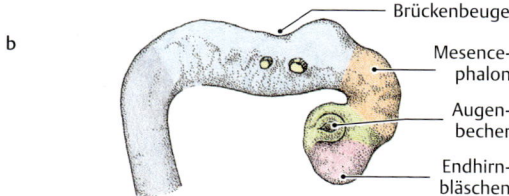

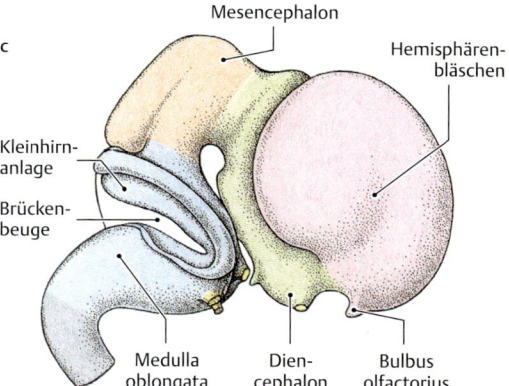

Abb. 9.2 Hirnanlage. (a) 30 Tage; (b) 34 Tage; (c) 52 Tage

ge (Flexura pontina). Aus dem Prosencephalon-Bläschen werden das **Telencephalon** (Endhirn) und das **Diencephalon** (Zwischenhirn). Das Mesencephalon-Bläschen wird zum Mittelhirn (Mesencephalon). Aus dem Rhombencephalon entsteht vorne das **Metencephalon** (Nachhirn) und hinten das **Myelencephalon** (= verlängertes Mark, Medulla oblongata). Aus dem Metencephalon entwickelt sich dorsal das Kleinhirn (Cerebellum) und ventral die Brücke (Pons).

9.2.1.2 Die Neuromere
Im Bereich der Hirnanlage lassen sich unterhalb des Rhombencephalon- und Prosencephalon-Bläschen kleine (schmale) Vorwölbungen erkennen, die Segmenten entsprechen. Diese sog. **Neuromere** spiegeln eine metamere Gliederung der Hirnanlage

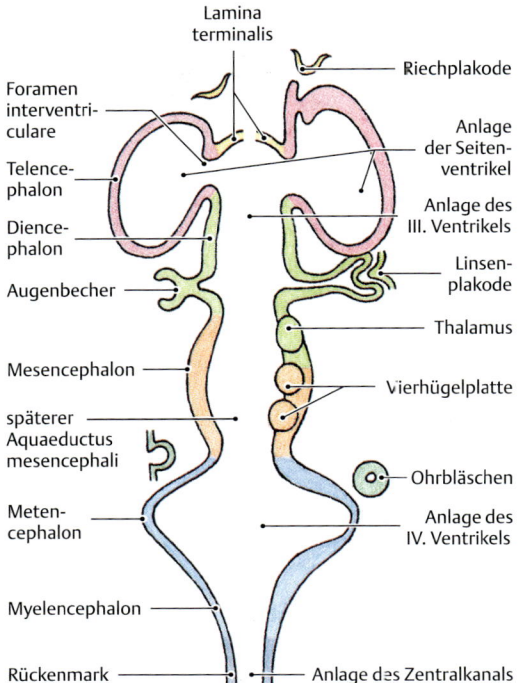

Abb. 9.3 Hirnbläschen, 6. Woche

wider. Bei den Neuromeren unterscheidet man **Rhombomere** (bis ca. 8) und **Prosomere** (bis ca. 7). Die äußerlich sichtbaren Neuromere zeichnen sich auch auf zellulärer Ebene durch bestimmte Charakteristika aus. So werden segmental begrenzte Expressionsmuster von z. B. Transkriptionsfaktoren oder bestimmten Rezeptoren erkennbar. D.h. die einzelnen Neuromere zeigen bestimmte Genexpressionsmuster. Im weiteren Verlauf der Entwicklung geht die neuromere Gliederung wieder verloren.

9.2.1.3 Die Ventrikel
Die Hohlräume des Neuralrohres entwickeln sich im Bereich der Gehirnanlage zu den vier Ventrikeln **(Abb. 9.3).**

9.2.2 Die Histogenese im ZNS

Die Histogenese im ZNS weist zwei Besonderheiten auf: Erstens sind der Entstehungsort und die endgültige Position der Neurone unterschiedlich und zweitens findet ein zielgerichtetes Wachstum der Axone statt.

Die Histogenese im ZNS ist nicht nur besonders komplex, sondern auch der am längsten andauernde Prozess in der Entwicklung. Dabei finden verschiedene Prozesse statt, die sich z.T. überlappen:

- Zellproliferation (in einer ventrikelnahen Zone)
- Migration (Wanderung) der unreifen Neurone (und z.T. auch Gliazellen) zu ihrem Zielgebiet
- neuronale Differenzierung (im Zielgebiet): Expression von bestimmten Neurotransmittern und Rezeptoren
- Aufbau neuraler Kontakte: Synaptogenese
- Zelltod (Apoptose)
- Gliazellentwicklung
- Markscheidenbildung (Myelinisierung).

9.2.2.1 Die Migration der Neuroblasten
Ein Grundprinzip bei der ZNS-Entwicklung beinhaltet, dass der Entstehungsort der Neurone (im Gehirn) z.T. in erheblicher Entfernung von ihrer endgültigen Position (im Zielgebiet) liegt. Die **Migration** der Neuroblasten aus der Proliferationszone zur Zielregion erfolgt dabei meist entlang spezieller radiärer Gliafasern, die im Endhirn von der Proliferationszone bis zu Anlage der Hirnoberfläche ausgespannt sind.

9.2.2.2 Das Axonwachstum
Ein besonderes Merkmal bei der ZNS-Entwicklung ist das **zielgerichtete Wachstum von Axonen**. Dabei spielt das spezialisierte Ende der Axone, der **Wachstumskolben**, eine wesentliche Rolle. Dieser Wachstumskolben kann auf molekulare Signale durch Veränderung seiner Wachstumsgeschwindigkeit und Richtung reagieren. So können diffusible Substanzen eine anziehende oder abstoßende Wirkung auf den Wachstumskolben bei der axonalen Wegfindung haben. Auf dem Weg zu ihrem Zielgebiet bauen die Axone häufig auch vorübergehende Kontakte mit Zwischenzielen auf. Es kommt zeit-

weilig zur Unterbrechung des Axonwachstums, das dann später fortgesetzt wird.

9.2.2.3 Die Synaptogenese

Haben die Axone ihr Zielgebiet gefunden, so werden synaptische Verbindungen aufgebaut (Synaptogenese). Diese Verbindungen sind nicht immer endgültig. Es kommt, in Abhängigkeit von neuronaler Aktivität an den Synapsen, auch zu einer Eliminierung von Synapsen.

9.2.2.4 Die Regulation der Neuronenzahl durch neurotrophe Faktoren

Auch eine Vielzahl von Neuronen (und neuronalen Vorläuferzellen) sterben ab (durch Apoptose). Die Anzahl der Nervenzellen wird dabei an die „Bedürfnisse" angepasst. D.h. die Anzahl der (zunächst) im Überschuss gebildeten Neurone wird reduziert in Abhängigkeit der Anzahl der Axone, die im Zielgebiet „benötigt" werden.

Die Apoptose kann dadurch ausgelöst werden, dass im Zielgebiet nicht genügend neurotrophe Faktoren gebildet werden. Deshalb werden die Neurone nicht ausreichend stimuliert und sterben ab.

Die Neurotrophine sind eine wichtige Gruppe von neurotrophen Faktoren; zu dieser Gruppe gehören:
- NGF (nerve growth factor)
- BDNF (brain-derived-neurotrophic-factor)
- Neurotrophine 3-6 (NT3–NT6).

Weitere trophistische Faktoren, die das Überleben und die Differenzierung von Neuronen steuern, sind die Neurokine (z.B. ciliary neurotrophic factor, CNTF, und Wachstumsfaktoren wie GDNF (glial derived neurotrophic factor).

9.2.3 Der Hirnstamm

Der Hirnstamm besteht aus dem Rhombencephalon (Rautenhirn) und dem Mesencephalon (Mittelhirn). Im voll entwickelten Gehirn setzt er sich aus Medulla oblongata, Brücke (Pons), Cerebellum und Mittelhirn zusammen.

Die funktionelle Gliederung des Rückenmarks in Grundplatte und Flügelplatte (s.S. 135) setzt sich im Hirnstamm fort: Die Grundplatte enthält die motorischen Neurone, die Flügelplatte die sensiblen Neurone.

9.2.3.1 Das Rautenhirn

Der innere Aufbau des Rhombencephalon ähnelt dem des Rückenmarks. Es gibt jedoch Unterschiede zwischen diesen beiden Strukturen, die u. a. durch die Schlundbogennerven bedingt sind.

Das Rhombencephalonbläschen ist das kaudale primäre Hirnbläschen. In der fünften Woche entstehen aus ihm die sekundären Hirnbläschen Metencephalon und Myelencephalon. Aus der ventralen Seite des Rhombencephalon entstehen die Medulla oblongata (aus dem Myelencephalon) und die Brücke (Pons, aus dem Metencephalon, s.S. 137).

Im Rautenhirn ist das Neuralrohr wie ein Buch aufgeklappt. Während im Rückenmark vier Areale zu unterscheiden sind (somatoefferent, viszeroefferent; viszeroafferent, somatoafferent), schiebt sich im Hirnstamm zwischen den somatischen und viszeralen Arealen (oder Kernsäulen der Hirnnerven) jeweils noch ein Areal für die Schlundbogennerven, d.h. ein branchialmotorisches und ein branchialsensibles Kerngebiet. Damit liegen die Hirnnervenkerne in folgender Anordnung (von medial nach lateral) im Hirnstamm (Abb. 9.4):
- somatomotorische (somatoefferente) Gruppe: z. B. Zungenmuskulatur (XII)
- branchialmotorische (= speziell viszeromotorisch/viszeroefferente) Gruppe: z.B. Kaumuskulatur (V)

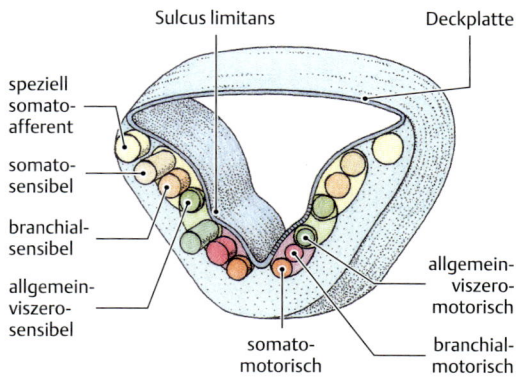

Abb. 9.4   Kernsäulen im Rautenhirn

- allgemein viszeromotorische (= viszeroefferente) Gruppe: z. B. motorische Innervation Darmrohr (X).

Sulcus limitans

- allgemein viszerosensible (viszeroafferente) Gruppe: z. B. Eingeweidesensibilität (X)
- branchialsensible (= speziell viszeroafferente) Gruppe: Geschmack (VII, IV)
- somatosensible (somatoafferente) Gruppe: sensible Gesichtsversorgung (V)
- speziell somatoafferente Gruppe (am weitesten lateral): Hör- und Gleichgewichtsorgan (VIII).

Außer den Hirnnervenkernen entstehen im Rhombencephalon weitere Kerngebiete, wie Formatio reticularis und der Nucleus olivaris inferior.

Aus dem Lumen des Rautenhirnbläschens entsteht der IV. Ventrikel, der sich im Rückenmark als Canalis centralis fortsetzt.

9.2.3.2 Das Mittelhirn

Im Gegensatz zum Rautenhirn werden im Mittelhirn (Mesencephalon) die Flügelplatten *nicht* nach lateral aufgeklappt. In der Grundplatte entstehen die Hirnnervenkerne III und IV. Ferner entwickeln sich hier der Nucleus ruber und die Substantia nigra. Aus den Flügelplatten differenziert sich die Vierhügelplatte (Lamina tecti mit Colliculi superiores et inferiores).

Die Marginalzone im Bereich der Grundplatten vergrößert sich erheblich zu den Crura cerebri (Hirnschenkel). In ihnen verlaufen Nervenfasern von der Endhirnrinde zu den Pons-Kernen, zu Hirnnervenkernen und zum Rückenmark.

Das ursprünglich weite Lumen des Mittelhirnbläschens wird zum Aquaeductus mesencephali eingeengt. Er verbindet den III. und IV. Ventrikel.

9.2.3.3 Das Kleinhirn

Beachte: Die Kleinhirnanlage liegt am rostralen (vorderen) Rand der Rautengrube (Abb. 9.2). Das Kleinhirn (Cerebellum) entsteht also aus dem Metencephalon auf der Dorsalseite des Rhombencephalon.

Die dorsolateralen Kanten der Flügelplatten biegen sich nach medial um und bilden die Rautenlippen. Im rostralen (oberen) Teil der Rautenlippen entwickeln sich beidseits zwei Wülste, die obere und untere Kleinhirnlippe. Durch weitere Einsenkung der

Brückenbeuge werden die Wülste zusammengedrückt: dadurch entsteht die Kleinhirnplatte. Im 4. Monat sind im mittleren Bereich der Platte die Vermis (Kleinhirnwurm, unpaar) und beidseits lateral die Kleinhirnhemisphären entstanden. In den Hemisphären trennt schon bald die tiefe Fissura prima den Lobus anterior vom Lobus posterior. Eine Fissura posterolateralis trennt den Lobus flocculonodularis ab. Damit sind die drei funktionellen Anteile des Kleinhirns entstanden:

- Vestibulocerebellum (Afferenzen aus Gleichgewichtsorgan) = Lobus flocculonodularis
- Spinocerebellum (Afferenzen aus Rückenmark) = Lobus anterior, Vermis
- Pontocerebellum (Afferenzen über die Ponskerne aus der Endhirnrinde) = Hemisphären, besonders Lobus posterior.

Die Histogenese im Kleinhirn

Bei der Histogenese des Kleinhirns ist auffällig, dass die Zellen der Kleinhirnrinde aus zwei verschiedenen Proliferationszonen stammen: Die (großen) Purkinje-Zellen stammen aus der Ventrikulärzone. Alle anderen Zelltypen entstehen aus einer zweiten Proliferationszone, die unter den Hirnhäuten als Stratum granulosum externum liegt. Diese äußere Körnerzellschicht, in die mitoseaktive Vorläuferzellen aus dem Neuroepithel einwandern, ist erst gegen Ende des 2. Lebensjahr aufgebraucht. Das bedeutet, dass einige Kleinhirnneurone erst postnatal entstehen.

■■I Merke

Während der Histogenese der Kleinhirnrinde wandern Zellen von außen nach innen aus der äußeren Körnerschicht (unter den Hirnhäuten) in die Rindenanlage. Dieser Prozess findet auch noch postnatal statt.

9.2.4 Das Zwischenhirn

Das Zwischenhirn (Diencephalon) entwickelt sich im mittleren Abschnitt des Prosencephalons. Aus dem Hohlraum der Zwischenhirnanlage wird der (später schmale) dritte Ventrikel. In der Wand des Hohlraums liegen die Anlagen der Kernkomplexe des Zwischenhirns (von oben nach unten):

- Epithalamus
- Thalamus

■ Hypothalamus.

Die Anlagen sind durch Sulci getrennt. Der Sulcus hypothalamicus, der zwischen Thalamus und Hypothalamus liegt, ist auch beim Erwachsenen noch in den Wänden des III. Ventrikels sichtbar. Aus der Deckplatte des Zwischenhirns (das keine Bodenplatte besitzt) geht (zusammen mit aufgelagertem Mesenchym) der Plexus choroideus des III. Ventrikels hervor. Aus der Epithalamusanlage entsteht auch das Corpus pineale (Epiphyse), bei dem es sich entwicklungsgeschichtlich um ein modifiziertes Photorezeptororgan handelt (Melatoninbildung, biologische Uhr).

9.2.5 Die Hypophyse

Die Hypophyse entsteht – wie auch andere Organe des endokrinen Systems (z. B. die Nebennieren) – aus zwei unterschiedlichen Strukturen: dem Dach der Mundbucht und dem Boden des III. Ventrikels (Diencephalon).

9.2.5.1 Der Aufbau

Die bohnenförmige Hypophyse liegt in der querovalen Fossa hypophysialis, die vom Türkensattel (Sella turcica) des Corpus sphenoidalis (Körper des Keilbeins) gebildet wird. Sie ist mit dem Hypothalamus über den Hypophysenstiel verbunden. Die Hypophyse gliedert sich in:

■ Neurohypophyse (Hypophysenhinterlappen, Lobus posterior, auch Pars nervosa genannt; über das Infundibulum direkt mit dem Hypothalamus verbunden; besteht aus Axonen, Gefäßen und Gliazellen)

■ Adenohypophyse (Hypophysenvorderlappen, Lobus anterior; gliedert sich in Pars distalis, Pars tuberalis und Pars intermedia; besteht aus dicht gelagerten endokrinen Zellen, dazwischen Kapillarnetze).

9.2.5.2 Die Entwicklung

Die Neuro- und Adenohypophyse entwickeln sich aus unterschiedlichen Strukturen (**Abb. 9.5**). Die beiden Teile der Hypophyse unterscheiden sich auch grundsätzlich in ihrem funktionellen Aufbau.

Die Adenohypophyse

Unmittelbar vor der Buccopharyngealmembran im Dach der Mundbucht (Stomatodeum) entsteht in der 4. Woche eine nach oben ausgerichtete Epithel-(Ektoderm-) Ausstülpung (Rathke-Tasche). Durch das Wachstum des Embryos entfernt sich die Rathke-Tasche immer weiter von der Mundbucht. Es bleibt zunächst ein epithelialer Verbindungsstrang zwischen Rathke-Tasche und Mundhöhle; dieser bildet sich dann aber zurück (**Abb. 9.5** c und 9.5 d). Die Rathke-Tasche erreicht den Boden des Zwischenhirns. Der dem Zwischenhirn anliegende Teil vergrößert sich zunehmend und bildet die Pars distalis und Pars tuberalis der Adenohypophyse. Der der Neurohypophyse direkt anliegende Teil bleibt kleiner und wird zur Pars intermedia. Die Adenohypophyse produziert hauptsächlich Hormone.

Die Neurohypophyse

Nach Anlagerung der Rathke-Tasche setzt die Entwicklung der Neurohypophyse ein. Sie entsteht als Ausbuchtung des Bodens des III. Ventrikels (Recessus infundibularis). Dieser Fortsatz verliert dann sein Lumen und wird zum Infundibulum und zur Pars nervosa der Neurohypophyse. Die Zellen der Neurohypophyse differenzieren sich zu spezifischen Gliazellen, den Pituizyten; gleichzeitig wachsen Axone (aus Hypothalamuskernen) ein. In der Neurohypophyse werden die beiden Hormone Vasopressin und Oxitocin aus dem Hypothalamus gespeichert und ans Blut abgegeben.

9.2.6 Das Endhirn

Das voll entwickelte Endhirn ist der größte Abschnitt des menschlichen Gehirns. Seine graue Substanz besteht aus der Endhirnrinde und den subkortikalen Kernen, die im Inneren liegen.

9.2.6.1 Die Entwicklung der Hemisphären

Am Beginn der 5. Woche entstehen als Aussackungen der lateralen Wand des Prosencephalon die Hemisphärenbläschen als laterale Anlagen des Telencephalon. In der Folge zeigen die Hemisphärenbläschen eine erhebliche Entfaltung. Sie überlagern das Diencephalon und auch die Lamina terminalis wird als unpaarer mittlerer Teil des Telencephalon durch die Hemisphärenausdehnung nach innen verlagert. Die Hemisphären dehnen sich nach fron-

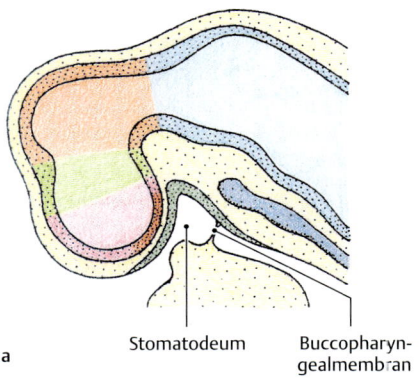
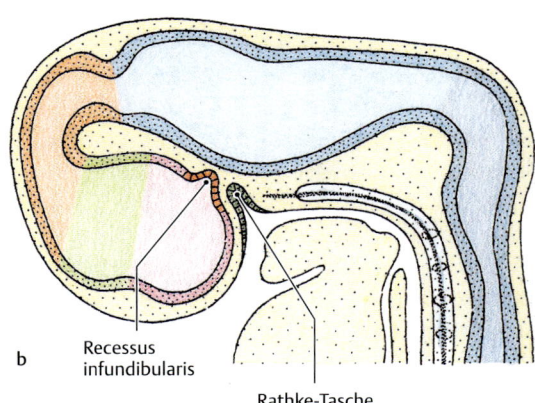

a   Stomatodeum   Buccopharyngealmembran

b   Recessus
infundibularis

Rathke-Tasche

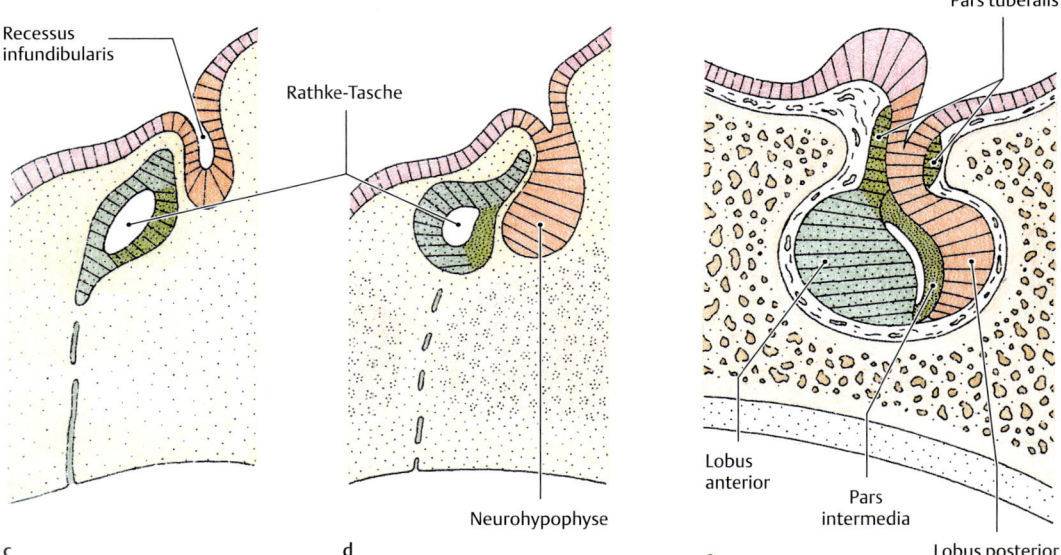

Recessus
infundibularis

Rathke-Tasche

Pars tuberalis

Lobus
anterior

Pars
intermedia

Neurohypophyse

Lobus posterior

c   d   e

Abb. 9.5   Entwicklung der Hypophyse. (a) 4. Woche; (b) 6. Woche; (c) 8. Woche; (d) 11. Woche; (e) 18. Woche

tal, parietal und temporal aus, jedoch kaum nach lateral **(Abb. 9.6)**. Dadurch entsteht lateral über der späteren Insel eine Grube **(Fossa lateralis)**. Bei der Hemisphärenexpansion kommt es ferner zu einer Rotation um eine Achse, die etwa transversal durch die Insel verläuft. Infolge dieser Rotation nehmen Strukturen im Inneren des Endhirns (wie Seitenventrikel oder Nucleus caudatus) eine *C-förmige* (dreidimensionale) Gestalt an.

▬▬❙ Merke
Die Lamina terminalis wird während der Entwicklung der Hemisphären von ihrer ursprünglichen terminalen Lage nach innen verlagert.

9.2.6.2 Die Entstehung der Sulci und Gyri
Die Insel in der Tiefe der Fossa lateralis wird zunehmend durch auswachsende Teile **(Opercula)** des Frontal-, Parietal- und Temporallappens überdeckt **(Abb. 9.6)**. So entsteht der Sulcus lateralis. Danach bilden sich weitere Sulci aus; es entstehen zuerst

Abb. 9.6 Entwicklung der Sulci und Gyri. (a, b und d Ansicht von lateral, c Ansicht von medial). (a) 21. Woche; (b) 26. Woche; (c) 24. Woche, (d) 35. Woche

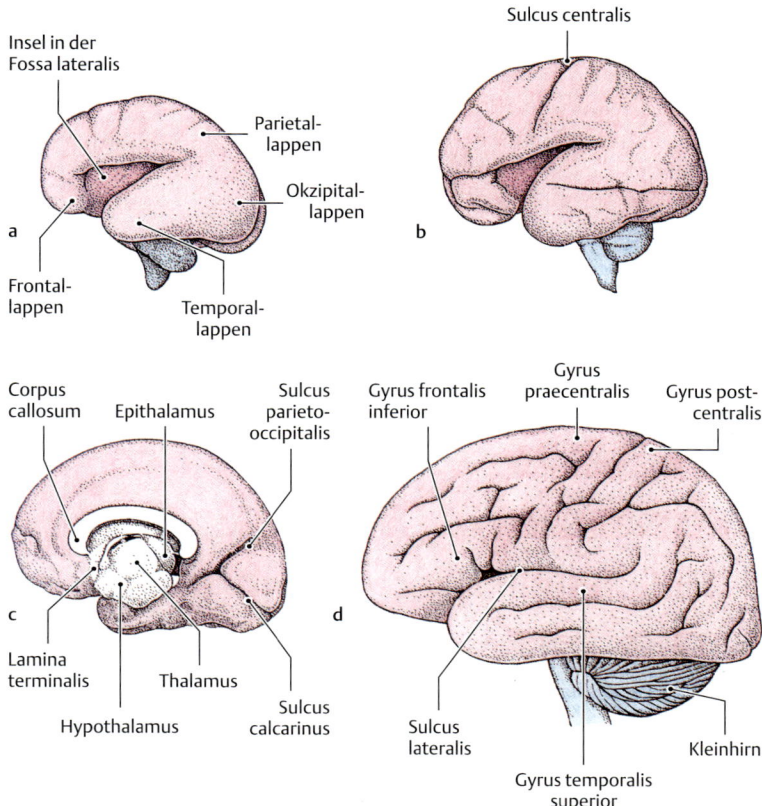

die Primärfurchen (an motorischen, sensorischen Primärgebieten, an der Hör- und Sehrinde): z. B. **Sulcus centralis**, **Sulcus calcarinus**, **Sulcus parietoocipitalis**.

Durch die Furchenentwicklung entstehen die Windungen, die **Gyri** (z. B. Gyrus praecentralis, Gyrus postcentralis, Gyrus temporalis superior, Gyrus frontalis inferior).

9.2.5.3 Die Histogenese

Während der Histogenese der Endhirnrinde (Isocortex) sind in der Hemisphärenwand charakteristische Zonen nachweisbar. In der 5. Woche besteht die Wand aus zwei Schichten: Ventrikulärzone (= Proliferationszone) und Marginalzone (mit wenigen Nervenzellen, den Cajal-Retzius-Zellen).

Schon bald sind die übrigen Zonen ausgebildet (vom Ventrikel zur Hirnoberfläche):

- **Ventrikulärzone** (s. o., gekennzeichnet durch besonders dicht gepackte Zellen)
- **Subventrikulärzone** (zweite Proliferationszone)
- **Intermediärzone** (mit durchwandernden Neuronen; spätere weiße Substanz)
- **Subplate Zone** (auffällig breit; nur während der Entwicklung ausgebildet; dient als Zwischenziel für wachsende Axone)
- **kortikale Platte** (Anlage der Schichten 2. - 6. des Isokortex)
- **Marginalzone** (Schicht 1 des Isokortex).

Die Schichten 2 bis 6 des Isocortex (kortikale Platte) entstehen in einer bestimmten Reihenfolge (inside-out-gradient, durch Einwanderung von Proneuronen): zuerst Schicht 6, dann 5, 4, 3 und zuletzt 2.

Während wohl die Mehrzahl der Neurone durch radiale Migration (s. S. 4) ihre jeweilige Schicht erreicht, wandert ein nicht unerheblicher Anteil von Interneuronen (aus dem Ganglienhügel kommend) auch tangential (im 90° Winkel) zu den radial migrierten Neuronen.

9.2.6.4 Die Kerngebiete und die Faserbahnen

Im Inneren des Endhirns entstehen die subkortikalen Kerngebiete, wie Nucleus caudatus, Putamen, Amygdala. Sie stammen aus einer prominenten Struktur der telencephalen Proliferationszone, dem Ganglienhügel. Der Ganglienhügel persistiert entschieden länger als alle übrigen Proliferationsareale des Endhirns. Während der Fetalentwicklung treten dann auch die großen Faserbahnen auf, wie die Capsula interna (Projektionsbahn) und die Kommissurenbahnen (aus der Kommissurenplatte an der Lamina terminalis, z. B. Corpus callosum).

9.2.7 Klinische Bezüge

9.2.7.1 Hydrocephalus

Unter einem Hydrocephalus versteht man eine Erweiterung der Liquorräume auf Kosten der Hirnsubstanz. Beim Hydrocephalus externus sind die äußeren Liquorräume (Spatium subarachnoidale) erweitert, beim Hydrocephalus internus die inneren, d. h. die Ventrikel. Ein Hydrocephalus internus kann durch eine Abflussbehinderung bedingt sein. Eine Fehlbildung im Bereich des engen Kanals zwischen 3. und 4. Ventrikel, des Aquaeductus mesencephali (Aquaeduktstenose oder -verschluss), ist eine häufige Ursache des kindlichen (eigentlich fetalen) Hydrocephalus.

Da die Schädelnähte noch nicht verschlossen sind, kommt es zur Zunahme des Kopfumfanges sowie zu einer Kompression und Streckung des Hirngewebes. Die Kinder zeigen motorische Symptome, sie erbrechen und werden schläfrig.

9.2.7.2 Arnold-Chiari-Syndrom

Bei diesem Syndrom liegt eine Verlagerung der Medulla oblongata und Teil des Kleinhirns (Wurm und Tonsille) durch das erweiterte Foramen magnum in Richtung Wirbelkanal vor; dabei kann zudem ein Hydrocephalus internus und eine Syringomyelie vorliegen.

9.2.7.3 Dandy-Walker-Syndrom

Bei diesem Syndrom liegt eine zystische Erweiterung des 4. Ventrikels, eine Hypoplasie des Kleinhirnwurms und ein schwerer Hydrocephalus inter-

nus vor. Die Foramina Luschkae und Magendii (Verbindungen zwischen 4. Ventrikel und äußerem Liquorraum) sind verschlossen.

9.2.7.4 Gyrierungsstörungen (Migrationsstörungen, häufig bei Chromosomenanomalien)

- Mikropolygyrie: Fehlbildung mit zu vielen und zu kleinen Hirnwindungen
- Pachygyrie: Abnorm breite und plumpe Hirnwindungen
- Lissencephalie: Fehlen von Gyri, „glattes Hirn".

9.2.7.5 Balkenmangel

Hierbei liegt ein vollständiges oder teilweises Fehlen des Corpus callosum (Balkenagenesie) vor. Symptome können sein: Krampfanfälle, geistige Retardierung, Koordinationsstörungen, u. a.

9.2.7.6 Holoprosencephalie

Bei der Holoprosencephalie erfolgt die Trennung zwischen den beiden Hemisphären nicht korrekt. In den schwersten Fällen fehlt die Trennung komplett; es liegt nur *ein* großer Hemisphärenventrikel vor. In anderen Fällen ist im Okzipitalbereich eine Zweiteilung sichtbar, während das fronto-parietale Gehirn ungeteilt ist. Bulbus und Tractus olfactoriae sind nicht ausgebildet (Arhinenzephalie). Die Patienten sterben innerhalb des ersten Lebensjahres.

9.2.7.7 Kraniopharyngeom

Kraniopharyngeome sind Tumoren, die aus Epithelinseln entstehen, die vom Verbindungsstrang zwischen Rathke-Tasche und Mundbucht übrig geblieben sind. Sie komprimieren meist den Boden des 3. Ventrikels und das Chiasma opticum.

Check-up

✔ Wiederholen Sie die Histogenese im ZNS. Achten Sie dabei besonders auf die Entwicklung des Kleinhirns.

✔ Machen Sie sich nochmals die Unterschiede im Aufbau des Rückenmarks und des Rautenhirns klar.

✔ Wiederholen Sie, aus welchen Strukturen die Hypophyse entsteht.

✔ Rekapitulieren Sie, was aus der Intermediärzone wird.

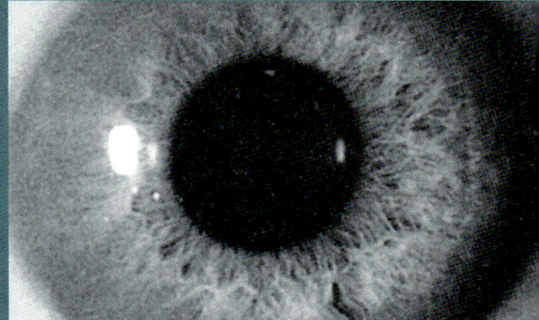

Sinnesorgane:
Auge und Ohr

Keine Signale aus dem Ohr

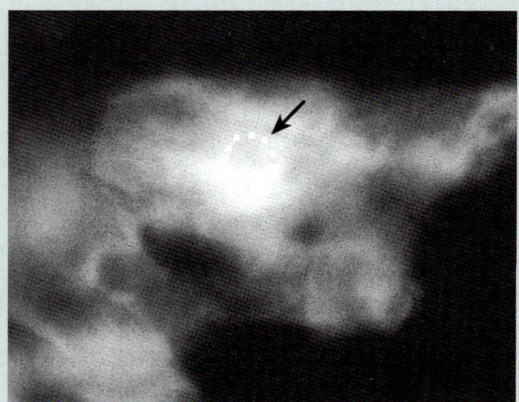

Bei dieser Röntgenaufnahem des Felsenbeins eines Kindes lässt sich die Elektrode des Cochlear-Implantats in der Schnecke gut erkennen (Pfeil).

Bereits im Mutterleib können Kinder hören: Innenohr, Mittelohr und Trommelfell sind schon komplett ausgebildet. Der Fötus kann auch sehen – obwohl er in einer weitgehend dunklen Welt lebt. Mehr zur Entwicklung der Sinnesorgane finden Sie im folgenden Kapitel.
Störungen dieser Entwicklung sind nach Geburt nicht immer offensichtlich: Eine starke Fehlsichtigkeit kann genauso unerkannt bleiben wie eine schwere Hörstörung. Das hat Folgen, denn auch das Gehirn muss hören und sehen „lernen". Deshalb ist es gut, dass Simons Taubheit rechtzeitig erkannt wird.

Florian und Markus toben heute wieder besonders wild durch die Wohnung. Rita kann ihre sechsjährigen Zwillinge kaum bändigen. Zum Glück ist der kleine Simon ein ruhiges Kind. Während seine Brüder durch das Kinderzimmer rennen, liegt das sieben Monate alte Baby auf seiner Krabbeldecke und strampelt. Auch als Florian die Kiste mit den Bausteinen umdreht und die bunten Holzklötze auf den Boden poltern, verzieht es keine Miene. Nachdenklich nimmt Rita ihr Baby hoch und trägt es ins Wohnzimmer. Es ist ihr schon häufiger aufgefallen, dass Simon auch bei lauten Geräuschen nicht aufschreckt. Ob mit seinen Ohren etwas nicht in Ordnung ist?

Diagnose: Taubheit
Bei der U5, der Vorsorgeuntersuchung für sechs bis sieben Monate alte Kinder, berichtet Rita dem Kinderarzt von ihrem Verdacht. Dieser führt einen einfachen Test durch: Er klingelt mit einem Glöckchen erst an Simons linkem, dann an seinem rechten Ohr. Keine Reaktion. Zur genaueren Diagnostik überweist der Arzt Simon in die Kinderklinik. Dort werden spezielle Hörtests durchgeführt. Die bei Erwachsenen üblichen Verfahren wie die Tonschwellenaudiometrie können bei Babys nicht angewendet werden: Dabei muss der Patient angeben können, wann er einen Ton hört. Dies ist frühestens bei zweijährigen Kindern möglich. Bei Simon wird ein anderes Verfahren eingesetzt: Gesunde Ohren reagieren auf Töne mit schwachen akustischen Signalen. Diese so genannten otoakustischen Emissionen können mit einem in den Gehörgang eingeführten Mikrophon gemessen werden. Doch bei Simons Ohren lassen sich keine otoakustischen Emissionen nachweisen. Simon ist taub.

Ein künstliches Ohr für Simon
Aber woran liegt das? Sind die Gehörknöchelchen fehlgebildet, ist das Labyrinth nicht ausreichend entwickelt? Ist die Erkrankung angeboren oder z. B. durch eine Meningitis in den ersten Lebensmonaten erworben? Die Ärzte stellen Rita viele Fragen: nach Taubheit in der Familie oder Erkrankungen während der Schwangerschaft. Simon wird noch einmal gründlich untersucht. Selbst eine Computertomographie des Ohres wird angefertigt. Die Diagnose lautet schließlich: angeborene Taubheit. Rita ist die Suche nach dem Grund der Erkrankung egal: Sie will, dass Simon wieder hören kann. Peter und Rita konsultieren mit Simon verschiedene Ärzte, lassen sich beraten und treffen schließlich eine schwierige Entscheidung: Simon soll ein „künstliches Ohr" implantiert werden.
Kurz nach seinem ersten Geburtstag wird Simon in der HNO-Klinik einer Universität operiert. Er erhält ein so genanntes Cochlear-Implantat. Dabei werden Elektroden ins Innenohr eingesetzt. Diese erhalten Signale von einem weiteren Gerät, das wie ein konventionelles Hörgerät hinter dem Ohr angebracht wird. Dort ist auch das Mikrophon, das die Laute empfängt. Doch mit der Operation alleine ist es nicht getan. Die folgenden Jahre übt Simon mit einer Hörgeschädigtenpädagogin hören und sprechen. Seine Eltern reden viel mit ihm, lesen ihm Bücher vor und singen Lieder. Mit sechs Jahren kann Simon in eine normale Grundschule eingeschult werden. Heute ist er zwölf Jahre alt. Er besucht das Gymnasium, spielt leidenschaftlich Fußball – und sogar Klavier.

10 Sinnesorgane: Auge und Ohr

10.1 Das Auge

Lerncoach

Das Auge ist eine komplexe Struktur, die sich aus verschiedenen embryonalen Anteilen entwickelt. Zum Beispiel ist die Retina ein Derivat des Vorderhirns.

10.1.1 Der Überblick

Die Wand des Augapfels (Bulbus oculi) besteht aus drei Schichten: äußere Haut (Sklera und Hornhaut), mittlere Haut (Aderhaut, Ziliarkörper und Iris) und innere Haut (Retina). Im vorderen Bulbusabschnitt liegen als lichtbrechende Strukturen die Linse und der Glaskörper.

Das Material der Augenanlage stammt aus *drei* unterschiedlichen Ursprüngen, nämlich aus dem Oberflächenektoderm (→ Linse, äußere Schicht der Cornea), dem Mesoderm des Kopfes (→ Aderhaut, innere Schicht der Cornea) und dem Neuroektoderm des Vorderhirns (→ Retina).

10.1.2 Das Augenbläschen, die Linsenplakode und der Augenbecher

10.1.2.1 Das Augenbläschen

Bevor sich der Neuroporus anterior verschließt (in der 4. Woche), stülpen sich am seitlichen Rand des Vorderhirns zwei **Augenfurchen** (Sulci optici) aus. Dieser (untere) Abschnitt des Prosencephalon, aus dem die Augenfurchen hervorgehen, wird später zum Diencephalon. Mit dem Schluss des Neuroporus anterior werden aus den zwei Augenfurchen die beiden Augenbläschen **(Abb. 10.1)**.

10.1.2.2 Die Linsenplakode

Die Augenbläschen nähern sich dem Oberflächenektoderm an. Dadurch induzieren sie im Oberflächenektoderm die **Linsenplakoden** (Anlage der Linse).

Durch Zellproliferation stülpen sich die Linsenplakoden zu den **Linsengrübchen** ein. Die Ränder der Grübchen wachsen aufeinander zu, dabei schnüren sich die Linsengrübchen vom Oberflächenektoderm ab; so entstehen die **Linsenbläschen** **(Abb. 10.1)**.

▎I Beachte

Unter einer Plakode versteht man ganz allgemein eine Verdichtung des Oberflächenektoderms, die sich in die Tiefe verlagert (s. auch Ohrplakode S. 151 und Riechplakode S. 73).

10.1.2.3 Der Augenbecher

Etwa zum Zeitpunkt der Linsenplakodenbildung beginnt das Augenbläschen sich einzudellen, um so zum doppelwandigen **Augenbecher** umgeformt zu werden. Die innere und äußere Wand des Augenbechers ist zunächst durch ein Lumen **(Sehventrikel)** voneinander getrennt **(Abb. 10.2)**. Der Sehventrikel verschwindet später, sodass dann beide Wände aufeinander liegen (s. u.).

Der Augenbecher bleibt über den Augenbecherstiel mit dem Zwischenhirn (Diencephalon) verbunden. Aus dem Augenbecherstiel entwickelt sich später der **N. opticus**. An der Unterfläche des Augenbecherstiels und des Augenbechers stülpt sich in der

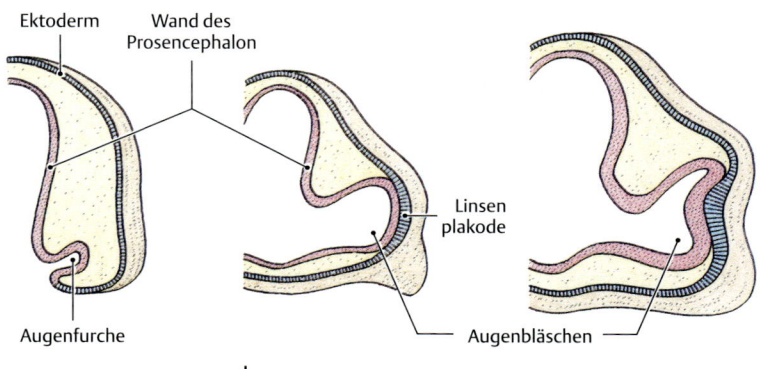

Abb. 10.1 Entwicklung des Augenbläschens und der Linsenplakode (Schnitte durch das Vorderhirn). (a) 24. Tag; (b) 4. Woche; (c) 5. Woche

Ektoderm   Wand des Prosencephalon

Linsenplakode

Augenfurche   Augenbläschen

a   b   c

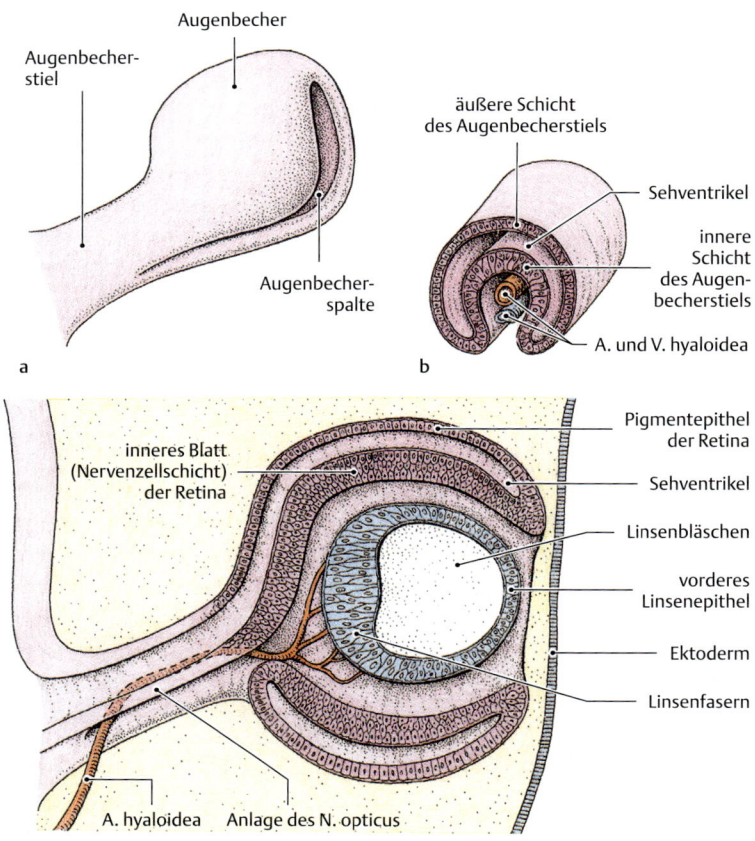

Abb. 10.2 (a) Augenbecher mit Augenbecherstiel in der 6. Woche; (b) Querschnitt durch den Augenbecherstiel aus (a); (c) die Augenanlage, etwa 40. Tag

Mitte eine Rinne ein, die **Augenbecherspalte** (Abb. 10.2). In ihr verlaufen die **A. und V. hyaloidea** (Glaskörperarterie), die in der frühen Entwicklung Linse und Glaskörper versorgt. Die Ränder der Augenbecherspalte verschmelzen (in der 7. Woche) miteinander, sodass die Hyaloideagefäße dann innerhalb des N. opticus verlaufen.

Nach dem 7. Monat ziehen sich die Hyaloideagefäße zurück, d. h. die im Augenbecher gelegenen Gefäßabschnitte obliterieren. Nur die proximalen Abschnitte bleiben erhalten und versorgen dann als A. centralis retinae die Retina und den N. opticus.

Der Augenbecher hat das Linsenbläschen in seine Eindellung aufgenommen, dabei wird die Linse ganz in den Augenbecher hinein verlagert. Die Öffnung des Augenbechers rundet sich nun zur Pupille ab.

▉▉I Merke

Der Augenbecher ist doppelwandig. Er ist mit dem Zwischenhirn verbunden.
Das Augenbläschen induziert die Entwicklung der Linsenplakode.

10.1.3 Die Retina

Die innere Augenhaut (**Tunica interna bulbi**, Netzhaut, Retina) entsteht aus der inneren und äußeren Wand (Blatt) des Augenbechers, der ursprünglich aus Neuroektoderm entstanden ist. Das äußere Blatt wird zum einschichtigen Pigmentepithel der Retina. Bereits in der 7. Woche findet sich Melanin (Pigment) in den Zellen. Dadurch ist die Augenanlage ab diesem Zeitpunkt erkennbar.

■I Merke
Die Netzhaut entsteht letzten Endes aus Neuroektoderm und ist somit ein in die Peripherie verlagerter Hirnanteil.

Bei der Differenzierung des inneren Blattes muss zwischen der Pars caeca und Pars optica unterschieden werden:
Die Pars caeca ist das vordere Fünftel des inneren Blatts der Retina und überzieht den Ziliarkörper und die Rückseite der Iris. Sie besteht aus einem zweischichtigen Epithel und ist lichtunempfindlich. Während der Entwicklung verändert sie sich kaum. Die Pars optica ist der lichtempfindliche Teil der Retina. Die Grenze zwischen Pars optica und Pars caeca ist die Ora serrata. An dieser Stelle sind das äußere und innere Blatt der Retina miteinander verwachsen.

10.1.3.1 Die Schichtung der Retina
Im Bereich der Pars optica der Retina gliedert sich das neuronale (innere) Blatt (Stratum venosum retinae) bereits in der 5. Woche in Ventrikulärzone (auch Mantelschicht genannt) und Marginalzone. Wie im ZNS (s. S. 135) liegt die Ventrikulärzone zunächst angrenzend an den Ventrikel, hier Sehventrikel. Schon bald lagern sich äußeres und inneres Blatt aneinander und der Sehventrikel obliteriert.
In der Ventrikulärzone finden Mitosen statt. Postmitotische Proneurone wandern in die Marginalzone ein und bilden hier eine innere Schicht noch undifferenzierter Neurone (Intermediärschicht). Aus diesen Neuronen entstehen u. a. die Ganglienzellen (Ganglienzellschicht), die ihre Axone in die Marginalzone schicken.
Postmitotische Proneurone innerhalb der Ventrikelschicht bilden die innere Körnerzellschicht (aus bipolaren Zellen) und die äußere Körnerzellschicht (aus Photorezeptorzellen). Ganz außen differenziert sich die Schicht der Stäbchen und Zapfen (= lichtempfindliche Fortsätze der Photorezeptorzellen).
Zwischen den Nervenzellschichten bilden sich dann Synapsenschichten aus. Daraus ergibt sich insgesamt folgende Schichtung: lichtempfindliche Fortsätze außen, dann abwechselnd Zellkörperschichten (äußere und innere Körnerschicht, Ganglienzellschicht) und Synapsen- bzw. Faserschichten (äußere und innere plexiforme Schicht und Nervenfaserschicht mit den Axonen der Ganglienzellen).

■I Beachte
Aus dieser Entwicklung ergibt sich der inverse Aufbau der Retina, d. h. das Licht muss erst die verschiedenen Schichten der Retina durchdringen, um auf die lichtempfindlichen Fortsätze zu treffen.

10.1.4 Der Glaskörper (Corpus vitreum)
Der Glaskörper füllt den Raum zwischen Netzhaut und Linse aus. Er entsteht dadurch, dass Mesenchymzellen in den Raum zwischen der Linsenanlage und der inneren Wand des Augenbechers einwandern. Die Mesenchymzellen stammen aus der Umgebung der Augenanlage und gelangen über die Augenbecherspalte in den Augenbecher. Sie produzieren dann feine Fasern und eine transparente, gallertartige Interzellularsubstanz. Später gehen die Mesenchymzellen zugrunde und auch die versorgenden Äste der A. hyaloidea bilden sich zurück.

10.1.5 Die Choroidea, die Sklera und die Cornea
Die Augenanlage ist (nach der 5. Woche) von Mesenchym umgeben. Dieses Mesenchym gliedert sich in der Folge in zwei Schichten: eine innere und eine äußere Schicht. Aus der inneren Schicht entsteht die Choroidea (Aderhaut), die wenig später zahlreiche Gefäße sowie Pigmentzellen enthält. Vor dem vorderen Rand des Augenbechers wird die Choroidea zum Corpus ciliare deutlich verdickt. Aus der äußeren Mesenchymschicht wird die Sklera (faserreich), die hinten in die harte Hirnhaut des N. opticus übergeht.
Im vorderen Augenabschnitt entsteht die Cornea. Auch dort gliedert sich das Mesenchym in zwei Schichten; zwischen den beiden Schichten bildet sich hier jedoch ein Spaltraum, die vordere Augenkammer. Die vordere mesenchymale Schicht (und damit die vordere Begrenzung der vorderen Augenkammer) bilden die Substantia propria und das Hornhautendothel (hinteres Kornealepithel). Die hintere mesenchymale Schicht wird zur Membrana iridopupillaris, ein dünnes Blatt vor der Linse und der Iris. Mit dem Verlust der Blutgefäße der Linse

(s. u.) verschwindet die Membrana iridopupillaris (etwa im 8. Monat).

Die reife Cornea besteht aus drei Schichten (von innen nach außen):

- hinteres Hornhautendothel (aus Mesenchym, grenzt an vordere Augenkammer)
- Substantia propria (aus Mesenchym, geht in die Sklera über)
- vorderes Hornhautepithel, entsteht aus Oberflächenektoderm.

10.1.6 Die Augenmuskeln, die Augenlider und die Tränendrüse

Die äußeren Augenmuskeln entstehen aus Mesenchymverdichtungen der Prächordalplatte (s. S. 27).

Die Mm. sphincter pupillae und dilatator pupillae (glatte Muskelzellen) stammen aus dem äußeren Blatt des Augenbechers.

Die Augenlider entwickeln sich als Hautfalten über der Augenanlage (am Ende des 2. Monats). Ihre Ränder verwachsen untereinander, d. h. das Auge ist dann ganz geschlossen. Im 6. oder 7. Monat lösen sich diese epithelialen Verwachsungen wieder auf.

Die Tränendrüse entsteht durch Aussprossungen des Oberflächenektoderms oben seitlich am Auge. Zur Entwicklung des Tränennasenganges s. S. 73.

10.1.7 Der Nervus opticus

Der Augenbecherstiel wird zum Nervus opticus umgeformt. Immer mehr Nervenfasern aus den Ganglienzellen der Retina wachsen in das innere Blatt des Augenbecherstiels ein. Dadurch verdickt sich das innere Blatt und verschmilzt mit dem äußeren Blatt. Aus Zellen des inneren Blattes entstehen Gliazellen.

10.1.8 Die Linse

Epithelzellen auf der Hinterseite der Linse wachsen stark in die Länge und werden zu (überwiegend) kernlosen Linsenfasern. Beim Neugeborenen stoßen die Linsenfasern vorne und hinten in einer komplexen Naht zusammen: vorderer und hinterer Linsenstern.

Bis etwa zum 7./8. Monat wird die Linse von Ästen der A. hyaloidea versorgt. Die Äste bilden sich zurück; die Ernährung der gefäßlosen Linse erfolgt dann durch Diffusion aus dem Kammerwasser.

10.1.9 Klinische Bezüge

10.1.9.1 Mikrophthalmus

Beim Mikrophthalmus handelt es sich um ein abnormes kleines Auge, häufig kombiniert mit einem Kolobom (s. u.). Er kommt z. B. beim Katzenschreisyndrom, bei der Rötelnembryopathie oder bei Toxoplasmose vor.

10.1.9.2 Kolobome

Beim Kolobom schließt sich die Augenbecherspalte fehlerhaft. Es liegt dann eine partielle oder komplette Spaltbildung (nach nasal unten) der Iris, der Linse, der Aderhaut und des Sehnervs vor. Kolobome treten sporadisch auf oder sind autosomal dominant vererbt.

10.1.9.3 Inkomplette Rückbildung des Mesenchyms im Glaskörper und der A. hyaloidea

Die alleinige Persistenz der A. hyaloidea verursacht keine Symptome. Sie kann jedoch mit einer fehlenden Rückbildung der Mesenchymzellen verbunden sein. Dabei treten Veränderungen der Linse auf, die zu einer Beeinträchtigung der Sehkraft führen können.

10.1.9.4 Hydrophthalmus (Buphthalmus, kindliches Glaukom)

Hierbei handelt es sich um eine Vergrößerung des gesamten Augapfels (insbesondere der Hornhaut) infolge einer Erhöhung des Augeninnendrucks. Ursache ist eine pathologische Ansammlung mesodermalen Gewebes im Bereich des Schlemm-Kanals (Ort des Abflusses des Kammerwassers).

Check-up

✔ Machen Sie sich nochmals klar, was die Linsenplakode ist.
✔ Verdeutlichen Sie sich anhand von Abb. 10.1 noch einmal die Lage des Augenbläschens.
✔ Wiederholen Sie, aus welcher Struktur die Tunica interna bulbi (Retina) entsteht.

10.2 Das Ohr

Lerncoach

Die Entwicklung des Ohres wird in Prüfungen eher selten gefragt. Merken Sie sich vor allem, wie sich die Gehörknöchelchen entwickeln.

10.2.1 Der Überblick

Das Ohr gliedert sich in äußeres Ohr (mit Ohrmuschel, äußerer Gehörgang und Trommelfell), Mittelohr (mit Paukenhöhle, Gehörknöchelchen, Ohrtrompete und Nebenräume), Innenohr (mit knöchernem und häutigem Labyrinth).
Die drei Abschnitte des Ohrs entwickeln sich aus unterschiedlichen Strukturen.
Im Innenohr liegen das Hörorgan mit dem Schneckengang **(Ductus cochlearis)** und das Gleichgewichtsorgan mit **Sacculus, Utriculus** und den **drei Bogengängen**.

10.2.2 Das Innenohr

10.2.2.1 Das häutige Labyrinth

Das Innenohr entwickelt sich als ein Abkömmling der **Ohrplakode**. Die Ohrplakoden sind Verdickungen des Oberflächenektoderms, die in der 4. Woche seitlich des Rautenhirns sichtbar sind. Sie stülpen sich zum Ohrgrübchen ein. Die Ränder des Ohrgrübchens nähern sich einander an und schnüren sich vom Oberflächenektoderm ab. So entstehen die im Mesenchym liegenden **Ohrbläschen** (Labyrinthbläschen). Durch eine Einschnürung, den **Ductus utriculosaccularis**, wird das Ohrbläschen in einen ventralen und dorsalen Anteil untergliedert. Aus dem ventralen Anteil gehen Sacculus und Ductus cochlearis hervor. Aus dem dorsalen Anteil entwickeln sich Utriculus, Bogengänge und Ductus (und Saccus) endolymphaticus.
Zusammen bilden diese (epithelialen) Strukturen das häutige Labyrinth.

▪▪ Merke

Das häutige Labyrinth geht aus einer Einsenkung der Ohrplakode hervor.

Das Gleichgewichtsorgan

In der 6. Woche sind am hinteren Pol des Utriculus abgeflachte Ausstülpungen als Anlagen der **Bogengänge** erkennbar. Im Zentrum dieser Ausstülpungen legen sich die Wände aneinander, verschmelzen und lösen sich auf. So entstehen als Kanäle die drei Bogengänge, die mit dem Utriculus in Verbindung stehen. Jeder Bogengang besitzt ein erweitertes Ende (Crus ampullare) und ein nicht-erweitertes Ende (Crus nonampullare). Die beiden nicht erweiterten Enden zweier Bogengänge (vorderer und hinterer) verschmelzen zum Crus commune, sodass dann fünf Crura in den Utriculus münden.
Im Crus ampullare der Bogengänge bildet sich durch Zellproliferation eine Leiste, die **Crista ampullaris**. Auf dieser Leiste liegen die Haarzellen, die Drehbeschleunigungen des Kopfes registrieren. Auch in der Wand des Utriculus und des Sacculus differenzieren sich Haarzellen; sie bilden hier die **Maculae staticae** und nehmen Linearbeschleunigungen wahr.

Das Hörorgan

Ebenfalls in der 6. Woche findet sich am unteren Rand des Sacculus eine schlauchförmige Ausstülpung, die Anlage des **Ductus cochlearis** (Abb. 10.3). Diese Ausstülpung verlängert sich und rollt sich schneckenartig ein (zweieinhalb Drehungen des Ductus cochlearis). Die Verbindung zwischen Sacculus und Ductus cochlearis wird zum engen **Ductus reuniens**. Im Ductus cochlearis bilden sich zwei epitheliale Leisten aus, aus denen dann das **Corti-Organ**, Organum spirale (Hörorgan) hervorgeht.
Die innere Leiste wird zum **Limbus spiralis** und zur gallertigen **Membrana tectoria**, die äußere Leiste bildet die **Haarzellen** (1 Reihe innerer und 3–5 Reihen äußerer Haarzellen) und **Stützstellen**.

10.2.2.2 Die Innervation des häutigen Labyrinths

Schon während sich das Ohrbläschen entwickelt, sondern sich Zellen der Ohrplakode ab. Sie werden später zu bipolaren Nervenzellen und bilden das **Ganglion statoacusticum**. Die Neurone schicken einen peripheren Fortsatz zu den Sinneszellen des Hör- und Gleichgewichtsorgans und einen zentralen Fortsatz zum Rhombencephalon. In der Folge gliedert sich das Ganglion statoacusticum in **Ganglion spirale** (für die Sinneszellen des Corti-Organs)

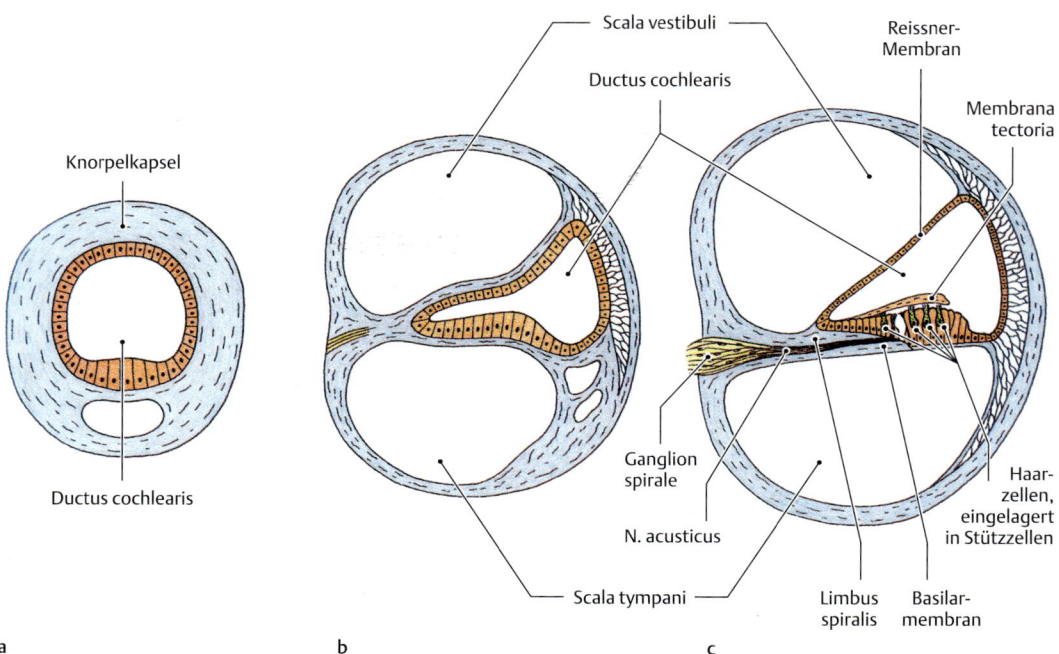

Knorpelkapsel

Ductus cochlearis

Scala vestibuli

Ductus cochlearis

Reissner-Membran

Membrana tectoria

Ganglion spirale

N. acusticus

Scala tympani

Limbus spiralis

Basilar-membran

Haar-zellen, eingelagert in Stützzellen

a   b   c

Abb. 10.3   Entwicklung von Scala tympani, Scala vestibuli und Ductus cochlearis mit Corti-Organ. (a) 6. Woche; (b) 10. Woche; (c) postnatal

und **Ganglion vestibulare** (für die Sinneszellen der Cristae ampullares und Maculae staticae).

10.2.2.3 Die perilymphatischen Räume und das knöcherne Labyrinth

Um die Anlage des Ductus cochlearis bildet das Mesenchym eine relativ dicke Knorpelkapsel **(Labyrinthkapsel)**. Innerhalb dieser Knorpelkapsel treten in der 10. Woche Hohlräume auf, die zur Scala vestibuli und Scala tympani (= Perilymphräume) werden. Der Ductus cochlearis wird durch die Reissner-Membran von der Scala vestibuli und durch die Basilarmembran von der Scala tympani getrennt. Etwa zur Schwangerschaftsmitte beginnt die Verknöcherung der Knorpelkapsel (in Geflechtknochen).

10.2.3 Das Mittelohr

👁
🔍 **Zur Erinnerung: Das Cavum tympani und die Tuba auditiva entstehen aus der 1. Schlundtasche.**

Die 1. Schlundtasche stülpt sich als **Recessus tubotympanicus** aus, wächst nach lateral und kommt mit dem Boden der ersten Schlundfurche in Kontakt. An dieser Berührungsfläche entsteht später das Trommelfell. Der hintere (distale) Abschnitt des Recessus tubotympanicus entwickelt sich zur **Paukenhöhle**, während der proximale Abschnitt zur Tuba auditiva **(Ohrtrompete)** wird, die die Paukenhöhle mit dem Rachen verbindet. Das heißt, die Verbindung (1. Schlundtasche) zum Rachenraum bleibt erhalten.

Die Gehörknöchelchen entstehen aus den Knorpelspangen der ersten beiden Kiemenbögen. Hammer **(Malleus)** und Amboss **(Incus)** stammen aus dem Meckel- Knorpel (1. Kiemenbogen), der Steigbügel **(Stapes)** aus dem Reichert-Knorpel (2. Kiemenbogen). Die Knöchelchen sind zunächst von Mesenchym umgeben. Später löst sich das Mesenchym auf und das Entoderm der Paukenhöhle überzieht auch die Knöchelchen.

Der Muskel des Malleus (aus dem 1. Schlundbogen), M. tensor tympani, wird entsprechend vom N. mandibularis innerviert. Der M. stapedius (am

Stapes befestigt, aus dem 2. Schlundbogen) wird vom N. facialis versorgt.

Gegen Ende der Schwangerschaft und in den ersten Lebensjahren vergrößert sich die Paukenhöhle nach hinten (zum Antrum mastoideum). Das Antrum steht dann mit lufthaltigen Räumen im Warzenfortsatz (Proc. mastoideus) in Verbindung. Diese **Cellulae mastoidei** entwickeln sich **postnatal** und sind dann von Schleimhaut ausgekleidet.

10.2.4 Das äußere Ohr

Der **äußere Gehörgang** entwickelt sich aus der 1. Schlundfurche, die als trichterförmige Röhre in Richtung auf den Recessus tubotympanicus auswächst. Sein ektodermales Epithel proliferiert und bildet zunächst eine epitheliale Platte (3. Monat), die Gehörgangsplatte. Im 7. Monat verschwinden die zentralen Epithelzellen durch Apoptose; dadurch entsteht das Lumen des Gehörgangs.

Um den äußeren Rand der 1. Schlundtasche liegen (im 2. Monat) die **Ohrmuschelhöcker**, die durch Mesenchymverdichtungen entstehen. Diese 6 Höcker verschmelzen dann zur Ohrmuschel. Die Anlagen der Ohrmuscheln liegen zunächst in der Halsregion und verlagern sich dann auf die Höhe der Augen.

Das Trommelfell ist die Trennwand zwischen dem äußeren Gehörgang und dem Recessus tubotympanicus. Es besteht aus drei Schichten (von außen nach innen):

- Ektoderm das Gehörganges
- mesodermale Zwischenschicht
- Endoderm des Recessus tubotympanicus.

10.2.4.1 Fehlbildungen des äußeren Ohres

Fehlbildungen des äußeren Ohres (Gehörgangsatresie, Fehlen des Trommelfells, s. auch **Tab. 10.1**) und des Mittelohres (Verklumpung und Fixierung der Gehörknöchelchenkette) können zusammen mit Gesichtsmißbildungen auftreten.

10.2.5 Angeborene und erworbene Hörstörungen

Es gibt angeborene und erworbene Hörstörungen. Angeborene Hörstörungen entstehen durch Entwicklungsstörungen im Bereich der Schnecke. Pränatal erworbene Hörstörungen sind auf Krankhei-

Tabelle 10.1 einige Fehlbildungen des äußeren Ohres

Fehlbildung	Merkmal
Anotie	Fehlen der Ohrmuschel
Mikrotie	Kleine verunstaltete Ohrmuschel
abstehende Ohren	Fehlen des Anthelix (innerer Bogenwulst der Ohrmuschel durch mangelhafte Faltung der Ohrmuschel)
Darwin-Höcker	Spitz auslaufender oberer Helixrand (Ohrmuschelrand)

ten zurückzuführen, die die Mutter während der Schwangerschaft durchgemacht hat.

10.2.5.1 Angeborene Hörstörungen

Rezessiv vererbte Hörstörungen sind bereits bei der Geburt manifest, dominant vererbte zeigen einen progredienten Verlauf und treten erst jenseits des Kindesalters auf. Mitochondrial vererbte Hörstörungen zeigen ebenfalls einen chronisch-progredienten Verlauf.

Taubheit (bei Geburt) hat ein Fehlen der Sprachentwicklung zur Folge (Taubstummheit). Bei Verlust des Gehörs vor dem 7. Lebensjahr geht die bis dahin gelernte Sprache wieder verloren.

10.2.5.2 Erworbene Hörstörungen

Krankheiten der Mutter, die zu Hörstörungen führen können, sind u. a. Röteln, Lues (Syphilis), Zytomegalie und Diabetes mellitus.

10.2.6 Klinische Bezüge
10.2.6.1 Otosklerose

Zeitlebens können in der verknöcherten Labyrinthkapsel Ossifikationsprozesse stattfinden. Übermäßige Verknöcherungen im Bereich des ovalen Fensters, in dem die Fußplatte des Stapes beweglich eingehängt ist, können zur Otosklerose führen. Dabei kommt es zur allmählichen Fixierung des Steigbügels mit zunehmender Schwerhörigkeit.

Check-up

✔ Verdeutlichen Sie sich nochmals die Anlage der Paukenhöhle (Cavum tympani) und der Tuba auditiva und rekapitulieren Sie, wann die Cellulae mastoideae entstehen.

✔ Wiederholen Sie die Innervation der Mittelohrmuskeln.

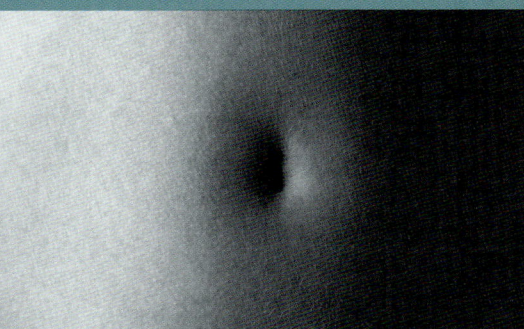

Die Haut und ihre Anhangsgebilde

Gefährliche Knoten

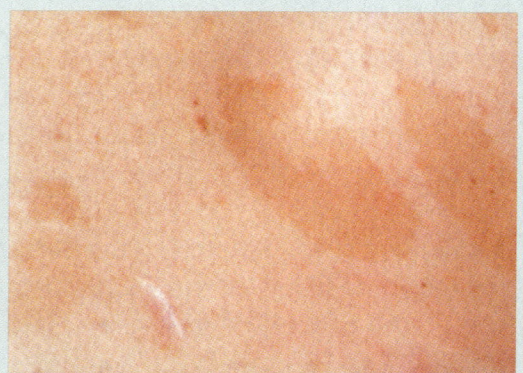

So genannte Café-au-lait-Flecken deuten schon bei der Geburt auf eine Neurofobrimatose hin.

Leonie fühlt sich nicht mehr wohl in ihrer Haut: Sie hat hässliche Knötchen am Körper. Am liebsten würde sie sich und ihre Haut verstecken. So geht es manchen Menschen mit Hauterkrankungen. Sie wirken auf ihre Mitmenschen abschreckend. Daraus kann leicht gesellschaftliche Ausgrenzung und Diskriminierung werden. Dabei sind die meisten dermatologischen Erkrankungen nicht ansteckend und daher für die Mitmenschen ungefährlich. Auch Leonies Krankheit – eine genetische Erkrankung – ist für andere Menschen ungefährlich, für sie selbst jedoch alles andere als harmlos. Mehr über die Krankheit und ihre Folgen lesen Sie in der folgenden Kasuistik. Einen kurzen Überblick über die Entwicklungsgeschichte der Haut finden Sie auf den nächsten Seiten.

Leonie hat sich schon lange auf die ersten warmen Tage gefreut. Dann würde sie endlich den coolen Minirock anziehen können, den sie sich kürzlich von ihrem Taschengeld gekauft hat. Bei den Jungen in ihrer Klasse würde sie sicher Furore machen. Wenn da nur nicht diese hässlichen Pickel wären, die sie seit einigen Monaten hat. Voll ekelhaft. Anfangs hatte sie nur ein paar am Bauch, nun hat es auch an den Beinen angefangen. Dass man gerade in der wichtigsten Zeit des Lebens – so zwischen 12 und 16 – überall Pickel bekommen muss, ist echt nicht auszuhalten!
Leonie lässt den Minirock im Schrank, als es warm wird. Ihre Beine will sie erst wieder zeigen, wenn die Knötchen weg sind. Mitte Juli geht sie endlich zum Hautarzt. Als sie dort ihr T-Shirt hoch zieht, weiß Dr. Schreiber sofort, um welche Krankheit es sich handelt. Dennoch bittet er Leonie, sich vollständig zu entkleiden. Dann untersucht er sie von den Zehen bis zum Scheitel. Am auffälligsten sind die weichen, einige Millimeter bis Zentimeter großen, teils bräunlichen Knötchen, die sich problemlos in die Haut eindrücken lassen. Einige hängen sogar wie Pilze an einem kleinen Stiel. Außerdem findet der Arzt sechs hellbraune Flecken am ganzen Körper, so genannte Café-au-lait-Flecken. Da diese meist schon bei Geburt vorhanden sind, hätte auch der Kinderarzt die Diagnose schon stellen können: Neurofibromatose.

Eine schlechte und eine gute Nachricht
Da diese Erkrankung Folgen hat, bittet der Arzt Leonie, in den nächsten Tagen nochmals mit ihrer Mutter wiederzukommen. Denn die Neurofibromatose ist nicht nur eine unangenehme Hautkrankheit: Die Betroffenen entwickeln häufig Tumoren des Nervensystems. Deswegen, so erklärt der Arzt der schockierten Mutter, muss Leonie gründlich untersucht und später immer wieder beobachtet werden. Leonie wird dafür stationär in einer neurologischen Klinik aufgenommen. Der Kopf wird geröntgt, die Augen untersucht, die Hirnströme gemessen und schließlich wird noch eine Computertomographie des Schädels durchgeführt. Die gute Nachricht: Es finden sich keine Hinweise auf Entartungen.

Die fehlende Tumor-Unterdrückung
Heute ist Leonie 24 und studiert Medizin. Bisher hat sie Glück gehabt: es sind keine Tumoren aufgetreten. Doch die Zahl der hässlichen Knötchen, von denen Leonie heute weiß, dass sie Neurofibrome heißen, hat sich stark erhöht. Einige davon hat sie wegoperieren lassen. Inzwischen hat sich Leonie intensiv mit ihrer Erkrankung beschäftigt. Vereinfacht ausgedrückt ist bei ihr auf Chromosom 17 ein genanntes Tumor-Suppressor-Gen mutiert. Dieses ist für die Bildung eines Proteins verantwortlich, das normalerweise Nerventumoren unterdrückt. Die Knötchen sind Wucherungen des in der Haut gelegenen Nervengewebes. Auch sie können maligne entarten. An diese Neurofibrome hat sich Leonie längst gewöhnt und Minirökke hat sie seit ihrer Kindheit nicht mehr getragen. Nicht gewöhnen kann sich Leonie allerdings an den Gedanken, dass sie früher oder später einen bösartigen Tumor bekommen wird. Sie hofft aber, dass das noch lange dauern wird.

11 Die Haut und ihre Anhangsgebilde

11.1 Die Haut

Lerncoach

Achten Sie im folgenden Kapitel besonders auf die verschiedenen Schichten der Haut.

11.1.1 Die Gliederung der Haut

Die Haut (Cutis) gliedert sich in die (relativ dünne) Epidermis (epithelialer Anteil) und das dickere Corium (bindegewebiger Anteil, auch Dermis oder Lederhaut). Darunter liegt die Subcutis (aus Fettgewebe und lockerem Bindegewebe).

11.1.2 Die Entwicklung der Haut

Die Haut entwickelt sich aus zwei Anteilen:
- Der epitheliale Anteil = oberfläche Schicht (Epidermis) entsteht aus dem Ektoderm.
- Der mesenchymale Anteil = tiefe Schicht (Corium und Subcutis) entsteht aus dem Mesoderm.

11.1.2.1 Die Epidermis

Anfangs besteht die Anlage der Epidermis aus einer Schicht kubischer Zellen (aus dem Oberflächenektoderm). Auf dieser Zellschicht entwickelt sich im zweiten Monat eine zweite (oberflächliche) Schicht aus flachen Zellen (Periderm oder Epitrichium). Zu Beginn der Fetalperiode wird die Epidermis (durch Proliferation) mehrschichtig. Im letzten Schwangerschaftsdrittel sind zum einen die Peridermzellen abgestoßen (und in der Amnionflüssigkeit nachweisbar), zum anderen gliedert sich die Epidermis dann in ihre definitive Schichten: Stratum basale, Stratum spinosum, Stratum granulosum und Stratum corneum.

Die Zellen dieser vier Schichten sind die Epithelzellen, die sich in Horn umwandeln, die Keratinozyten. Zwischen diesen kommen noch einige spezielle Zelltypen vor (Melanozyten, Merkel-Zellen und Langerhans-Zellen). Die Melanozyten und die Merkel-Zellen sind aus der Neuralleiste in das Stratum basale eingewandert. Die Melanozyten bilden Melaningranula, die Merkelzellen sind Mechanorezeptoren. Die Langerhans-Zellen sind als Makrophagen aus dem Knochenmark in das Stratum spi-

nosum eingewandert; sie können eingedrungene Antigene aufnehmen und präsentieren (Antigen-präsentierende Zellen). Beachte: Die Langerhans-Zellen können sich im Zielgebiet teilen.

11.1.2.2 Die Dermis

Das Corium und die Subcutis, als bindegewebiger Anteil der Haut (Dermis), entsteht aus mesenchymalen Zellen, die sich aus den Dermatomen (der Somiten) und der Somatopleura ableiten. Die Zellen bilden kollagene und elastische Fasern. In der späteren Subcutis werden in den Mesenchymzellen vermehrt Fetttröpfchen eingelagert (plurivakuoläre Fettzellen). Später fließen die Fetttröpfchen einer Zelle zu einem großen Lipidtropfen zusammen (univakuoläre Fettzellen). In der obersten Schicht des Coriums bilden sich Papillen, d. h. Bindegewebszapfen, die in Vertiefungen der Epidermis hineinragen. Dadurch gliedert sich das Corium in das Stratum papillare und darunter in das dickere Stratum reticulare.

11.1.3 Klinische Bezüge

11.1.3.1 Ichthyosen

Bei den Ichthyosen (Keratosen) ist das Verhältnis von Hornbildung und Abschilferung der Hornschicht gestört. Werden zu viel Hornzellen gebildet, handelt es sich um eine Proliferationshyperkeratose. Werden zu wenig Hornschuppen abgeschilfert, spricht man von einer Retentionshyperkeratose. Dabei kommt es zu einer fischschuppenartigen Haut (festhaftende Hornplatten).

Es werden verschiedene Ichthyose-Formen unterschieden, z. B. die Ichthyosis vulgaris (autosomal dominant vererbt) oder die X-chromosomal rezessive Ichthyose.

Check-up
- ✔ Wiederholen Sie, woher die Melanozyten stammen.
- ✔ Machen Sie sich nochmals klar, wie die Hornschicht entsteht.

11.2 Die Hautanhangsgebilde

Lerncoach

Prägen Sie sich ein, dass die Anhangsgebilde (Haare und Drüsen) aus dem epithelialen Teil der Haut entstehen.

11.2.1 Die Haare

Die Haaranlagen sind solide epidermale Knospen (umschriebene Verdickungen), die in das darunter liegende Mesenchym einwachsen. Das untere Ende der Knospe formt sich zu einer becherartigen Struktur (Haarbulbus) um, in die Mesenchym (als Haarpapille) aufgenommen wird. Der Haarbulbus enthält zahlreiche sich teilende Matrixzellen.

Die äußeren Zellen der Haarknospen werden zur epithelialen Wurzelscheide, aus dem angrenzenden Mesenchym wird die bindegewebige Wurzelscheide. Außerdem entsteht an einer Stelle im Mesenchym der M. arrector pili.

11.2.2 Die Drüsen

11.2.2.1 Die Drüsen der Haut

Die Hautdrüsen (Talgdrüsen, Duftdrüsen und Schweißdrüsen) entstehen als Epidermisaussprossungen (epitheliale Knospen). So wachsen beispielsweise die Talgdrüsen von der epithelialen Wurzelscheide des Haares aus.

11.2.2.2 Die Milchdrüse

Die Anlage der Milchdrüse erscheint als epitheliale **Milchleiste** (von der Achselhöhle bis in die Inguinalregion). Sie bleibt nur im Bereich der Brustregion erhalten. Hier bilden sich solide Stränge aus Epithelzellen, die in das Mesenchym einwachsen. Diese Stränge werden dann später zu den Milchgängen (**Ductus lactiferi**).

Check-up

✔ Wiederholen Sie, aus welchen embryonalen Strukturen sich die Haare und die Hautdrüsen entwickeln.

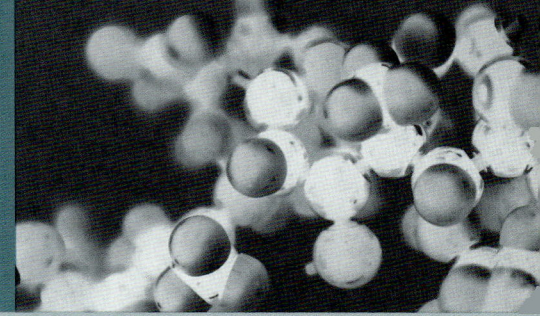

Anhang:
Überblick zur
Molekularbiologie

Zu kleine Schuhe

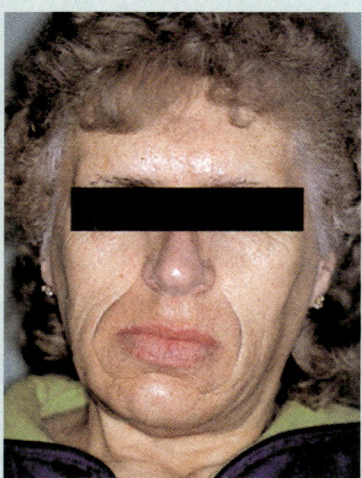

Diese Frau zeigt das typische Aussehen einer Akromegaliepatientin mit vergröberten Gesichtszügen und einem prominenten Unterkiefer.

Die Körperzellen reden miteinander: Über Signal- und Oberflächenmoleküle oder über Zellbrücken stehen die Zellen miteinander in Kontakt. Eine Einführung in die molekularbiologischen Vorgänge im Körper lesen Sie auf den nächsten Seiten. Zugegeben: im Vergleich zu anderen Kapiteln dieses Kurzlehrbuches ist das folgende ein wenig abstrakt. Doch molekularbiologische Kenntnisse sind für das Verständnis vieler Krankheiten relevant. Bei der Akromegalie spielt beispielsweise der Signalstoff IGF-1 eine wichtige Rolle.

Ilona H. ist gespannt auf das Klassentreffen. Zwanzig Jahre sind seit dem Abitur vergangen, vor zehn Jahren hat das letzte Treffen stattgefunden. Ob sie die anderen überhaupt noch erkennen wird? Doch dann ist Ilona überrascht: bei den meisten ehemaligen Mitschülern weiß sie den Namen auf Anhieb. Doch sie selbst wird nur von wenigen erkannt, selbst ihre langjährige Banknachbarin Kerstin weiß nicht, wen sie vor sich hat. Habe ich mich denn so verändert?, fragt sich Ilona.

Ilona schläft in dieser Nacht bei ihren Eltern, da sie selbst inzwischen in einer anderen Stadt wohnt. Als sie vom Klassentreffen zurückkehrt, will sie die alten Hausschuhe anziehen, die schon seit Jahren bei den Eltern stehen. Doch diese sind viel zu klein: Schuhgröße 38! Ilona kann sich kaum noch daran erinnern, einmal so kleine Füße gehabt zu haben. Inzwischen trägt sie Größe 40. Dass auch ihre Hände gewachsen sind, hat sie beim Klavierspielen gemerkt: Inzwischen kann sie sogar mehr als eine Oktave mühelos greifen.

Nase, Hände, Füße und Organe wachsen!

Der Gedanke an diese Veränderungen lässt Ilona keine Ruhe. Einige Wochen später sucht sie ihren Hausarzt auf, bei dem sie seit Jahren wegen hartnäckiger Kopfschmerzen in Behandlung ist. Als sie dort die veränderte Schuhgröße erwähnt, wird der Mediziner nachdenklich. Er empfiehlt ihr, einen Endokrinologen aufzusuchen – einen Facharzt für hormonelle Erkrankungen. Es könne sein, dass sie an einer seltenen Erkrankung namens Akromegalie leide. Bei dieser Krankheit produziert die Hypophyse, die Hirnanhangsdrüse, große Mengen des Wachstumshormons Somatotropin. Da das Körperwachstum jedoch schon abgeschlossen ist, verändern sich durch den Einfluss des Hormons die Gesichtszüge: Nase, Augenbrauen und Unterkiefer treten hervor, Hände und Füße werden größer – und auch die inneren Organe wachsen unbemerkt. Da diese Veränderungen langsam erfolgen, werden sie von den Betroffenen und ihrem Umfeld in der Regel lange nicht wahrgenommen. Stoffwechselveränderungen oder Kopfschmerzen gehören ebenfalls zu den Symptomen.

Operation durch die Nase

Der Endokrinologe, den Ilona einige Tage später aufsucht, bestätigt die Diagnose anhand von Bluttests: Dazu gehört u. a. die Bestimmung des Wachstumshormons und des Botenstoffs Insulin like growth factor 1 (IGF-1). Dieser wird unter dem Einfluss von Somatotropin in der Leber gebildet und vermittelt viele der Wirkungen des Wachstumshormons. Der Endokrinologe erklärt Ilona H. auch, dass ein gutartiger Hirntumor für ihre Krankheit verantwortlich ist. Dieses so genannte Hypophysenadenom – eine Wucherung der Hirnanhangsdrüse – schüttet zu viel Somatotropin aus. Um festzustellen, wie groß dieses Adenom ist, wird eine Kernspinntomographie durchgeführt. Das Ergebnis: Der Tumor misst nur 5 mm im Durchmesser! Ilona H. entscheidet sich auf den Rat der Ärzte hin zu einer Operation. Operiert wird transsphenoidal, d. h. durch die Nase hindurch. Dabei kann das Adenom komplett entfernt werden. Ilona hat Glück gehabt: Wenn der Tumor zu groß ist und nicht vollständig entfernt werden kann, müssen die Patienten zusätzlich eine Bestrahlungstherapie über sich ergehen lassen oder Medikamente einnehmen. Ilona H. ist ihre Krankheit jedoch vom einen Tag auf den anderen los. Ihre Kopfschmerzen sind wie weggeblasen. Hände und Füße werden nicht mehr wachsen. Aber Schuhgröße 38 wird Ilona trotzdem nie mehr tragen können.

12 Anhang: Überblick zur Molekularbiologie der Entwicklung

Lerncoach

In diesem Kapitel erfahren Sie kurz und beispielhaft etwas über die molekularen Grundlagen entwicklungsbiologischer Prozesse. Solche Grundlagen sind auch zunehmend prüfungsrelevant, weil sie Reparaturmechanismen im adulten Organismus zugrunde liegen.

12.1 Die Transkriptionsfaktoren

Transkriptionsfaktoren sind Proteine, die die Transkription regulieren (d. h. hemmen oder aktivieren). Dabei lagern sie sich mit ihren sog. DNA-bindenden Domänen an definierte Stellen der DNA (z. B. Promotorsequenzen von Zielgenen) an. Die Gene, die während der Entwicklung für die Transkriptionsfaktoren kodieren, sind die **Entwicklungskontrollgene**.

12.1.1 Die Homöoboxproteine

Eine große Gruppe von Transkriptionsfaktoren sind die Produkte der **Homöoboxgene** (Hox-Gene). Sie enthalten ein Proteinsegment (Homöodomäne oder Helix-Turn-Helix-Motiv), das spezifisch an DNA binden und damit die Transkription anderer Gene steuern kann. Die spezifischen Aktivitätsmuster von Homöoboxgenen spielen bei der Entwicklung der Wirbelsäule und der Extremitäten eine wichtige Rolle.

12.1.2 Die Paxproteine, Helix-Loop-Helix-Proteine und Zinkfingerproteine

Weitere Transkriptionsfaktoren sind die **Produkte der Paxgene**, die basischen **Helix-Loop-Helix-(bHLH) Proteine** und die **Zinkfingerpoteine**. Die Paxgen-Produkte sind u. a. an Entwicklungsprozessen im paraxialen Mesoderm beteiligt. Zu den bHLH-Proteinen gehören die myogenen Determinationsfaktoren (z. B. Myf 5, Myo D, Myogenin). Die Zinkfingerproteine sind weit verbreitet und beteiligt an der Aktivierung oder Repression von Genen, die mit Wachstum und Differenzierung assoziiert sind.

12.1.3 Der geschlechtsspezifische Transkriptionsfaktor SRY

SRY (sex related factor on the y-chromosome) ist bereits in der 6. Woche in der Gonadenanlage nachweisbar. Das SRY-Gen liegt auf dem kurzen Arm des y-Chromosoms und ist wohl das entscheidende Gen für die Entwicklung der männlichen Gonade. SRY induziert das Homöoboxgen **SOX9**. Dann bedingt SOX9 u. a. die Expression des extrazellulären Signalmoleküls **AMH** (Anti-Müller-Hormon). Das AMH bedingt über eine apoptotische Wirkung die Degeneration des Müllerganges.

12.2 Die Kommunikation zwischen den Zellen

12.2.1 Die Wachstumsfaktoren (Signalmoleküle)

Über die Signalmoleküle kommunizieren nicht benachbarte Zellen miteinander. Die von einer bestimmten Zellgruppe abgegebenen Signalmoleküle erreichen ihre Zielzellen, die spezifische Rezeptoren für die Signalmoleküle haben, meist per Diffusion.

12.2.1.1 Die verschiedenen Gruppen

Bei den Signalproteinen kann man verschiedene Familien mit unterschiedlichen Vertretern unterscheiden, u. a. (Funktionsangaben nur beispielhaft):

- **transforming growth factor, TGF-β:** Aktivin, Nodal, Myostatin, Vg-1, BMPs (bone morphogenic proteins); Beteiligung bei der Skelettmuskelbildung, Stimulation der Sekretion von Extrazellularmatrix.
- **Epidermale Wachstumsfaktoren (epidermal growth factors, EGFs):** EGF, TGF-α, Neuroregulin; Beteiligung bei Differenzierungsprozessen im Nervensystem.
- **Fibroblastenwachstumsfaktoren (fibroblast growth factors, FGFs);** Beteiligung beim Wachstum der Extremitäten.
- insulinähnliche Wachstumsfaktoren (Insulin-like growth factors, IGFs): IGF-1, IGF-2; Stimulation von Skelett- und Muskelwachstum.
- **Neurotrophine:** Nervenwachstumsfaktoren (nerve growth factor, NGF): Neurotrophin-3, brain-derived neurotrophic factor, BDNF; Überleben und Differenzierung von Neuronen.

- **Ephrine;** Beteiligung bei der Regulation des axonalen Wachstums.
- **Hedge hogs;** Differenzierung von Neuralrohr und Somiten.
- **Wnt** (Wingless, int-1-Onkogen); Differenzierung von Muskelzellen; Beteiligung bei der Nierenentwicklung.
- **Delta-Notch;** Beteiligung bei der Somitenentwicklung.

Für einige Wachstumsfaktoren gibt es Antagonisten **(Inhibitoren)**, die von Zellen sezerniert werden. Die Inhibitoren binden die Wachstumsfaktoren im Extrazellularraum und machen sie so unwirksam.

12.2.1.2 Intrazelluläre Signaltransduktionswege

Viele Wachstumsfaktoren binden an Rezeptoren vom Tyrosin-Kinase-Typ. Ein intrazellulärer Signalweg, über den verschiedene proliferationsstimulierende Wachstumsfaktoren wirken, ist der mitogenaktivierte-Kinase-**(MAP-K-)**Weg. Bei Tyrosinkinase-Rezeptoren wird das periphere Membranprotein **Ras** unter Vermittlung von Adaptorproteinen (Grb2, SOS) aktiviert. Ras aktiviert die Serin-Threonin Kinase **Raf**, die dann **MEK** (eine MAP-K-Kinase) aktiviert. Dies führt zur Aktivierung der MAP-K. Über Phosphorylierung bedingt die MAP-K eine Aktivierung von mitogenen Transkriptionsfaktoren (z. B. **Jun** oder **Fos**).

12.2.2 Die Zelloberflächenmoleküle als Signalvermittler

Spezifische Zelloberflächenmoleküle treten mit Molekülen der Extrazellularmatrix oder mit Oberflächenmolekülen benachbarter Zellen in Verbindung. Durch solche Zelladhäsionsmoleküle wird der Zusammenhalt von Zellen bewirkt.

Zelladhäsionsmoleküle sind schon in sehr frühen Entwicklungsstadien vorhanden. Trennt man die Zellen einer Blastozyste und lässt sie dann wieder aggregieren, so kommt es *nicht* zu einer Vermischung von Trophoblast- und Embryoblastzellen. Vielmehr erkennen sich die Zellen, die zu einer Gruppe (Trophoblast bzw. Embryoblast) gehören, durch zellspezifische Oberflächenmoleküle.

Es werden drei Klassen von Zelladhäsionsmolekülen unterschieden:

- **Immunglobulin-Superfamilie:** In diese Klasse gehört das N-CAM (neuronal cell adhesion mole-

cule). Die N-CAMs der einen neuralen Zelle binden an die N-CAMs einer benachbarten Zelle (homophile Bindung).

- **Cadherine** (calciumabhängige Adherine): In diese Gruppe gehören z. B. E-Cadherin (=Uvomorulin) und N-Cadherin. Das Uvomorulin vermittelt die (homophile) Bindung zwischen Blastomeren.
- **Integrine:** Die Integrine, Glykoproteine der Zelloberfläche, binden an Komponenten der Extrazellularmatrix (Zwischenzellraum). Die Integrine, die aus zwei Proteinuntereinheiten bestehen, vermitteln Signale, die die Zellmobilität, -teilung und -differenzierung beeinflussen.

12.2.3 Interaktionen zwischen den Zellen und der Extrazellularmatrix

Die Bestandteile der Extrazellularmatrix, die von den Zellen gebildet werden, dienen der Bindung, dem Transport und der Verteilung von Signalmolekülen. Komponenten der Extrazellularmatrix sind:

- **Kollagen** (Typ I-IV)
- **Gkykosaminoglykane** (GAPs, z. B. Chondroitinsulfat, Heparansulfat, Keratansulfat). Von Chondroitinsulfat konnte gezeigt werden, dass es Axonwachstum inhibieren kann.
- **Proteoglykane** (z. B. Aggrecan, Decorin, Versican, Fibromodulin). Decorin bindet und hemmt TGF-β. Versican ist beteiligt an der Regulation von Zellproliferation, -migration und -adhäsion.
- **Glykoproteine** (z. B. Fibronektin, Laminin, Tenascin). Fibronectin ist u. a. für den Zusammenhalt mesodermaler Strukturen wichtig. Laminin, das besonders in der Basallamina vorkommt ist für Interaktionen zwischen Zellen und der Extrazellularmatrix von Bedeutung und besitzt Bindungsstellen für Typ IV-Kollagen.

12.2.4 Interzelluläre Kommunikation über Zellbrücken und Nexus

Signalmoleküle können über zytoplasmatische Interzellularbrücken oder über regulierbare (interzelluläre) Proteinkanäle, die **Nexus (Gap junctions)**, von einer in die andere Zelle gelangen. Zu diesen Molekülen, die die Genaktivität regulieren können, gehört z. B. die Retinsäure.

12.2.5 Änderungen der Mikroumgebung von Zellen

Treten Veränderungen in der ionalen Zusammensetzung der Mikroumgebung von Zellen auf, können diese Schwankungen z. B. über transmembranöse Kanäle in das Zellinnere weitergeleitet werden. Über sekundäre Signalwege kann es dann zu einer Aktivierung einzelner Genabschnitte (Transkription) kommen und somit eine Differenzierung der Zelle eingeleitet werden.

12.2.6 Entwicklungsrelevante Hormone

12.2.6.1 Androgene (Testosteron)

Bereits in der 8. Woche sind die ersten **Leydig-Zellen** im Hoden nachweisbar. In der 12. Woche machen die Leydig-Zellen einen Großteil der Hodenanlage aus. Sie vermehren sich noch weiter bis etwa zur 20. Woche. Nach der Geburt bilden sich die Leydig-Zellen zurück. Das während der Fetalentwicklung von ihnen gebildete **Testosteron** ist u. a. für die Differenzierung der ableitenden Genitalwege verantwortlich.

12.2.6.2 Thyroxin

Auch die Schilddrüse nimmt bereits im 3. Monat ihre Funktion auf; dann lassen sich histologisch die ersten kolloidgefüllten Follikel nachweisen. Die gebildeten **Schilddrüsenhormone** (Trijodthyroxin; T3 und Thyroxin; T4) beeinflussen die Transkription verschiedener Gene, z. B. das Gen des basischen Myelinproteins (myelin basic protein, MBP). Das MBP ist ein Hauptprotein der Markscheiden im ZNS.

12.3 Die Stammzellen

Stammzellen können sich asymmetrisch teilen, d. h. es entsteht eine Vorläuferzelle (eines bestimmten Gewebes) und wiederum eine Stammzelle. Über letztere können sie ihre eigene Population unbegrenzt aufrechterhalten.

Embryonale Stammzellen sind die inneren Zellen (innere Zellmasse) der Blastozyste; sie sind totipotent. Hält man solche Stammzellen in Kultur, kann man sie z. B. durch Zugabe bestimmter Wachstumsfaktoren in das Nährmedium in verschiedene Differenzierungszustände überführen.

Adulte multipotente Stammzellen finden sich im Knochenmark; aus ihnen gehen zeitlebens die Blutzellen hervor. Weitere Beispiele für Stammzellen, deren Tochterzellen sich jeweils gewebsspezifisch differenzieren, sind die Basalzellen der Epithelien, die Kryptenzellen im Darm, die Satellitenzellen in der Skelettmuskulatur, die Spermatogonien der Hodentubuli.

Stammzellen sind derzeit besonders im Blickpunkt der Forschung, nicht nur weil an ihnen entwicklungsbiologische Prozesse untersucht werden können (durch gentechnische Manipulationen; Genausschaltungen), sondern auch weil ihr therapeutischer Einsatz (nach Gewebsuntergang) experimentell getestet wird.

12.4 Die transgenen Organismen

Um die Funktion eines Gens zu verstehen, ist es erforderlich, seine biologische Wirkung im lebenden Organismus zu untersuchen. Organismen, in denen ein Gen gezielt ausgeschaltet (oder eingeführt) wurde, werden als transgen bezeichnet. Eine transgene Maus mit Inaktivierung eines bestimmten Genes wird auch als knock-out-Maus bezeichnet.

Check-up

✔   Wiederholen Sie die Bedeutung der Transkriptionsfaktoren.

✔   Machen Sie sich noch einmal klar, wie Signalmoleküle z. B. Musterbildungen (räumliche Anordnung von Zellgruppen) kontrollieren.

Literaturverzeichnis

Boenninghaus, H.-G., Lenarz, T. (2001). Hals-Nasen-Ohren-Heilkunde. 11. Aufl., Springer, Berlin.

Böhm, N. (1984). Kinderpathologie: Farbatlas u. Lehrbuch d. pädiatr. Autopsiepathologie für Studierende u. Ärzte. 1. Aufl., Schattauer, Stuttgart.

Burgis, E. (Hrsg.) (2001). Intensivkurs: Allgemeine und spezielle Pharmakologie. 2. Aufl., Urban u. Fischer, München.

Christ, B., Brand-Saberi, B. (2004). Molekulare Grundlagen der Embryonalentwicklung. Lehmanns Media, Berlin.

Christ, B., Wachtler, F. (1998). Medizinische Embryologie. 1. Aufl., Ullstein Medical, Wiesbaden.

Drenkhahn, D. (Hrsg.) (2003). Benninghoff Anatomie, Bd. 1. 16. Aufl., Urban u. Fischer, München.

Drenkhahn, D. (Hrsg.) (2003). Benninghoff Anatomie, Bd. 2. 16. Aufl., Urban u. Fischer, München.

Drews, U. (1993). Taschenatlas der Embryologie. 1. Aufl., Thieme, Stuttgart.

Dudenhausen, J. W., Schneider, H. P. G. (Hrsg.) (1994). Frauenheilkunde und Geburtshilfe. 1. Aufl., de Gruyter, Berlin.

Feneis, H. (1993). Anatomisches Bildwörterbuch. 7. Aufl., Thieme, Stuttgart.

Graumann, W., Graf v. Keyserlingk, D., Sasse, D. (Hrsg.) (1994). Taschenbuch der Anatomie, Bd. 2. Fischer, Stuttgart.

Graumann, W., Sasse, D. (Hrsg) (2004). Allgemeine Anatomie. 1. Aufl., Schattauer, Stuttgart.

Hinrichsen, K. V. (Hrsg.) (1990). Human-Embryologie. Springer, Berlin.

Hirsch-Kauffmann, M., Schweiger, M. (2000). Biologie für Mediziner und Naturwissenschaftler. 4. Aufl., Thieme, Stuttgart.

Hoffmann-La Roche AG, Urban u. Schwarzenberg (1993). Roche Lexikon Medizin. 3. Aufl., Urban u. Schwarzenberg, München.

Lang, G. K. (2000). Augenheilkunde. 2. Aufl., Thieme, Stuttgart.

Leonhardt, H., Tillmann, B., Töndury, G., Zilles, K. (Hrsg.) (1987). Rauber/Kopsch Anatomie des Menschen, Bd. 2. 1. Aufl., Thieme, Stuttgart.

Leonhardt, H., Tillmann, B., Töndury, G., Zilles, K. (Hrsg.) (1988). Rauber/Kopsch Anatomie des Menschen, Bd. 4. 1. Aufl., Thieme, Stuttgart.

Lüllmann-Rauch, R. (2003). Histologie. Thieme, Stuttgart.

Moore, K. L. (1990). Embryologie. 3. Aufl., Schattauer, Stuttgart.

O'Rahilly, R., Müller, F. (1999). Embryologie und Teratologie des Menschen. Hans Huber, Bern.

Passarge, E. (2004). Taschenatlas der Genetik. 2. Aufl., Thieme, Stuttgart.

Pschyrembel (2002). Klinisches Wörterbuch. 259. Aufl., Walter de Gruyter, Berlin.

Riede, U.-N. (Hrsg.) (1998). Taschenatlas der allgemeinen Pathologie. 1. Aufl., Thieme, Stuttgart.

Riede, U.-N., Schaefer, H.-E. (Hrsg.) (2001). Pathologie. 4. Aufl., Thieme, Stuttgart.

Rohen, J., W., Lütjen-Decroll, E. (2004). Funktionelle Embryologie. 2. Aufl., Schattauer, Stuttgart.

Sadler, T. W. (2003). Medizinische Embryologie. 10. Aufl., Thieme, Stuttgart.

Schiebler, T. H., Schmidt, W., Zilles, K. (Hrsg.) (1999). Anatomie. 8. Aufl., Springer, Berlin.

Schmidt, R. F. (2001). Physiologie kompakt. 4. Aufl., Springer, Berlin.

Schmidt-Matthiesen, H., Hepp, H. (Hrsg.) (1998). Gynäkologie und Geburtshilfe. 9. Aufl., Schattauer, Stuttgart.

Schumpelick, V., Bleese, N. M., Mommsen, U. (Hrsg.) (2004). Kurzlehrbuch Chirurgie. 6. Aufl., Thieme, Stuttgart.

Sievert, J. R. (Hrsg.) (2000). Chirurgie. 7. Aufl., Springer, Berlin.

Sinowatz, F., Seitz, J., Bergmann, M., Petzoldt, U., Fanghänel, J. (1999). Embryologie des Menschen. 1. Aufl., Deutscher Ärzte-Verlag, Köln.

Speer, C. P., Gahr, M. (2001). Pädiatrie. 1. Aufl., Springer, Berlin.

Ulfig, N. (2002). Bewegungsapparat. 1. Aufl., Karger, Basel.

Ulfig, N. (2003). Kurzlehrbuch Histologie. Thieme, Stuttgart.

v. Harnack, G.-A. (Hrsg.) (1994). Kinderheilkunde. 9. Aufl., Springer, Berlin.

Zilles, K., Rehkämper, G. (1998). Funktionelle Neuroanatomie. 3. Aufl., Springer, Berlin.

Bildnachweis

Abbildungen Inhaltsübersichten

Kapitel 1, 2, 8: Kühnel, W. (2002). Taschenatlas der Zytologie, Histologie und mikroskopischen Anatomie. 11. Aufl., Thieme, Stuttgart.

Kapitel 3: creativ collection, Verlag, Freiburg.

Kapitel 4, 5, 12: photo disc, USA

Kapitel 6, 7: Reiser, M., Kuhn, F. P., Debus, J. (2004). Duale Reihe Radiologie. Thieme, Stuttgart.

Kapitel 9: Thieme Verlagsgruppe.

Kapitel 10: Burk, A., Burk, R. (1997). Checkliste Augenheilkunde. Thieme, Stuttgart.

Kapitel 11: ccvision.de/creativcollection

Abbildungen Klinische Fälle als Kapiteleinstieg

Kapitel 1: MEV Augsburg (bei der dargestellten Person handelt es sich nur um ein Modell).

Kapitel 2: Jung, E. G., Moll, I. (2002). Duale Reihe Dermatologie. 5. Auflage, Thieme, Stuttgart.

Kapitel 3: Niethard, F. U., Pfeil, J. (2003). Duale Reihe Orthopädie. 4. Auflage, Thieme, Stuttgart.

Kapitel 4: Siegenthaler, W. (Hrsg.) (2000). Differentialdiagnose innerer Krankheiten. 18. Auflage, Thieme, Stuttgart.

Kapitel 5: Reiser, M., Kuhn, F. P., Debus, J. (2004). Duale Reihe Radiologie. Thieme, Stuttgart.

Kapitel 6: MEV Augsburg.

Kapitel 7: Schumpelick, V., Bleese, N., Mommsen, U. (2003). KLB Chirurgie. 6. Auflage, Thieme, Stuttgart.

Kapitel 8: Sökeland, J., Schulze, H., Rübben, H. (2002). Urologie Verstehen – Lernen – Anwenden. 12. Auflage, Thieme, Stuttgart.

Kapitel 9: Masuhr, K. F., Neumann, M. (2004). Duale Reihe Neurologie. 5. Auflage, Thieme, Stuttgart.

Kapitel 10: Arnold, W., Ganzer, U. (1999). Checkliste Hals-Nasen-Ohren-Heilkunde. 3. Auflage, Thieme, Stuttgart.

Kapitel 11: Sterry, W., Paus, R. (2004). Checkliste Dermatologie. 5. Auflage, Thieme, Stuttgart.

Kapitel 12: Thiemes Innere Medizin (1999). Thieme, Stuttgart.

Sachverzeichnis

Halbfette Seitenzahl = Haupttextstelle